QUELQUES DONNÉES NOUVELLES

DE

CLINIQUE ET THÉRAPEUTIQUE

URINAIRES

PAR

le Dr ROCHET

Chirurgien en chef de l'Antiquaille
Chargé du cours des Maladies des Voies Urinaires à la Faculté

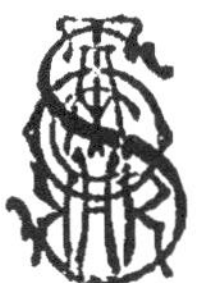

LYON

A. STORCK ET Cie, IMPRIMEURS-ÉDITEURS

8, Rue de la Méditerranée, 8

—

1906

QUELQUES DONNÉES NOUVELLES

DE

CLINIQUE ET THÉRAPEUTIQUE

URINAIRES

QUELQUES DONNÉES NOUVELLES

DE

CLINIQUE ET THÉRAPEUTIQUE

URINAIRES

PAR

le D' ROCHET

Chirurgien en chef de l'Antiquaille
Chargé du cours des Maladies des Voies Urinaires à la Faculté

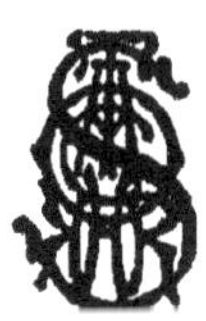

LYON

A. STORCK ET Cⁱᵉ, IMPRIMEURS-ÉDITEURS

8, Rue de la Méditerranée, 8

—

1906

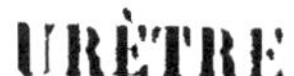

URÈTRE

I

Les Traitements modernes de l'hypospadias.

I. — Hypospadias balanique

L'hypospadias balanique a longtemps été traité par la méthode classique de Duplay. Le traitement comportait deux séances, séparées l'une de l'autre par un intervalle de quinze ou vingt jours.

Dans une première séance, on avivait la face inférieure du gland sous forme de deux bandes parallèles de 4 à 6 millimètres de large environ, étendues de l'extrémité du gland à l'orifice de l'hypospade et laissant entre elles, sur la ligne médiane, un intervalle de 1 centimètre environ, non avivé. Cet intervalle correspond du reste souvent à une sorte de gouttière qui représente sur le milieu de la face inférieure du gland le vestige du canal. On couche ensuite un bout de sonde dans cette gouttière et par-dessus cette sonde, on réunit par une suture enchevillée (à un ou deux points suivant la longueur du gland) les deux bandes latérales avivées. Si la gouttière n'existe pas assez profonde pour loger la sonde, on l'approfondit artificiellement par une incision s'enfonçant en plein tissu glandaire.

Dans une deuxième séance, quand la suture précédente a bien réussi et que la canalisation du gland est bien définitivement établie, on raccorde ce nouveau canal glandaire à l'urètre pénien situé en arrière de lui.

La période contemporaine a vu naître de nouvelles méthodes.

C'est d'abord le procédé connu sous le nom de *procédé de Beck-von Hacker*, car les deux chirurgiens, américain et allemand, paraissent avoir eu en même temps la même idée, celle d'*utiliser l'extensibilité en longueur de l'urètre*, pour aboutir à la cure de l'hypospade. Ils procèdent, dans les détails, un peu différemment l'un de l'autre.

Beck pratique une incision *transversale* en arrière du méat hypospade, incision dont la largeur répond au quart total environ de la circonférence de l'organe. Par cette large incision, on libère de ses attaches caverneuses l'urètre pénien sur une hauteur équivalant à peu près aux deux tiers de la hauteur de la gouttière du gland hypospade. On incise sur la ligne médiane la gouttière glandaire et on avive ses bords. Le bout d'urètre libéré est alors attiré et amené dans la gouttière avivée, et son orifice suturé à l'extrémité antérieure de cette gouttière.

Von Hacker fait sur l'urètre pénien une dissection plus minutieuse que celle de Beck : il le détache soigneusement sur une longueur de 2 centimètres environ de la gouttière que lui forme la réunion des corps caverneux.

En outre, détail le plus important, *le gland est tunnellisé* dans son centre et dans le sens de sa hauteur, et dans ce tunnel balanique on introduit l'urètre disséqué et on l'y attire jusqu'à l'extrémité antérieure du tunnel; là, on attache le bord libre de l'urètre avec quatre points de suture placés aux quatre points cardinaux.

L'opération précédente a réalisé un énorme progrès sur les anciens procédés. Simple, facile, remplaçant l'urètre absent par un autre urètre, en tous points semblables à celui qui devait exister, c'est le procédé idéal. La nécrose totale de l'urètre disséqué sur une aussi petite longueur ne s'observe pas; au pis-aller voit-on, si le foyer s'est infecté ou si les sutures n'ont pas été bien soignées, l'attache de l'urètre au nouveau méat se disloquer en partie ou en totalité. On en est quitte alors pour recommencer la fixation ou la compléter.

Les hématomes ou hémorragies provenant de la tunnellisation glandaire ne sont pas bien sérieux en général. Une hémostase un peu soignée pendant l'opération, quelques points gardés non suturés, comme soupapes de sûreté contre l'hémorragie en nappe ultérieure à l'opération, etc., mettront à l'abri des gros accidents de ce genre.

II. — HYPOSPADIAS PÉNIENS ET SCROTAUX

Pour les hypospades péniens, et surtout scrotaux et périnéaux, l'urétroplastie qui doit réparer l'hypospade est infiniment plus complexe que précédemment. La section des brides sous-péniennes, le redressement de la verge plus ou moins coudée dans ces cas compliqués, nécessitent des manœuvres spéciales.

L'opération classique jusqu'à ces dernières années était celle qu'avait si bien réglée Duplay (qui s'était inspiré du reste des idées formulées par Bouisson et Thiersch sur les procédés à lambeaux et la nécessité de séances opératoires successives et espacées) comprenant au moins quatre séances qui étaient elles-mêmes autant d'opérations distinctes.

Dans la première séance, on refaisait le canal balanique comme il a été dit pour les hypospades balaniques.

Dans la deuxième séance, on sectionnait à fond les brides sous-péniennes et on procédait à l'allongement et au redressement de la verge, manœuvres faciles dans certains hypospades péniens où la bride sous-pénienne est seulement représentée par une sorte de filet muqueux reliant le gland à l'orifice anormal, mais qui nécessite parfois un gros travail quand la bride est forte, dense, profondément enfoncée du côté des corps caverneux. Il faut alors aller avec le bistouri jusque sur les racines de cette bride, couper le corps caverneux lui-même en partie, jusqu'à ce que la verge soit bien redressée et se maintienne par exemple d'elle-même couchée sur le ventre du sujet étendu sur le dos. Cela fait, on suture les bords opposés de la plaie transversale, tranformée en losange par le redressement du pénis, par une suture analogue, en somme, à celle de la pyloroplastie.

Dans la troisième séance, on faisait l'urétroplastie proprement dite. La verge étant maintenue relevée et présentant sa face inférieure au chirurgien, celui-ci pratiquait à 6 ou 7 millimètres en dehors de la ligne médiane, et de chaque côté, une incision verticale depuis la base du gland jusqu'au voisinage de l'ouverture hypospadienne. On disséquait ensuite de dehors en dedans la lèvre interne de l'incision, de façon à détacher deux petits lambeaux de 4 à 5 millimètres de large qu'on renversait sur une sonde couchée sur le milieu de la face inférieure du pénis, face épidermique du côté de cette sonde. Puis on disséquait largement la lèvre externe, de dedans en dehors pour mobiliser la peau du fourreau et pouvoir attirer sur la ligne médiane les deux lambeaux latéraux ainsi créés. Ces grands lambeaux venaient s'unir, et recouvrir par leur face cruentée la face cruentée des petits lambeaux déjà rabattus sur la sonde, et formaient au nouveau canal une couverture cutanée complète. Le bord inférieur du gland était avivé dans les points correspondants aux bords supérieurs des lambeaux (grands et petits) taillés sur le pénis, et on faisait à ce niveau les sutures voulues pour raccorder le canal balanique au nouveau tronçon qu'on venait de créer.

Enfin, dans une quatrième séance, on s'occupait du raccord de ce tronçon pénien avec le méat hypospade, par des avivements et des sutures appropriées.

On employait aussi parfois un *lambeau scrotal* qu'on rabattait de bas en haut sur la face inférieure du pénis, en suivant de plus ou moins près le procédé primitif que Bouisson avait imaginé dans ce sens, et que nous avions nous-même employé avec succès en le modifiant un peu.

La période contemporaine a fourni des procédés bien plus perfectionnés que les précédents, et cela grâce à l'utilisation du principe de la *tunnellisation* dont d'anciens chirurgiens avaient déjà entrevu les avantages, mais qu'ils pratiquaient de façon par trop simpliste en traversant le gland avec des trocarts, avec le fer rouge, etc., mais sans chercher à épidermiser, et par conséquent à rendre définitif et à l'abri de l'occlusion ou du rétrécissement ultérieur, le trajet artificiel ainsi obtenu.

La tunnellisation sous-cutanée du pénis et la tunnellisation intra-glandaire faites dans la même séance comme prolongement l'une de l'autre, et suivies de transplant d'épiderme ou de peau à l'intérieur du tunnel pour le rendre définitif et lui faire vraiment jouer le rôle d'un nouvel urètre, voilà la véritable base des procédés modernes pour la cure des hypospades péniens.

Il y a longtemps déjà, Maisonneuve, frappé de la constance des rétrécissements à la suite des tunnellisations glandaires faites à l'aide d'un simple coup de trocart à travers le gland, avait essayé d'une transplantation cutanée dans le trajet. Il disséqua un jour au dessous de l'orifice hypospade, sur la face inférieure de la verge, un petit lambeau étroit, qu'il laissa adhérent au-dessous de l'orifice de l'hypospade, puis qu'il rabattit en avant, en l'attirant avec un fil, dans le canal fait par la perforation glandaire, et dont il fixa ensuite l'extrémité libre à l'extrémité du gland. De cette façon était réalisé à l'intérieur du canal glandaire un plan cutané tapissant ce canal sur une de ses faces, mais pas sur toute sa périphérie. Le lambeau se sphacéla du reste et la tentative en resta là.

En 1895, van Hook (1) taille sur le prépuce d'un enfant de quatorze ans un large lambeau quadrilatère (choisi sur un point dont il avait pu constater a préalable la riche vascularisation par transparence).

____

(1) *Annals of surgery*, Philadelphie, 1896.

Ce lambeau, ne tenant plus que par sa base laissée adhérente, était recouvert sur une de ses faces d'un revêtement d'épithélium muqueux, sur l'autre d'épithélium cutané. Sur cette base, van Hook pratiqua une incision transversale n'intéressant que l'un des deux revêtements, ne blessant pas les vaisseaux nourriciers situés dans l'épaisseur du lambeau, et permettant simplement de dédoubler le lambeau préputial dans le sens de sa longueur. Ce lambeau dédoublé ainsi fut enroulé sur une mèche de gaze iodoformée, face cruentée en dehors, face épidermique (mi-partie muqueuse, mi-partie cutanée) en dedans ; puis les deux bords libres furent réunis par un surjet de catgut, formant ainsi manchon complet autour de la mèche de gaze. Cela fait, il tunnellisait le pénis depuis le sommet du gland jusqu'au méat hypospade, et enfin il attirait dans ce tunnel le lambeau préputial enroulé autour de sa gaze. Mayo (1) qui a adopté ce procédé, en enroulant le lambeau sur une sonde et non plus sur une mèche, sectionne au bout d'une dizaine de jours, à la base de lambeau laissée adhérente quand il a jugé que la prise est faite.

Mais le mérite de l'application pratique de la méthode revient incontestablement à Nové-Josserand (2).

----

(1) *Saint-Paul medical Journal*, 1901 ; *Journal of American medical Association*, Chicago, 1901.

(2) *Société des sciences médicales de Lyon*, 1897 ; *Revue de chirurgie*, 1898.

Le procédé Nové-Josserand se recommande par sa simplicité élégante. Il utilise la propriété précieuse des greffes dermo-épidermiques Ollier-Thiersch de pouvoir aisément se transporter, prendre à distance, et de pouvoir être empruntées un peu partout et aussi largement qu'on le désire. On la prend de préférence sur une région peu poilue (face externe, ou antéro-interne de la cuisse, face externe du bras, etc.). Elle est détachée à l'aide d'un rasoir plat, en sciant, et d'épaisseur aussi régulière que possible. La longueur de la lanière dermo-épidermique ainsi détachée doit dépasser de 3 centimètres environ la longueur du canal à revêtir; sa largeur, de 3 à 4 centimètres en moyenne, sera sensiblement supérieure à celle de la sonde autour de laquelle on va l'enrouler, face épidermique contre la sonde.

Cette sonde, de calibre variable suivant l'âge du petit malade (1), sera de préférence en gomme lisse et flexible. Un surjet au catgut réunira les deux bords opposés du lambeau enroulé sur la sonde. Enfin, deux ligatures circulaires à la soie fine fixeront les deux extrémités du manchon et empêcheront le glissement de celui-ci sur la sonde, lors des manœuvres d'introduction dans le tunnel.

Une fois le tunnel fait (sous la peau dans le pénis, en plein tissu érectile quand on arrive au niveau du gland, au moyen d'un long bistouri à lame étroite ou

(1) Ce calibre sera choisi de deux ou trois numéros plus fort que celui du canal qu'on veut obtenir, cela afin de parer à une légère rétraction ultérieure.

d'un autre instrument perforant, peu importe), et suffisamment large pour que la sonde porte-greffe y glisse à son aise, on attend un moment, en comprimant la verge au besoin, pour laisser le sang s'arrêter et ne pas exposer la greffe à un décollement par une hémorragie trop abondante. Puis, on insinue dans le tunnel la sonde porte-greffe, en ayant soin de veiller à ce que la greffe reste bien allongée et bien montée sur la face interne du tunnel, et ne se recroqueville pas dans son intérieur. La bougie est fixée par un point de suture qui l'embroche en même temps que le gland, au point où elle sort de celui-ci à l'extérieur.

Une petite sonde à demeure, mise dans la vessie par l'orifice hypospade auquel on n'a pas touché pour le moment, assure la fonction urinaire pendant sept à huit jours, c'est-à-dire pendant le temps nécessaire à la prise de la greffe, en moyenne.

Des cathétérismes tous les jours ou tous les deux jours, commencés quelques jours après l'ablation de la sonde porte-greffe, qui a lieu vers le septième jour après l'opération, permettent d'entretenir le nouveau canal et dureront pendant un mois environ, c'est-à-dire pendant toute la période que dure la rétraction physiologique de la greffe. Ces cathétérismes seront faits avec beaucoup de soin, pour ne pas érailler cette greffe, avec une petite sonde molle, bien lubrifiée et maniée avec délicatesse.

Dans une seconde séance opératoire, faite plus ou moins tard après la première, on s'occupera, comme après le procédé de Duplay, de raccorder le nouveau canal pénien avec le méat hypospade.

Cette question du raccord des deux urètres est un point très délicat en pratique, et il faut souvent de nombreuses interventions pour arriver à boucher cette ennuyeuse fistule ou fistulette qui persiste de façon désespérante parfois au point de raccordement, quel que soit le procédé employé pour la fermer. Le procédé le plus simple d'urétrorraphie serait d'aviver largement les bords de la fistule, dans l'étendue de 1 centimètre environ, en respectant la muqueuse et en faisant l'avivement des tissus sous-jacents en biseau, « en cuvette » comme dans la méthode américaine des fistules vésico-vaginales. On peut aussi se servir d'un petit lambeau quadrilatéral pris à côté et le rabattre sur la fistule avivée en carré ; ou bien encore d'un lambeau pris sur le prépuce où il y a toujours de l'étoffe. Pour faciliter la réussite des sutures, en les soustrayant momentanément au contact de l'urine ou de la sonde à demeure, le mieux est encore de pratiquer un drainage provisoire de l'urine par le périnée (voir *Sutures urétrales*).

Nové-Josserand a proposé tout récemment, dans le but d'éviter pour plus tard les ennuis du raccord des deux tronçons d'urètre, de modifier ainsi son plan opératoire primitif (1).

Il crée, lui aussi, une voie de dérivation pour l'urine

---

(1) *Société de chirurgie de Lyon*, janvier et février 1906.

au périnée, une sorte de méat périnéal provisoire, qu'on fermera plus tard. Pour ce faire, il fait une urétrostomie périnéale, avec suture soignée de la muqueuse à la peau pour rendre la bouche bien durable. On peut du reste y mettre une sonde à demeure, qui ira jusqu'à la vessie.

Il dissèque ensuite l'urètre en arrière du méat hypospade sur une certaine longueur, et ferme ensuite l'extrémité antérieure de cet urètre, par ligature et enfouissement sous la peau et les plans sous-cutanés, situés sous lui et soigneusement suturés au-dessous de lui.

Quand tout est bien cicatrisé, au bout de quelques mois, on introduit un trocart par le méat périnéal en lui faisant suivre l'urètre au devant de ce méat, traverser son extrémité antérieure que le temps précédent avait enfouie sous la peau, et de là on continue à le faire cheminer sous cette peau jusqu'au gland, en traversant ce dernier pour sortir à la place du méat normal. C'est à la suite de ce trocart qu'on introduira la sonde porte-greffe comme dans le procédé primitif. Plus tard, pour guérir le malade définitivement il ne restera plus qu'à oblitérer le méat périnéal et on y arrivera bien plus aisément qu'à boucher une fistule qui se trouverait entre l'ancien urètre et l'urètre néo-formé.

Nous avons cherché, de notre côté, en utilisant toujours l'excellente ressource de la tunnellisation péno-glandaire, à faire un canal plus solide encore comme paroi que le canal tapissé de la greffe dermo-épidermique, et nous avons remplacé ce tissu épithélial mince par un bon lambeau cutané pris sur le scrotum (1). *C'est un amalgame de l'ancien procédé à lambeau scrotal et de celui de la tunnellisation de Nové-Josserand.*

Voici ce procédé mixte résumé dans ses grands traits.

Dans un *premier temps*, on dissèque sur le scrotum, immédiatement au-dessous de l'orifice hypospadien, un lambeau rectangulaire de dimensions verticales égales à la longueur du pénis et d'une largeur suffisante pour pouvoir être enroulé facilement autour d'une sonde n° 14 ou 15 de la filière Charrière. En raison de la laxité de la peau scrotale et grâce à la prolongation des incisions limitant le lambeau jusqu'en dessous du scrotum, sur le périnée lui-même, il est très facile de tailler ce lambeau avec des dimensions suffisantes.

Le lambeau a son extrémité libre en bas, sa base adhérente au-dessous de l'orifice urétral périnéo-scrotal, et il est disséqué par dessous de façon à pouvoir être relevé le long de la face inférieure du pénis.

Dans un *deuxième temps*, une sonde de volume variable suivant l'âge de l'enfant est introduite par l'urètre périnéal jusque dans la vessie. Elle est destinée : 1° d'une part, à rester à demeure et à assurer

____

(1) *Société de chirurgie de Lyon*, mai 1899 ; *Gazette hebdomadaire de médecine et de chirurgie*, Paris, 1899. CALVET, thèse Lyon, 1903.

l'issue de l'urine pendant les premiers jours après l'opération ; 2ᵉ d'autre part, à servir de moule au lambeau scrotal relevé et au futur urètre. Puis le lambeau scrotal est rabattu sur elle de façon à l'envelopper complétement, et à s'enrouler autour d'elle, face cruentée en dehors, face cutanée contre la sonde elle-même. Ces sutures à points séparés nombreux, et à fil de soie fine, servent à adosser les deux bords latéraux du lambeau enroulé sur la sonde.

Ceci fait, on pratique dans un *troisième temps* deux boutonnières : l'une au-dessous de l'orifice hypospadien, l'autre immédiatement au-dessous du gland, sur la peau de la face inférieure du pénis relevé du côté de la paroi abdominale et, dans leur intervalle, on décolle la face profonde de la peau avec un ténotome boutonné sur toute l'étendue de la verge et sur une largeur égale à celle des boutonnières, c'est-à-dire de 1 centimètre environ. Ensuite on fait passer sous ce décollement cutané, de bas en haut, la sonde revêtue de son lambeau scrotal et représentant avec lui le moule du futur canal.

A ce moment, les surfaces avivées du décollement sous-pénien et du lambeau scrotal se trouvent donc en contact intime l'une avec l'autre et parfaitement coaptées sur toute leur étendue, représentant deux cylindres exactement emboîtés l'un dans l'autre, circonstances éminemment favorables à la reprise du lambeau destiné à reconstituer l'urètre. Deux points de suture en haut et en bas, et unissant les lèvres des boutonnières cutanées aux parties correspondantes sont suffisants pour maintenir les choses bien en place. De même, on prend soin de fixer à la sonde, par un petit point de suture, l'extrémité supérieure du lambeau scrotal enroulé autour d'elle, de façon à l'empêcher de glisser en bas, ou de se rétracter sur la sonde. Un fil est enfin placé en bas de chaque côté pour attacher la boutonnière inférieure au lambeau enroulé.

Les bords opposés de la perte de substance scrotale sont rapprochés par une série de sutures transversales, sans difficulté, grâce à la laxité de la peau de la région. Un petit drain est enfin placé verticalement sous cette suture à partir du point où se retourne le lambeau scrotal, de façon à éviter l'infiltration d'urine. Le pénis est maintenu légèrement relevé par le pansement pour l'empêcher de se courber en bas sur la sonde et éviter la coudure de celle-ci.

Les suites de l'opération sont en général très simples. La sonde à demeure est enlevée six jours après l'intervention. Dès ce moment le petit malade urine par la verge.

Quelquefois il se produit un peu de suppuration (due probablement à la fuite de l'urine de ce côté) sous la suture scrotale, et on est obligé de faire sauter la partie supérieure de cette suture. Les tissus sont alors réunis à ce niveau par seconde intention. On aura soin de panser le malade tous les jours pendant une semaine, pour surveiller l'infiltration urinaire ou purulente possible du côté du scrotum et du périnée.

On entretient le nouveau canal par des cathétérismes répétés, pratiqués tous les trois ou quatre jours, limités à son intérieur seulement et sans aller jusqu'à la vessie.

Il paraît évident qu'une paroi urétrale faite de peau complète est supérieure comme solidité et comme résistance à celle qui succède à une greffe dermo-épidermique simple, et nous pensons bien que l'urètre formé de notre lambeau scrotal résistera bien mieux aux manœuvres qu'on est obligé de lui imposer pendant le temps qui suivra son transplant, pour entretenir son calibre et assurer sa fonction de conduit pour l'urine.

En outre, et c'est là le sérieux avantage que nous trouvons au procédé décrit plus haut, il simplifie la troisième séance de traitement de l'hypospadias par la méthode classique de M. Duplay, c'est-à-dire la réunion, l'abouchement du canal pénien néo-formé avec l'orifice hypospadien lui-même.

Cette séance est toujours délicate, l'opération de l'abouchement réussit rarement du premier coup ; il faut souvent plusieurs opérations successives pour arriver à fermer complètement le canal, au périnée, au scrotum, au pénis lui-même, suivant les différents degrés de l'hypospadias, et on se trouve en présence des difficultés bien connues de réussite pour la cure radicale de toute fistule urétrale directe. Avec le lambeau scrotal, relevé à partir de l'orifice même de l'hypospadias, l'abouchement en question se trouve réalisé dès que le lambeau lui-même a pris.

La greffe obtenue ainsi est donc solide; sa réussite est presque certaine si toutes les précautions ont été prises, et en particulier de ne pas introduire le lambeau dans un tunnel qui saignerait trop abondamment; il faut attendre avant cette introduction que l'hémorragie soit arrêtée, ou devenue insignifiante.

La méthode a quelques inconvénients cependant.

On peut lui reprocher *la présence de poils sur le lambeau* qui va devenir l'urètre. Mais la partie médiane du scrotum, surtout celle qu'on utilise et qui se trouve près de la verge, de suite au-dessous de l'angle péno-scrotal, n'est pas très poilue, et d'ailleurs l'inconvénient peut exister avec les simples greffes dermo-épidermiques. Nous ne pouvons pas dire encore ce que cet inconvénient théorique comporte de gravité réelle, car nos jeunes opérés n'ont pas encore atteint l'âge d'homme avec le développement pileux qui lui correspond. Nous en avons revu cependant sept ou huit ans après l'opération et nous n'avons rien remarqué comme complication de cet ordre.

Un second inconvénient, c'est parfois *une certaine difficulté de cathétérisme complet du canal*, d'introduction d'une sonde à travers le nouveau canal jusque dans la vessie pendant les premiers temps après l'opération. La raison en est que l'orifice hypospadien enfoui sous la base du lambeau scrotal relevé dans le tunnel reste un peu isolé, perdu pour ainsi dire au milieu du cul-de-sac formé par cette base. La sonde arrivant là peut tâtonner longtemps avant de se présenter juste à cet orifice, beaucoup plus étroit que le néo-canal qui le précède.

Enfin, dans les premiers mois qui suivent l'opération, il nous a semblé *qu'à la base du lambeau relevé, il se formait une petite poche* dans laquelle restait un peu d'urine après la miction. Le nouveau canal, en effet, n'est formé là que par la peau, et n'a, au début tout au moins, aucune des propriétés élastiques et musculaires d'un urètre vrai. Il se laisse distendre passivement par la colonne d'urine, mais ne revient pas vite sur lui-même pour chasser le liquide qu'il peut contenir encore une fois la miction terminée. Mais peu à peu les parois du nouvel urètre se tasseront, le cul-de-sac anté-hypospadien se rétractera, s'effacera, et la résistance à la distension produite par la projection de la colonne d'urine sera acquise.

Quant à la *fistulette double qui reste de chaque côté de la base du lambeau relevé*, au niveau des petites « oreilles » qui se forment par le fait de ce relèvement, ce n'est pas une fistule du tout semblable à celle qui persiste entre le méat hypospade et l'orifice postérieur du néo-canal pénien dans les autres procédés. L'orifice de l'hypospade fait d'emblée partie, avec notre procédé, du nouveau canal pénien : il n'y a aucune interruption entre les deux ; *l'abouchement entre les deux urètres, l'ancien et le nouveau, se trouve réalisé dès que le lambeau invaginé a pris*. Ce qui reste, ce sont deux fistules latérales, éloignées de la continuité de l'urètre, *très indirectes* en un mot, et qui auraient tendance à se fermer d'elles-mêmes, dès que le cours de l'urine sera rétabli dans le canal. Ce qui empêche leur fermeture spontanée, c'est qu'elles sont tapissées par de la peau véritable, mais détruisez cette peau, par avivement ou par cautérisation profonde (au fer rouge par exemple), et elles s'oblitéreront. Leur cure secondaire sera, en tout cas et en admettant qu'elle ne réussisse pas en une seule séance, infiniment plus aisée que celle de la fistule intermédiaire entre le méat hypospade laissé à distance du nouveau canal pénien créé.

Si l'on a affaire à des hypospades, *non plus péno-scrotaux*, mais *péniens purs*, on pourra se servir encore de notre procédé. Mais ici, ce n'est plus à un lambeau scrotal qu'on aura recours, c'est à un lambeau pris sur la peau du pénis lui-même, au-dessous de l'orifice hypospade. Seulement, comme le fait remarquer avec justesse Calvet (1), la dissection de ce lambeau cutané sur l'urètre, qui est immédiatement par-dessous, sera parfois un peu délicate, surtout dans le voisinage du méat hypospade, pour ne pas ouvrir ou trop amincir le canal urétral. En outre, « la ligne de retournement du lambeau sera assez fragile, pas du tout comparable à la bonne et solide charnière péno-scrotale » et cette base du lambeau, un peu mince, risquera de se sphacéler ; dans deux observations de Calvet, une fistule directe s'était formée

(1) *Loc. citato*, p. 111.

de cette façon au niveau de cette base. Il faudra donc redoubler de précautions dans la taille du lambeau d'une part, dans le soin qu'on prendra, d'autre part, d'éviter tout tiraillement ou toute compression au niveau de la base du lambeau relevé.

L'étoffe de notre greffe est résistante, la sonde à demeurer mise après l'opération ne risque pas d'écailler ou d'emporter par suppuration la face interne du nouveau canal fait par une surface aussi résistante que de la peau. On pourra donc mettre et laisser cette sonde dans les premiers jours qui suivront l'intervention. On pourrait cependant, pour plus de sécurité encore, laisser la sonde à demeure sortir de l'orifice hypospadien par une des oreilles latérales de la base du lambeau. Ou bien enfin, on pourrait pratiquer un drainage urinaire provisoire par une boutonnière périnéale pour être encore plus loin du foyer de l'urétroplastie, mais cette excellente précaution a moins d'importance qu'après le procédé de Nové-Josserand où la greffe est bien plus délicate et fragile.

Des procédés plus récents ont vu le jour dans ces derniers temps, n'empruntant plus le principe de la tunnellisation, et réalisant de nouvelles tentatives dans la voie de l'autoplastie directe.

Gaudier (1) a décrit récemment un procédé de cure

1) *Société de chirurgie de Paris*, 5 novembre 1905; *Semaine médicale*, novembre 1905.

de l'hypospade balanique à l'aide d'une étoffe empruntée au prépuce suivant le conseil donné autrefois par Kœnig.

Le prépuce est étalé entre deux pinces qui en saisissent les angles. Des ciseaux le coupe verticalement à droite et à gauche, parallèlement au profil du bord préputial et à 1 centimètre environ de ce bord.

On a ainsi deux lambeaux latéraux flottants et restés adhérents par leur base, bien nourrie, qui correspond à l'origine du prépuce, au niveau de la couronne du gland ; ils ont une forme prismatique triangulaire ; l'une des faces est la surface de section, l'autre est la muqueuse préputiale, la dernière est cutanée. Le segment préputial laissé entre les deux lambeaux est complètement réséqué.

De chaque côté de l'ébauche urétrale balanique, on avive le gland. La surface cruentée du lambeau préputial est alors amenée au contact avec la surface cruentée glandaire, et on suture la muqueuse préputiale à la muqueuse de l'ébauche urétrale toujours plus ou moins marquée à la face inférieure du gland ; la peau du lambeau préputial est suturée à la muqueuse du gland située en dehors de l'avivement glandaire. Dès lors, l'ébauche urétrale est bordée de chaque côté par les deux lambeaux qui présentent leur face muqueuse tournée vers la lumière de l'urètre futur.

Un bout de sonde est alors placé dans le sillon urétral, puis on sépare sur toute la hauteur du bord externe du lambeau préputial, très peu en profondeur, la muqueuse préputiale de la peau préputiale. La muqueuse du lambeau gauche est suturée ensuite à la muqueuse du lambeau droit ; la peau du lambeau gauche est suturée à la peau du lambeau droit.

La muqueuse du prépuce devient alors celle de l'urètre nouveau.

Hamonic (1) a proposé le procédé suivant pour la réfection du canal balanique au devant du méat hypospade. Il ne s'inquiète d'ailleurs pas de celui-ci pour le moment, et ce n'est que plus tard, une fois le canal antérieur refait, qu'il oblitère la fistule hypospadienne.

De chaque côté de la gouttière hypospade, parallèlement à elle et à un bon centimètre de sa ligne médiane, il trace une incision longitudinale ; cette incision arrive jusqu'au niveau du gland qu'elle mord assez profondément. Il dissèque ensuite de chaque côté un lambeau urétral en dirigeant la pointe du bistouri vers la partie interne de l'incision. Il faut bien mobiliser ces lambeaux qui en se repliant l'un vers l'autre constitueront le nouvel urètre ; en se repliant ainsi ils s'adosseront même l'un contre l'autre par une partie de leur surface cruentée.

Une fois les lambeaux urétraux taillés, on porte la pointe du bistouri en sens inverse de précédemment et on libère deux nouveaux lambeaux, *cutanés* cette fois, qui devront venir au contact l'un de l'autre, par-dessus les lambeaux urétraux.

(1) *Congrès d'urologie*, 1903.

Pour passer les sutures, on transfixe d'abord la base du lambeau cutané, puis la portion moyenne de la face cruentée de chaque lambeau cutané. Quand l'anse du fil sera serrée, elle forcera ainsi d'une part les lambeaux urétraux à s'adosser par leur surface cruentée en les repliant vers le centre du nouveau canal, d'autre part elle affronte la face cruentée des lambeaux cutanés, mais en les repliant en sens inverse des précédents. Il se produit là une sorte de dédoublement comparable à celui d'une fistule vésico-vaginale opérée par ce procédé.

Le temps et le nombre de cas opérés ne permettent pas de formuler encore un opinion sur ces procédés ingénieux et théoriquement parfaits. Sont-ils bien à l'abri des causes d'échec attachées aux anciens procédés autoplastiques?

Si l'on voulait un résumé, touchant la valeur et les indications des principales méthodes dont nous sommes dotés maintenant pour la cure chirurgicale de l'hypospadias, on pourrait se borner à citer les conclusions de l'excellente thèse de Calvet.

Pour ce qui a trait aux hypospadias balaniques, *les procédés de tunnellisation sont infiniment préférables aux procédés à lambeau,* difficiles dans leur exécution, infidèles dans leurs résultats. Ils permettent d'obtenir facilement et dans une seule séance opératoire, sans fistule nécessaire entre les portions glandaire et pénienne comme dans le procédé de Duplay, un canal se rapprochant de l'état physiologique avec un revêtement interne sur tout son parcours, entouré de tissu spongieux, étendu de l'orifice hypospade au nouveau méat ouvert en situation normale. La réussite du nouvel urètre est dès maintenant chose à peu près certaine.

Les fistules urétrales étant toujours l'écueil du traitement, la cause de toutes les lenteurs pour le succès final, on donnera la préférence, quand ils seront applicables, aux procédés qui se proposent de les supprimer toutes d'emblée théoriquement. Il ne restera plus qu'à compter alors avec les fistules accidentelles.

Aucune méthode ne permettant d'éviter la fistule postérieure dans l'*hypospadias périnéal*, c'est à ces formes sévères de l'affection que nous réservons le procédé de *M. Nové-Josserand* (tunnellisation avec greffe de revêtement dermo-épidermique d'Ollier-Thiersch), d'autant plus volontiers qu'il se prête bien à la confection de longs canaux et que la cure de la fistule sera plus aisée au périnée qu'en aucun autre point.

A l'*hypospadias périnéo-scrotal*, nous appliquerons le procédé mixte de *Nové-Josserand-Rochet* (tunnellisation avec greffe de revêtement pédiculé d'origine scrotale) qui permet de fermer facilement la fistule au point d'abouchement de l'ancien et du nouvel urètre par le relèvement du lambeau scrotal.

Quant au procédé de *Beck von Hacker* (allongement de l'urètre) qui corrige d'une façon absolument parfaite la difformité, la supprimant radicalement par cet allongement combiné ou non à la tunnellisation, nous lui accordons sans hésiter tous les hypospadias balaniques et juxta-balaniques. Ces formes sont heureusement de beaucoup les plus fréquentes, et considérant l'excellence de cette méthode, nous l'étendrons à ses extrêmes limites pour les cas péniens.

Les cas *péniens postérieurs*, situés aux confins de la zone d'application des procédés Beck-von Hacker-Nové-Josserand-Rochet ne bénéficient qu'imparfaitement de l'excellence de l'une ou de l'autre de ces méthodes. La thérapeutique peut être hésitante entre la crainte de voir se nécroser un urètre trop allongé et la quasi-certitude d'une fistule pénienne difficilement curable. Le procédé Nové-Josserand pur devra reprendre ici tous ses droits, surtout avec la récente modification que l'auteur lui a fait subir, pour éviter le raccord secondaire entre l'ancien et le nouveau canal.

II

Rétrécissements profonds de l'urètre.

L'attention est appelée depuis quelques années sur les rétrécissements siégeant dans les parties profondes du canal (portion membraneuse et prostatique). Nous voulons parler des rétrécissements inflammatoires, d'origine blennorrhagique presque toujours, et non des rétrécissements traumatiques. Ces derniers sont bien connus dans leur mode de production et leur étude complète a été faite depuis longtemps, mais les autres le sont beaucoup moins et même pendant longtemps la formule donnée par les maîtres de la chirurgie urinaire, depuis Hunter jusqu'à Guyon, a été : « Les rétrécissements blennorrhagiques s'arrêtent à la fin de la région bulbaire ; ils n'envahissent pas l'urètre membraneux. »

Cette proposition est-elle exacte de façon absolue, exclusive, ou comporte-t-elle des exceptions ?

De rares auteurs, Ricord, Leroy, d'Etiolles, entre autres, avaient déjà décrit des rétrécissements profonds. Bazy (1) a signalé des cas non douteux de rétrécissement de l'urètre membraneux et même prostatique que l'autopsie avait permis de constater, que l'histologie avait confirmés, et pour lesquels on ne trouvait aucune autre cause que la blennorrhagie. Les altérations typiques de la muqueuse, en pareil cas, sont la transformation du revêtement épithélial cylindrique normal en cellules pavimenteuses, qui se déposent en strates épaisses et parfois même subissent une sorte de kératinisation. Le chorion présente les caractères d'un tissu conjonctif de néo-formation et de nombreuses papilles remplies de cellules embryonnaires et de vaisseaux de nouvelle formation le surmontent. Les auteurs ont du reste soin de faire remarquer que ces rétrécissements ne sont que l'extension de ceux qui occupent la portion anté-membraneuse de l'urètre, la région bulbaire en particulier.

Même observation a été faite par MM. Héresco et Daniélopolu (2) qui ont, dans l'autopsie d'un rétrécissement très serré de la portion bulbaire, noté l'envahissement de la portion membraneuse par la stricture, mais avec maximum des lésions histologiques du rétrécissement dans la portion bulbaire. Le rétrécissement s'étendait même jusqu'au sommet du *verrumontanum*.

Le Fûr a repris cette question tout récemment et

(1) Bazy et Decloux. *Annales génito-urinaires*, 15 février 1903.
(2) *Annales génito-urinaires*, novembre 1905.

conclut nettement à l'existence de rétrécissements postérieurs d'origine inflammatoire (1). Il s'empresse d'ailleurs d'ajouter ceci et nous verrons plus loin l'importance de cette réserve : « Cela ne veut pas dire que dans l'étiologie de ces rétrécissements l'élément traumatique ne se trouve pas parfois associé à l'élément inflammatoire ; c'est ce qui survient par exemple dans le cas d'urétrite postérieure chronique ou de prostatite, quand un ou plusieurs cathétérismes maladroits viennent traumatiser la muqueuse déjà malade et ramollie... la solution de continuité servira d'amorce à un rétrécissement traumatique évoluant sur un terrain inflammatoire. Il en sera de même de l'ouverture d'un abcès glandulaire, qu'il s'agisse de lithrite ou de cowpérite, dans l'urètre membraneux, ou bien d'abcès de la prostate dans l'urètre prostatique. »

Si on examine bien, du reste, les mécanismes invoqués par ceux qui ont surtout insisté sur ces rétrécissements profonds, on voit que c'est souvent par un mécanisme analogue à celui d'un agent traumatique que la blennorrhagie ou ses complications agissent, et qu'il y a là quelque chose d'un peu spécial qui explique la rareté de ces rétrécissements d'une part, et d'autre part les rapproche un peu des rétrécissements traumatiques, et leur vaudrait plutôt le nom de rétrécissements mixtes.

C'est ainsi qu'on voit ces rétrécissements survenir

____

(1) *Annales génito-urinaires*, 1901.

après l'ouverture, spontanée ou provoquée par la sonde, de certains abcès prostatiques blennorrhagiques ; la cicatrice de cette ouverture n'efface ordinairement pas la lumière de l'urètre, mais dans quelques cas, soit qu'elle se trouve saillante en forme de bride, de valvule, soit qu'elle corresponde à une perte de substance considérable de la paroi urétrale, qui a été mangée sur une assez grande étendue par l'abcès, et représente une masse inodulaire d'un certain volume, la cicatrice rétrécit vraiment le canal et fait ressauter la boule qui explore celui-ci. Mais alors, l'ouverture de l'abcès qui a percé le canal, ou qui l'a détruit sur une certaine étendue, n'a-t-elle pas agi de façon analogue à celle d'un traumatisme vrai, et n'est-ce pas un peu jouer sur les mots que de faire de ces rétrécissements des rétrécissements inflammatoires ? Sans doute, c'est l'inflammation blennorrhagique qui a agi pour produire l'abcès prostatique, mais la cicatrice qui a rétréci le canal après l'ouverture de celui-ci a bien des points communs avec une cicatrice d'ordre traumatique.

Pareil raisonnement peut encore s'appliquer à ces rétrécissements postérieurs dits blennorrhagiques qui sont consécutifs à des injections caustiques, à des traitements par instillations mal dirigés, à des lavages sans sonde faits sans mesure, avec une pression immodérée, qui ont écarté de force, brutalement, les parois de l'urètre profond, ont amené des hématuries, etc. Ici, bien plus encore que tout à l'heure, l'influence de la blennorrhagie n'est pas *directement* en cause, et ce sont bien là des rétrécissements d'ordre *cicatriciel* à la suite d'agents cautérisants trop énergiques, ou après le traumatisme réel que produit sur l'urètre une dilatation brutale par lavage forcé, et qui peut aller jusqu'à des ruptures incomplètes ou tout au moins interstitielles.

Que reste-t-il donc de ces rétrécissements appelés blennorrhagiques de l'urètre postérieur ? Pas grand'-chose croyons-nous, si nous faisons bien les distinctions précédentes, et si nous nous plaçons simplement au point de vue doctrinal.

Si au contraire, et il s'agit simplement de s'entendre, on envisage non plus la valeur du terme, mais la réalité des rétrécissements qui sans être directement la conséquence de la blennorrhagie, peuvent être créés là, à son occasion, à son prétexte, et sous l'influence des principaux accidents nés à propos d'elle, et que nous avons passés en revue, ne peut pas être discutée. Ces rétrécissements sont même très utiles à connaître ; le praticien doit savoir qu'ils existent, pour ne pas être surpris par eux, lui qui vit dans la foi des données classiques générales et qu'il ne se dise pas : « Non, ce n'est pas possible que les accidents que j'observe chez mon malade soient la conséquence d'un rétrécissement : il ne faut pas penser à celui-ci dans ce cas-là, puisque mon malade n'a jamais fait de chute, ni reçu de coup au périnée ;

il n'a eu que la blennorrhagie, et l'urètre antérieur que j'explore est parfaitement libre. »

Il fallait faire les réserves précédentes, pour éviter toute confusion et empêcher qu'on ne joue sur les mots. Ces réserves faites, on peut aborder avec plus de confiance et plus de clarté l'étude de ces rétrécissements postérieurs, dits inflammatoires, pour les distinguer des vrais rétrécissements traumatiques, mais dans lesquels, nous venons de le voir, il ne faut pas prendre le mot inflammatoire dans un sens trop exclusif et trop étroit.

Voyons d'abord quelle sont leurs principales conditions de production, et les différentes affections qui peuvent leur donner naissance.

L'urétrite postérieure chronique peut à elle seule amener un rétrécissement.

On pourrait se demander en effet pourquoi la blennorrhagie qui, dans la forme aiguë, occupe souvent l'urètre profond comme l'urètre antérieur, et dans la forme chronique plus souvent le premier que le second, n'amène pas les mêmes conséquences en arrière qu'en avant. On a parlé, et avec raison, de l'influence du corps spongieux qui enserre l'urètre antérieur et est absent en arrière. C'est lui qui est surtout *stricturogène*, quand des dépôts plastiques se sont infiltrés à l'aise dans ses mailles lâches, amenant peu à peu, par leur transformation en tissu fibreux, la formation de cicatrices rétractiles, déformant ou comprimant l'urètre étroitement adhérent à ce corps spongieux et participant immédiatement à sa transformation inodulaire. Dans la partie postérieure, l'urètre n'est pas enserré par ce manchon dont il est solidaire en avant; s'il se forme des dépôts inflammatoires sous-muqueux ou en dehors du canal, il peut plus facilement échapper à leur compression; et d'ailleurs ces dépôts n'ont guère tendance à se former et à s'organiser dans du tissu musculaire dont les fibres limitent vite leur diffusion, et dont les mouvements incessants favorisent la résorption. Enfin, dernière disposition très importante à signaler, l'urètre prostatique est très large, et n'est guère sensible à une faible diminution de son calibre.

Le rétrécissement consécutif à l'urétrite postérieure chronique seule, sans complication de traumatisme, est cependant parfaitement concevable; seulement il est très rare parce que les conditions anatomiques, comme nous venons de le dire, sont ici beaucoup moins favorables à sa production que dans l'urètre antérieur.

Si l'on admet en plus l'influence nocive de certains traitements trop intensifs ou trop souvent répétés sur cet urètre profond (abus d'instillations argentiques ou autres, de bougies médicamenteuses, etc.), on s'expliquera plus facilement encore la production d'une stricture.

Mais c'est la *prostatite* qui joue surtout le mauvais rôle en l'espèce, et produit le rétrécissement bien plus aisément que l'urétrite postérieure pure. Partielle et limitée à un lobe ou à des glandules prostatiques isolées, elle peut donner lieu, quand ces lésions se cicatrisent avec rétraction fibreuse, ou quand elles se terminent par des abcès ouverts dans l'urètre, à des inégalités, à des irrégularités saillantes de la muqueuse, à des brides, à des éperons qui modifient sensiblement la lumière de l'urètre. Totale, elle peut aboutir à une sorte d'atrophie scléreuse de la glande qui enserre étroitement le canal et lui fait perdre, en même temps que son calibre normal, toute souplesse dans ses parois, comme le manchon spongieux de l'urètre antérieur fait pour celui-ci, quand il a subi la transformation fibreuse.

La diminution de souplesse et d'élasticité de la paroi urétrale joue en effet un rôle considérable dans la physiologie du rétrécissement ; elle agit au moins autant que la diminution de calibre, car un urètre induré et rigide n'aide plus du tout la vessie dans son rôle mictionnel et lui impose un travail supplémentaire considérable.

En dehors de la diminution de calibre et de la transformation scléreuse des parois de l'urètre et des tissus périurétraux, il faut aussi faire une place à certaines *déviations* dans la direction du canal profond, soit dans le sens transversal, soit dans le sens vertical. Des brides plus ou moins épaisses et rétractiles, des noyaux inodulaires inclus dans les lobes prostatiques peuvent dévier le canal latéralement, ou le soulever et l'attirer au-dessus du plan inférieur de la vessie, et produire des coudures, des changements de rapports avec l'orifice urétro-vésical, qui gênent l'émission de l'urine et amorcent la stagnation vésicale (cas cités par Le Für).

Dans l'urètre membraneux, la prostate n'est plus là pour jouer un rôle pathogénique important, et de fait, on trouve surtout des rétrécissements de l'urètre prostatique seul ou de tout l'urètre postérieur, mais très rarement des rétrécissements limités à la seule région membraneuse. Et cependant, là encore, il y a des glandes qui par leur inflammation chronique, suppurée ou non, peuvent créer des irrégularités, des brides ou des nodules cicatriciels sur la paroi de l'urètre.

Toutes les *variétés de forme* des rétrécissements urétraux classiquement connus se retrouvent dans l'urètre profond. Tantôt le rétrécissement est une simple bride, une cicatrice saillante, ou bien un anneau circulaire ou demi-circulaire, ou même une filière scléreuse plus ou moins dure et longue, enserrant le canal sur une certaine hauteur. Les premières formes sont plutôt dues à des éraillures ou à des cicatrices résultant de l'ouverture d'abcès ; la dernière est plutôt la conséquence de certaines prostatites chroniques ayant évolué vers la transformation fibreuse, concentriquement constrictive.

Les *symptômes* sont très analogues à ceux des rétrécissements ordinaires : dysurie plus ou moins marquée, rétention incomplète chronique, parfois même crises de rétention aiguë complète, poussées d'infection urétrale ou vésico-urétrale, etc. Ces dernières sont très facilement explicables en l'espèce par l'urétrite profonde ou la prostatite chroniques, très incomplètement guéries le plus souvent, qui ont causé le rétrécissement, et qui en retour sont très fâcheusement influencées par lui.

En raison du siège très profond du rétrécissement, qui est parfois tout près de la vessie et retentit immédiatement sur elle par de la stagnation et de la distension, alors que pour les rétrécissements antérieurs, une certaine longueur d'urètre existe en amont pour supporter tout d'abord ces premiers effets; en raison aussi de ce que très souvent c'est la prostate elle-même qui est en cause comme obstacle et que par conséquent la vessie subit les mêmes contrecoups, les mêmes troubles fonctionnels que dans l'hypertrophie prostatique sénile, on observe tout à fait le tableau clinique du prostatisme, et si le sujet est jeune, on s'explique alors facilement le cas de ces « prostatiques jeunes » dont on parle parfois, et qui sont en réalité non pas des prostatiques séniles précoces, mais des rétrécis ou des déformés prostatiques. Le Fûr a insisté avec raison sur ce point.

Le *diagnostic clinique* du rétrécissement de l'urètre profond se fait aisément quand on a l'esprit averti de ce côté, par le même procédé employé pour l'urètre antérieur : par la boule exploratrice. Une fois la porte du sphincter urétral franchie, on sent dans l'urètre profond, en un ou plusieurs points, les ressauts ou les arrêts caractéristiques. Pour plus de précision encore, on pratique le toucher rectal comme l'a recommandé Bazy ; si l'on sent par le rectum l'olive arrêtée, c'est bien dans l'urètre profond qu'elle se trouve, autrement on ne la sentirait pas par le doigt rectal ; si on la sent par la palpation périnéale et non par le toucher rectal, c'est qu'elle n'est pas encore dans l'urètre profond.

L'urétroscopie postérieure pourra aussi donner de précieux renseignements dans les cas où la muqueuse sera le siège d'excroissances cicatricielles, de brides, etc.

Le rétrécissement pourra parfois être constaté directement dans certaines opérations pratiquées sur l'urètre périnéal, dans l'urétrotomie externe notamment. En mettant un doigt dans l'urètre profond par exemple, ou en prolongeant l'incision d'un rétrécissement bulbaire qui paraît dépasser le bulbe en arrière, contrairement aux prévisions habituelles, on arrive à sentir ou à voir les altérations de la muqueuse urétrale profonde correspondant aux rétrécissements que nous étudions.

La *marche*, les *complications*, le *pronostic* de ces rétrécissements postérieurs, quand ils ne sont pas liés à des prostatites, donnent lieu aux mêmes considérations générales que pour les rétrécissements antérieurs. Il y a encore cependant des particularités à signaler tenant au voisinage de la vessie ; l'infection facile de celle-ci, et par son intermédiaire des voies urinaires supérieures, est une source de complications douloureuses, et graves pour l'état général. Ces dangers sont encore bien plus marqués quand le rétrécissement est sous la dépendance d'une prostatite.

Les mêmes remarques s'appliquent encore au *traitement* de ces rétrécissements postérieurs. Dans certains cas, les traitements ordinaires des rétrécissements trouvent là les mêmes indications et fournissent les mêmes résultats que pour l'urètre antérieur (dilatation simple ou électrolytique, urétrotomie interne, urétrotomie externe) ; dans d'autres, notamment ceux qui sont liés à la prostatite chronique, déviant ou déformant considérablement le canal, ou encore l'enserrant étroitement sur une longue étendue, on aura des récidives fréquentes, et parfois de très médiocres résultats, même immédiats. C'est alors que la question d'opérations plus complètes que les précédentes se poserait, et qu'on pourrait notamment songer à l'*extirpation périnéale de la prostate*, cause du rétrécissement, cause aussi de l'infection parfois interminable qui l'accompagne et l'aggrave.

III

L'Électrolyse dans les rétrécissements de l'urètre

C'est bien à propos de l'électrolyse appliquée à la cure des rétrécissements urétraux qu'on pourrait répéter l'aphorisme connu : elle ne méritait ni cet excès d'honneur, ni cette indignité. Cet excès d'honneur lui a été attribué par des charlatans qui l'ont employée *per fas et nefas*, pour n'importe quels cas et dans n'importe quelles conditions, souvent même sur des urètres sains, indemnes de toute stricture, atteints simplement de spasme par exemple ; et c'est ce qui a discrédité la méthode aux yeux de bien des médecins sérieux. L'indignité lui est venue précisément de sa compromission avec un certain milieu louche, ce qui l'a toujours empêchée d'être patronnée en haut lieu, peut-être aussi parce qu'on a voulu lui faire donner plus qu'elle ne pouvait donner, ou qu'on l'a appliquée à des cas où elle n'avait vraiment rien à faire et où elle ne pouvait donner que des insuccès.

Voyons à l'étudier impartialement et à voir ce qu'on peut en tirer, quels sont les cas où elle est préférable à d'autres modes de traitement, ceux où elle est équivalente, ceux enfin où elle n'est pas du tout de mise et est à rejeter.

Le principe est connu ; nous le rappellerons rapidement, de même que les différents modes suivant lesquels on peut l'utiliser.

On applique la partie métallique réservée libre d'un instrument en forme de sonde, et isolé par un manchon sur le reste de son étendue, sur le point rétréci dont on veut obtenir la modification électro-chimique. Un courant continu d'une certaine intensité passe dans l'instrument et on s'arrange de façon que la partie métallique qui va agir sur le rétrécissement corresponde au *pôle négatif*, car l'eschare produite à ce pôle sur les tissus vivants est molle et souple, non hémorragipare, tandis que celle qui se développe au pôle positif est dure, sèche, et hémorragipare. Le but *idéal*, pour les convaincus de la méthode, serait de déterminer non pas une cautérisation galvanique du rétrécissement qui détruise celui-ci, en créant une cicatrice nouvelle, mais une sorte de résorption du tissu scléreux de la stricture, une sorte de fonte du tissu de cicatrice saillant dans le canal ou l'enserrant comme un anneau plus ou moins épais, qui fondrait comme fondrait une cicatrice chéloïdienne exubérante ou difforme de la peau sous l'influence d'une aiguille électrolytique piquée dans son intérieur. Les tissus, dit la théorie, modifiés ainsi ne sont plus cicatriciels, ils restent mous et extensibles, ne sont plus sujets à la rétraction.

La partie métallique libre de la sonde qu'on met en contact avec le rétrécissement est : 1° tantôt une fine lame de platine faisant une saillie convexe analogue à celle de la lame de l'urétrotome, mais mousse, et correspondant à des numéros différents de la filière Charrière; c'est alors l'*électrolyse à la lame*, l'*électrolyse linéaire* (1); 2° tantôt une olive, une boule métallique, non plus située latéralement, comme la précédente, mais terminant l'instrument du côté vésical, et dont la grosseur est calibrée aussi suivant les numéros de la filière Charrière; *c'est l'électrolyse à la boule;* 3° tantôt une bague ou un cylindre entourant l'instrument sur une hauteur plus ou moins grande. Nous reviendrons plus tard sur ces détails, à propos des différentes sortes d'électrolyse.

Généralement, avec l'électrolyse linéaire, on emploie *de forts courants*, jusqu'à 25, 30 milliampères et plus; le but est de passer au travers du rétrécissement, même s'il est très dur et très serré, et de *le forcer* comme avec l'urétrotome ordinaire, mais sans le cautériser comme avec un fer rouge, ni le couper, disent les fanatiques de la méthode, rien que par l'action électro-chimique, qui décompose simplement les tissus et ouvre la voie au pas-

---

(1) On a varié également cette disposition; certains instruments, celui de Lavaux, par exemple, portent une lame double, l'une du côté de la concavité, l'autre du côté de la convexité de l'appareil, et destinées à agir en même temps sur la paroi supérieure et sur la paroi inférieure de la stricture.

sage de la lame. Une fois que l'instrument est placé et que le courant circule, on n'a qu'à attendre cette œuvre de lente décomposition; à un moment donné, la lame file.

Avec les boules, on peut aussi se servir de forts courants [et c'est ainsi que procédaient les véritables inventeurs de la méthode, Mallez et Tripier, dans leurs premiers essais (1)], mais ordinairement on se contente *de courants très faibles*, de 4 à 5 milliampères. L'action est alors, bien entendu, beaucoup plus lente que dans le cas précédent; il faut attendre dix, quinze minutes avant que l'olive puisse franchir la stricture, et souvent, si celle-ci est un peu serrée, elle n'y parvient qu'au bout de plusieurs séances, qu'on peut répéter sans danger du reste, à cause de la faiblesse du courant. Quand on a réussi, on essaie une olive plus grosse et ainsi de suite jusqu'à ce qu'on ait atteint le numéro que l'on désire. Les partisans de ce procédé, qui participe à la fois du précédent (par une faible causticité, il est vrai) et de la dilatation progressive, en disent grand bien; il est innocent, il donne des résultats plus durables que la simple dilatation, car il agit par résorption lente de la cicatrice de la stricture; enfin, le contact de la boule électrique avec la muqueuse chroniquement enflammée, fongueuse des vieux rétrécissements la modifie très heureusement. Elle est microbicide

(1) Mallez et Tripier : *Guérison durable des rétrécissements de l'urètre par le galvano-caustique chimique.* Paris, 1867.

également, et on sait que les courants continus ont été reconnus expérimentalement capables de tuer les bactéries, ou d'empêcher leur pullulation au sein des tissus envahis par elles.

Comme on peut le résumer donc par le rapide exposé que nous venons de tracer, la méthode électrolytique comporte deux façons de faire très différentes l'une de l'autre ; mais nous devons maintenant entrer dans des détails indispensables pour une étude un peu complète de la question.

La première manière, c'est l'électrolyse *dite linéaire*, faite avec une lame destinée à se frayer un passage rapide à travers les tissus rétrécis, sorte d'urétrotomie, mais urétrotomie électrolytique, par une lame mousse chargée de l'électricité négative, remplaçant la lame tranchante de l'urétrotome de Maisonneuve.

L'électrolyse agit alors surtout, sinon exclusivement, par cautérisation électro-chimique. C'est le *procédé* dit *rapide*, ou encore de Jardin, à qui on attribue le premier urétrotome électrolytique, bien que Tripier ait préconisé en même temps un instrument analogue, en plus de la boule qui est sa propriété exclusive.

Une seconde manière, c'est l'électrolyse *dite circulaire* (faite avec une boule, ou avec une bague, un cylindre), destinée à agir lentement, sans les diviser ni les dilater de force, sur les tissus rétrécis. L'électrolyse ainsi pratiquée ne produit pas de destruction caustique ou très peu : son effet immédiat est presque insignifiant ; c'est dans l'intervalle des séances que se ferait un travail lent d'absorption, de résolution du rétrécissement, qui doit conduire à sa guérison. C'est le *procédé lent*. On l'a encore appelé procédé de Newmann, du nom du chirurgien américain qui l'a surtout préconisé.

Newmann, s'il n'a pas inventé l'électrolyse à la boule, a insisté sur les avantages de la méthode lente, c'est-à-dire avec faibles courants, ne devant pas brûler, et ne dépassant jamais 5 milliampères. Il a fourni des statistiques énormes portant sur des milliers de cas (1), et a lutté avec persévérance pendant des années pour faire connaître ses travaux.

En France, Desnos a longuement expérimenté la méthode lente et a publié ou fait publier plusieurs travaux judicieux et consciencieux sur la question (2).

Pour certains, l'électrolyse linéaire est à rejeter d'emblée comme méthode vraiment résolutive du rétrécissement. Au niveau de son arête métallique, la densité du courant est trop forte ; elle y produit un effet de destruction brutale. Voici comment. Du Na et du Cl sont formés aux dépens des tissus imprégnés de NaCl et qui sont au contact de l'électrode métallique (*action primaire* de l'électrolyse) (3). Le

(1) *Rapport de l'Association américaine d'électro-thérapie*. New-York, septembre 1900.

(2) *Congrès d'urologie*, Paris, 1903.

(3) Voir BORDIER, *Archives d'électricité médicale de Bordeaux* et *Lyon-Médical*, 1900.

Na va se combiner à l'oxygène de l'eau pour former de la soude à l'état naissant, et c'est cette soude qui détruit par cautérisation chimique les tissus qui touchent la lame (*action secondaire*). Comme cette lame passe d'ailleurs assez rapidement à travers le rétrécissement, il n'y a pas place et temps autour d'elle pour une action vraiment résolutive et réelle de l'électrolyse lente (*action tertiaire* de l'électrolyse).

Dans l'électrolyse à la boule au contraire, à condition d'employer de faibles intensités, cette action résolutive tertiaire a le temps de se produire. Quelle est cette action tertiaire au juste? Bordier nous répond ceci.

Au delà de la couche en contact avec le métal, et qui a subi l'action secondaire, la cautérisation chimique de la soude, se trouvent d'autres couches dans lesquelles le courant se fait encore sentir, et il y a encore dans ces couches formation de soude, mais en quantité d'autant plus faible qu'on s'éloigne davantage du métal, de telle sorte que les tissus les plus excentriques sont simplement soumis à une certaine alcalinité, non caustique celle-là, simplement dissolvante et produisant une sorte de résolution lente des tissus morbides. Voilà l'action tertiaire.

Cette action tertiaire n'est pas immédiate du reste, ni limitée à la durée de l'application électrolytique, elle peut se continuer pendant des jours et des semaines après le contact.

Minet (1) a préconisé récemment un procédé qu'il appelle *dilatation électrolytique rapide*. Il emploie pour la réaliser des béniqués ordinaires, avec ou sans conducteur adapté à leur extrémité vésicale, et dans lesquels passera le courant négatif. On commence par un numéro qui est un peu supérieur au numéro du rétrécissement lui-même. Arrivé au contact de ce rétrécissement, on appuie l'extrémité de l'instrument sur la stricture, mais sans trop de force, sans chercher à faire de dilatation forcée ou de divulsion, et, le courant passant, on attend un moment, jusqu'à ce que le rétrécissement cède. On prend alors un numéro plus fort, puis un troisième ; trois béniqués suffisent ainsi pour une seule séance, mais dans cette séance on peut aller en général jusqu'au numéro 40. Tout cela très prudemment bien entendu, sans brutalité, en s'arrêtant plus bas si l'on a trop de résistance. On recommencera une seconde séance au bout d'une dizaine de jours, puis une troisième, et même une quatrième, jusqu'à ce qu'on ait atteint le 50 ou 55 de la filière.

L'intensité du courant pourra aller de 10 à 30 milli-ampères au grand maximum, suivant les cas. La durée de la séance n'excédera pas cinq à six minutes.

Ce procédé est bien en effet une dilatation rapide, puisque dans la première séance, on peut atteindre le numéro 20 de la filière Charrière. Il est bien électrolytique aussi, puisque le courant passe, mais en fait

(1) *Congrès d'Urologie*, Paris, 1904.

il constitue surtout une cautérisation. Avec son but de franchir vite et avec un numéro élevé, avec l'intensité de son courant, il rentre tout à fait dans les procédés de Mallez et Tripier, de Lang, etc. Il ne peut pas prétendre aux bénéfices de la méthode lente, et quoique agissant circulairement, il participe des mêmes avantages et des mêmes inconvénients que l'électrolyse linéaire. Il est peut-être plus inoffensif qu'une simple dilatation forcée, si on l'emploie prudemment, avec sagacité surtout, en ne l'appliquant pas quand même à des rétrécissements qui résisteront, en ne faisant pas saigner, etc. ; mais les résultats peuvent-ils être différents de ceux de l'électrolyse linéaire ? Peuvent-ils comporter notamment des effets résolutifs bien marqués ? Nous ne le pensons pas. Tripier avait, il y a longtemps déjà, reproché à certains auteurs de vouloir combiner *électrolyse* et *dilatation*, il ne faut pas faire de la dilatation en même temps que de l'électrolyse. Newmann a fait la même recommandation, et dans les termes les plus formels. L'électrolyse ne doit être une dilatation en aucune façon, car elle ne doit nécessiter aucune force, aucune pression, conditions essentielles à toute dilatation même modérée. L'électrolyse doit agir par résorption du rétrécissement.

I. — ÉLECTROLYSE LINÉAIRE ET MÉTHODE RAPIDE

Les instruments dont on se sert pour l'électrolyse linéaire sont tous construits sur le type d'un urétrotome mousse dont nous avons plus haut exposé le schéma, et les différents modèles en sont bien connus et se trouvent figurés dans tous les livres classiques et dans tous les catalogues de fabricants d'instruments.

Les principaux points à retenir dans l'application et le *modus faciendi* de l'électrolyse linéaire sont les suivants. L'électrolyse ne devra pas être appliquée d'emblée à des rétrécissements trop durs ou trop serrés (au-dessous du n° 10 en général); on évitera ainsi tous les accidents des manœuvres de force et l'emploi, mauvais certainement car c'est une nouvelle destruction de tissus qu'on réalise ainsi, de courants trop forts qui brûlent au lieu de modifier chimiquement.

On n'emploiera donc pas en général de courants supérieurs à 8 à 10 milliampères (sauf en certains cas exceptionnels et mauvais avec n'importe quelle méthode, que nous indiquerons et pour lesquels, *exceptionnellement*, l'intensité pourra atteindre 25 à 30 milliampères, mais ne pas dépasser cette limite). Souvent même on pourra se contenter de 4 à 5 milliampères.

On ne prolongera pas trop longtemps l'action de l'électrode sur les tissus, deux à trois minutes en général, cinq minutes au plus pour les mauvais cas. En maintenant cette électrode au contact du rétrécissement, on n'appuiera jamais brutalement sur elle pour l'obliger à pénétrer de force ; une pression douce et soutenue doit suffire; parfois même la main ne fait que suivre l'instrument qui file de lui-même et

est comme *aspiré* à un certain moment dans le rétrécissement.

On n'emploiera pas, autant que possible, dans la
même séance, plusieurs lames de calibre croissant.
Il vaut mieux, si l'on peut, se servir de suite d'une
lame un peu large (22 par exemple, ou 24); si l'on ne
peut, on prendra une lame 15 ou 17, qui sera à peu
près sûre de passer dans le cas où le rétrécissement ne
sera pas inférieur au n° 10. Dans une séance ultérieure,
on passera une lame plus forte. Cela évite des escha-
res multiples, car on n'est jamais bien sûr de faire
repasser une seconde lame dans le même trajet que
la première. Cela évite aussi d'agacer les fibres musculaires du canal et de les mettre en contracture par
des introductions et retraits successifs.

Une fois que la lame a dépassé le rétrécissement
(ou le dernier rétrécissement, dans le cas de rétrécissements multiples) et a filé du côté de la vessie, si l'on
continue à enfoncer l'instrument, on interrompt le
courant devenu inutile et même nuisible pour des
points qui n'ont pas besoin d'être modifiés. On le
retire ensuite doucement, et la lame va franchir de
nouveau la filière, mais cette fois-ci d'arrière en avant.
Faut-il y remettre le courant quand elle va arriver en
amont du rétrécissement? Les avis sont partagés. Les
uns estiment qu'il y a tout avantage à utiliser cette
traversée de retour pour une nouvelle modification
électrolytique. Les autres pensent qu'il vaut mieux
retirer la lame telle quelle, sans la laisser de nouveau
en contact avec le rétrécissement après l'avoir re-

chargée d'électricité négative, et en recommençant une action déjà produite à l'aller.

Certains opérateurs ont prôné les avantages de *l'électrolyse bilinéaire* sur la linéaire simple. On agirait de la sorte sur deux parois de l'urètre, la supérieure et l'inférieure, et le bénéfice serait d'autant augmenté, soit pour l'élargissement immédiat du rétrécissement, soit comme étendue plus grande de l'action modificatrice.

Pour ce faire, on a construit des instruments spéciaux avec double lame.

On peut réaliser facilement l'action bilinéaire avec un instrument à une seule lame et de la façon suivante. A l'aller, on agit sur une paroi (la paroi supérieure ordinairement); au retour, on retourne l'instrument et on agit sur la paroi opposée.

Appréciation de l'action électrique à la lame. — D'après les considérations déjà exposées plus haut, nous pouvons prédire que son action résorbante, « fondante » sur le tissu cicatriciel est presque insignifiante ; sauf le point limité que touche directement la lame, le reste de la masse à modifier échappe à l'action électrolytique, en raison de la forme même de l'agent modificateur qui ne touche qu'un point de la circonférence, au lieu de la boule qui peut agir à la fois sur toute la circonférence.

L'instrument agit ici par section lente et mousse de l'anneau cicatriciel, ou par tranchée creusée dans l'épaisseur d'une masse inodulaire plus ou moins épaisse. Et la même question que tout à l'heure se pose; cette brèche creusée dans le rétrécissement est-elle temporaire, comme celle d'une section simple qui ne serait pas électrolytique, et les lèvres qui en résultent vont-elles se réunir plus ou moins tôt après l'opération? ou bien l'électrolyse va-t-elle remplacer, au point où a porté la lame, le tissu fibreux cicatriciel et rétractile ancien par un nouveau tissu qui n'aura plus ces fâcheuses propriétés ? La réponse scientifique, à l'heure actuelle tout au moins, ne peut pas être autre que celle-ci. Quel est ce nouveau tissu ? qui le connaît ? qui en a fait l'analyse histologique? qui en a étudié les propriétés physiologiques ? Tant qu'on ne nous aura pas répondu à ce sujet, nous serons en droit de dire que nous ne comprenons pas le remplacement d'un tissu cicatriciel par un autre que par lui-même, après sa section ou sa destruction sur place, sauf bien entendu si l'on fait suivre cette section ou cette destruction d'une greffe ou d'une autoplastie.

Ce que l'électrolyse linéaire peut faire dans ces conditions, de plus qu'une simple section, mousse ou au couteau, c'est de créer à l'endroit où la lame a passé, devant elle et autour d'elle, des modifications heureuses de la cicatrice, dans le genre de celles que nous avons déjà signalées, et qu'on peut étudier réellement sur les cicatrices cutanées difformes soumises à l'action électrolytique, c'est-à-dire qui l'assouplissent dans une certaine mesure, qui la diminuent d'épaisseur. Cet assouplissement et cette diminution de volume ne seront pas bien sensibles évidemment quand on aura affaire à de gros nodules cicatriciels appendus à l'urètre, ou à des masses scléreuses épaisses et étendues, l'enserrant ou le remplaçant même sur une partie de son parcours, mais on conçoit que si l'on a affaire à un rétrécissement annulaire ou demi-annulaire bien limité, peu étendu en hauteur, la section de cet anneau par la lame électrolytique, outre qu'elle permet l'écartement temporaire des deux côtés de la bague sectionnée, comme le fait l'urétrotomie, puisse aussi diminuer de façon durable l'épaisseur et la dureté du tissu de l'anneau, à l'endroit où a porté la section, remplaçant un tissu de cicatrice par un autre, mais par un autre moins ligneux ou moins exubérant.

Il y a des *avantages généraux*, tous cas particuliers mis à part et toutes choses égales d'ailleurs, à l'électrolyse linéaire sur l'urétrotomie interne sa rivale, non détrônée encore par elle, tant s'en faut. Dans certains milieux et sur certains malades pusillanimes, elle ne fait pas l'effet d'une opération. Elle peut se faire aisément sans anesthésie, sans douleur vive, avec pas ou très peu de suintement sanguin ; elle ne nécessite que quelques heures, un jour au plus de repos, et pas n'est besoin, sauf indication particulière, d'une sonde à demeure après elle. Elle effraie donc peu le malade, soit dans son application, soit dans ses suites.

Voyons maintenant quelques-uns des *cas particuliers favorables à l'électrolyse linéaire*. Dans les *rétré-*

cissements cicatriciels bien localisés, en forme de bague ou de demi-bague (comme ceux qui résultent de certaines ruptures incomplètes du canal par exemple), elle nous a semblé supérieure à l'urétrotomie interne comme permanence du résultat. Nous ne parlons pas ici de la dilatation progressive dont les effets sont alors tout à fait transitoires ou même mauvais, si on veut la pousser à un numéro suffisant, car elle irrite, fait saigner, et l'anneau revient sur lui-même, parfois plus serré encore, très rapidement après la dernière séance de dilatation.

L'urétrotomie interne, dans ces cas, ne fait que rompre momentanément le contour de l'anneau ; une fois celui-ci ressoudé par la cicatrice, rien ne reste de gagné. La section de cet anneau par la lame électro-lytique au contraire, outre quelle permet, comme l'urétrotomie, l'écartement temporaire des deux côtés de la bague sectionnée, diminue en outre de *façon durable* l'épaisseur et la dureté du tissu de l'anneau, remplaçant encore il est vrai l'ancien tissu de cicatrice par un autre, mais par un autre moins ligneux, plus souple, et moins exubérant (voir les généralités sur l'action électrolytique). Nous avons obtenu deux beaux succès de la sorte et notamment chez un confrère traité sans succès depuis longtemps par les deux autres méthodes.

Dans les *rétrécissements cicatriciels un peu éten-dus*, ou dans *certains vieux rétrécissements inflam-matoires* devenus cicatriciels s'ils ne l'étaient pas d'origine, par le fait des abcès qui les ont compliqués à différentes reprises, par les opérations déjà subies (urétrotomie interne, urétrotomie externe même), on n'a d'autre ressource rationnelle que l'urétrectomie suivie d'urétroplastie, comme opération radicale, ou l'urétrostomie périnéale, comme opération palliative. Mais si, pour une cause ou pour une autre, ces opérations ne peuvent avoir lieu, nous croyons que là l'électrolyse linéaire peut encore rendre des services et servir de pis-aller moins mauvais que ceux fournis par de nouvelles urétrotomies ou la dilatation sous toutes ses formes, à condition expresse toutefois que le rétrétrécissement ne soit pas trop étroit, laisse encore passer un numéro 10 environ, et n'exige pas de manœuvres de force ou de trop hautes intensités de courant pour être franchi. Elle peut être renouvelée aussi fréquemment que les circonstances l'exigeront, et très simplement pour le malade, sans anesthésie, sans grande douleur, avantage considérable sur de nouvelles urétrotomies, qui ne font pas mieux qu'elle d'ailleurs en pareille circonstance ; nous venons de dire que la dilatation dans ces cas est franchement mauvaise.

Celle-ci, en effet, dans ces cas ne fait que faire souffrir, que faire saigner le malade, cela est incontestable, même quand elle est très prudemment maniée, et la réaction inflammatoire souvent vive qui la suit fait plutôt perdre que gagner du terrain. Ce sont des *noli me tangere*, au point de vue dilatation, tous ces rétrécissements cicatriciels, et combien de malades voit-on plutôt aggravés à la suite de séances même

espacées dont on leur avait promis imprudemment
bénéfice. Ils vous le disent eux-mêmes parfois, et
dans les termes suivants : « La dilatation ne m'a jamais
rien fait de sérieux ; au bout de quelques jours de
semblant d'amélioration, les accidents sont revenus » ;
ou bien : « La dilatation me fatigue beaucoup ; pendant
un jour ou deux, ce sont de vives souffrances, il
m'arrive même de rester près de vingt-quatre heures
sans pouvoir uriner presque, tellement la réaction est
intense ; au bout de peu de temps d'ailleurs tout est
à recommencer » ; ou bien encore : « Voilà longtemps
que je me traite, et j'ai expérimenté malheureusement trop souvent les modes de traitement les plus
variés ; pour la dilatation, je puis dire que si je n'ai
jamais eu à m'en plaindre et si le traitement est commode, facile à appliquer, même par moi, quand je
suis livré à mes propres ressources et loin du médecin, il faut bien reconnaître d'ailleurs que le bénéfice
que j'en ai retiré a toujours été très fugace, et plus
je vais même, moins il est durable. »

Voilà à peu près résumées, dans leur forme et leur
esprit, les réponses que font les malades intelligents,
atteints de la variété de rétrécissement que nous avons
en vue, et soumis depuis plus ou moins longtemps à
la dilatation. Bien entendu, du reste, il ne n'agit pas
ici de divulsion ou dilatation brutale poussée à de
gros numéros dans une seule séance, et en « forçant »
tant que l'on peut, mais de dilatation sage, doucement progressive, et en employant autant de séances
qu'il sera nécessaire pour atteindre le numéro voulu.

C'est dans ces cas que Guyon a conseillé la mise à demeure de petites sondes dans l'urètre, pendant plusieurs heures, parfois des jours entiers, et on arrive à modifier réellement le rétrécissement par une action infiniment lente et soutenue.

C'est encore dans ces cas qu'on a essayé de placer des sondes faites de caoutchouc très fort et très élastique, en les introduisant fortement étirées sur mandrin. Une fois en place, leur forte élasticité tend peu à peu à leur faire reprendre le volume qu'elles avaient avant leur étirement, et ce retour lent et par retrait continu à leur volume primitif agit très efficacement comme dilatation lente.

Je ne crois pas qu'on arrive ainsi à des résultats sensiblement meilleurs, sensiblement plus durables qu'avec la dilatation progressive classique. Cette modification du rétrécissement dans le sens qu'on cherche existe-t-elle vraiment? Je ne le pense pas. La cicatrice sera étirée plus doucement, on évitera la réaction douloureuse et inflammatoire, avec son cortège de spasme, d'urétrorrhagie, etc., qui suit parfois la dilatation même sagement pratiquée, je le veux bien; mais la cicatrice ne sera pas modifiée pour cela; mettons qu'elle soit un peu assouplie, « humidifiée » au lieu de rester sèche et dure, mais cela ne durera pas, et cela ne dure pas en réalité, car nous avons vu de ces malades ainsi traités et qui réclamaient eux aussi un autre mode de traitement. La méthode a d'ailleurs des inconvénients que la dilatation ordinaire n'a pas; pour introduire par exemple le caoutchouc dilatateur, en l'étirant au préalable sur un mandrin, il faut évidemment l'aide de quelqu'un de compétent ; il faut d'autre part garder le repos, s'immobiliser pendant tout le temps de la demeure de la sonde ; il y a enfin souvent, non de la réaction douloureuse, si l'on veut, mais de la réaction inflammatoire sous forme d'urétrite plus ou moins intense.

On nous objectera que dans les rétrécissements cicatriciels dont nous parlons, il faut parfois employer de très forts courants pour passer, et que l'électrolyse faite précisément à forts courants n'est pas une bonne opération, qu'elle n'est bonne comme résultats durables que si l'on peut se contenter de courants ne dépassant pas un certain degré. Cela est vrai ; mais rappelons-nous que les cas dont nous parlons ne sont pas ceux qui n'ont pas encore été traités, qui sont vierges d'autres traitements, les urétrotomies, urétrectomies, etc.; ce sont ceux où déjà ces opérations ont été employées une ou plusieurs fois, et que la méthode de l'électrolyse n'est alors qu'un pis-aller, moins désagréable au malade que les autres méthodes. On ne risque pas grand'chose d'ailleurs avec de forts courants sur ces urètres vétérans qui ont fait connaissance déjà maintes fois avec le bistouri, les abcès, les fistules, etc. La seule contre-indication de l'électrolyse est alors l'impossibilité de franchir des tissus trop ligneux sans employer une violence par trop brutale, ou une cautérisation par trop intense. Il nous a paru qu'il ne fallait pas, même en pareil cas, dépasser l'intensité de 25 à 30 milliampères.

Nous avons insisté sur ce fait aussi, c'est qu'il ne fallait pas essayer l'électrolyse avec une assez grosse lame d'emblée, sur les rétrécissements trop serrés et qui n'admettent qu'avec peine un conducteur filiforme. C'est dans ces cas qu'on essaiera au préalable, si l'on ne peut pas recourir aux méthodes sanglantes de choix (urétrectomie, urétrostomie), les bougies à demeure pendant un certain temps suivant les sages conseils de Guyon, et avec des calibres progressivement croissants, pour dilater peu à peu l'urètre sans le traumatiser et ramollir le rétrécissement. Quand on sera arrivé au n° 10 ou 12 de la filière Charrière, on pourra alors essayer l'électrolyse.

II. — ÉLECTROLYSE CIRCULAIRE ET MÉTHODE LENTE

L'électrolyse circulaire se pratique avec différents instruments, bien connus à l'heure actuelle et dont les figures sont reproduites un peu partout. Le schéma de la plupart des instruments est celui de Newmann; c'est un conducteur ou une tige à manchon isolant, sur lesquels se vissent des olives métalliques de différents diamètres.

Débédat (de Bordeaux) se sert d'olives destinées à agir d'arrière en avant, mi-partie métal, mi-partie ivoire, dont la grosse extrémité attenante au conducteur est métallique, tandis que l'ivoire, substance isolante, se trouve sur l'extrémité libre, effilée.

La bougie électrolytique de Bordier est tout simplement une sonde en gomme autour de laquelle se trouve une bague métallique cylindrique de 5 millimètres de hauteur et faisant très peu de relief à l'extérieur.

L'appareil de Desnos se compose de cathéters électrodes dont la tige est recouverte d'un vernis isolant ne laissant le métal à découvert qu'aux deux extrémités. L'extrémité externe est percée d'un orifice destiné à laisser passer le fil conducteur de l'électricité; l'extrémité urétrale est conique allongée, en forme de coin, d'une longueur de 3 centimètres, pour pénétrer à frottement dans le rétrécissement. Cette extrémité se visse au besoin sur une bougie conductrice.

Les grands traits du *manuel opératoire de la méthode lente* sont les suivants :

Une fois l'électrode introduite dans le rétrécissement, avec le numéro qui lui permet de s'adapter à peu près à ce rétrécissement, *sans l'y introduire de force, sans essayer de dilater même modérément*, on y fait passer le courant négatif, en surveillant attentivement le galvanomètre pour ne pas dépasser 5 à 6 milliampères, maximum adopté par la plupart des opérateurs.

La durée d'application est de cinq à dix minutes, suivant l'épaisseur et la longueur du rétrécissement, suivant sa dureté aussi.

Il ne faut pas aller et venir dans le rétrécissement comme l'ont conseillé certains.

Au moment où l'on retire l'électrode on peut se rendre compte qu'elle est bien plus libre, qu'elle « joue » beaucoup mieux dans le rétrécissement qu'avant l'action du courant. On se borne là pour le moment du reste, et l'on recommence au bout de huit ou dix jours, temps moyen nécessaire à la résorption et à l'assouplissement des tissus touchés par l'électricité. Dans cette dernière séance, on peut introduire sans gêne une électrode de trois ou quatre numéros supérieure à l'électrode de la première séance ; c'est le bénéfice gagné par la première opération. On fait de même une troisième séance, une quatrième même, jusqu'à ce qu'on soit arrivé au numéro d'élargissement voulu.

Quand le traitement est terminé et peut être considéré comme réussi, la surface interne de l'urètre est redevenue lisse et se laisse parcourir sans ressaut par un explorateur olivaire correspondant au degré d'élargissement obtenu.

Dans les rétrécissements compliqués de péri-urétrite, de noyaux, de bosselures, sensibles à travers les téguments de la verge, on note l'affaissement et même la disparition de ces indurations péri-urétrales.

Nous verrons bientôt l'influence favorable que la méthode exerce souvent sur l'urétrite chronique elle-même, sur la blennorrhée, compagne habituelle des anciens rétrécissements.

Dans les cas où l'on veut agir plus spécialement sur l'urétrite et la péri-urétrite, quand elles sont diffusées sur une grande longueur du canal, ou bien dans les cas d'urètres rétrécis et sclérosés sur une grande étendue, on peut se servir de béniqués découverts sur toute leur longueur, sans manchon isolant, et dans lesquels le courant se diffuse d'emblée sur toute la longueur du canal et ne laisse aucun point de muqueuse en dehors de l'action électrolytique.

Pour éviter les effets *caustiques* [fatals même avec des courants de faible intensité, suivant M. Tripier, au contact direct de n'importe quelle électrode], et n'obtenir vraiment que des *effets résolutifs* à distance on a expérimenté des électrodes dites *protégées* (1). Un cylindre d'ivoire par exemple est évidé en son centre jusqu'à peu de distance de son extrémité. Ce canal d'ivoire est ouvert latéralement par un grand nombre de pertuis très rapprochés les uns des autres; dans son intérieur est engagée une petite tige métallique qui servira d'électrode. Cette tige est entourée elle-même d'une couche d'ouate qui la sépare de l'ivoire, ouate imbibée d'eau qui remplit également les pertuis de la gaine. Tout cet appareil est lui-même adapté à l'extrémité d'une sonde isolée. Quand le courant passera dans la tige, la muqueuse urétrale sera donc séparée du contact direct avec la tige chargée d'électricité par une couche d'eau épaisse de plusieurs millimètres, qui est cependant bonne conductrice, mais qui empêchera l'eschare que produirait le contact direct avec l'électrode nue. Les

(1) MINET : *Congrès d'urologie*, 1901.

effets du courant se feront quand même sentir sur les tissus, mais ceux-ci seront à l'abri de l'action caustique.

Appréciation de l'action électrolytique à la boule sur le rétrécissement.— Je ne sais pas si l'on peut affirmer que l'électrolyse, même faite à la boule, fasse *fondre* la cicatrice, sur la face interne de laquelle on la promène, au lieu de *détruire* simplement par le mode d'une eschare la partie qui en est saillante du côté du canal. Cette eschare sera-t-elle remplacée plus tard par un nouveau tissu fibreux, de nouveau coarctant pour le canal? ou, si elle ne reste pas molle comme elle l'était au début de sa formation au pôle négatif, au moins sera-t-elle transformée en un tissu neutre, indifférent, sans tendance à la rétraction ultérieure? Autant de questions auxquelles il est bien difficile de répondre de façon ferme autrement que par raisonnement, car je ne crois pas que des constatations nécropsiques ou biopsiques précises aient permis de vérifier directement les résultats éloignés de l'électrolyse sur l'urètre humain. Ce que l'on sait pourtant de ce qui se passe pour les tissus cicatriciels exubérants de la peau, par exemple, traités méthodiquement par l'électrolyse montre que celle-ci peut bien affaisser ces cicatrices, les aplanir, les faire résorber en partie, sans cependant arriver à supprimer la *cicatrice* elle-même, si réduite qu'on puisse la supposer après l'opération; car, encore une fois, tout tissu anatomique différencié détruit dans toute son épaisseur sur un point et remplacé par du tissu fibreux ne peut se régénérer complètement à ce niveau. Or, qui dit cicatrice dit rétraction, rétraction insensible dans ses effets si les tissus environnants peuvent « prêter » indéfiniment autour de la cicatrice (cicatrice de certaines régions cutanées par exemple), rétraction rapidement sensible quand la cicatrice siège sur la paroi d'un canal naturel, car ce canal est, par sa constitution en tube de diamètre donné, forcément limité comme surface circonférentielle, et toute rétraction s'y traduit tôt ou tard par un rétrécissement.

N'empêche que si l'on ne peut admettre une action merveilleuse et imprévue de l'électricité, qui supprimerait toute cicatrice sur des tissus divisés ou détruits, ou créerait une sorte de cicatrice idéale, particulière à ses effets propres, qui resterait molle et souple et qui ne participerait plus aux dangers de la rétraction, il faut reconnaître que le fait indéniable de réduire considérablement le volume d'une cicatrice, *de faire probablement résorber dans elle et autour d'elle toute une série d'exsudats non organisés encore en tissu définitif* n'est pas déjà un mince avantage à l'actif de l'électrolyse circulaire lente.

En outre, si l'on considère maintenant, non pas le volume, la masse de la cicatrice, son action simplement *enserrante* sur la lumière du canal, par le fait de cette masse, mais ses saillies sous forme de crêtes, de brides ou d'éperons dans ce canal, c'est-à-dire son *action obstructive*, et si l'on envisage l'action mi-partie destructive, mi-partie résorbante de l'électrolyse sur ces saillies, on se convaincra vite que la méthode n'est pas mauvaise qui peut agir sur ces obstacles de façon assez précise et sans faire aucun dégât aux tissus voisins.

Sans doute, la dilatation bien méthodiquement employée, bien dosée, bien suivie, peut arriver dans les mêmes cas à produire des effets similaires et d'heureux résultats. Elle aussi peut, à la longue, faire résorber certains exsudats, diminuer l'épaisseur des cicatrices, assouplir et effacer petit à petit des éperons ou des brides qui font saillie dans le canal. Il faut bien reconnaître cependant que son action modificatrice est beaucoup plus lente que celle de l'électrolyse à la boule. Nous avons vu plus haut du reste que les deux méthodes ne s'excluent pas à proprement parler, et que l'électrolyse à la boule n'étant, en partie tout au moins, qu'une sorte de dilatation, cette dernière agit en partie dans les bons effets de l'électrolyse.

La méthode électrolytique lente *a une action sur le spasme urétral*, incontestablement ; or, on sait de quelle importance sont les effets de ce spasme dans la constitution clinique du rétrécissement de l'urètre ; le rétrécissement est parfois insignifiant par lui-même, mais le spasme qui l'accompagne en décuple les effets ; c'est lui qui rend momentanément infranchissables des rétrécissements durs et serrés sans doute, mais qui seraient encore aisément franchis par un numéro 9 ou 10 sur le cadavre ou pendant l'anesthésie profonde ; c'est lui enfin qui crée à lui seul toute une classe de faux rétrécissements, les rétrécissements spasmodiques.

C'est même à ces derniers, entre les mains des charlatans de la méthode, que l'électrolyse a dû ses plus beaux succès, et les malades ignorants du vrai diagnostic et se voyant vraiment guéris de leur rétrécissement spasmodique (comme ils l'auraient été par bien d'autres méthodes du reste) ont pu croire et ont fait croire à la cure merveilleuse de tous les rétrécissements par l'électrolyse !

Le passage du courant électrolytique sur un rétrécissement fait, au bout de quelques instants, tomber le spasme qui le double. Le phénomène est très sensible quand on se sert de la boule surtout. Une boule supérieure comme diamètre au rétrécissement est poussée jusqu'au contact du point coarcté, et ne passe pas ; au bout de quelque temps, et quand l'action électrolytique s'est produite, elle passe ; on la fait revenir sur ses pas, puis on la renfonce, enfin elle arrive à circuler librement dans l'ancienne stricture. Quelque temps après, on prend une boule inférieure de volume à la précédente, et on la pousse doucement jusqu'à l'ancien rétrécissement ; parfois elle passe très bien, parfois elle ne passe pas et on est tout surpris de la voir arrêtée. Mais si l'on attend un instant, elle passe brusquement et sans qu'on insiste, souvent même comme entraînée, « aspirée » dans les parties plus avancées du canal. On la fait alors aller et venir, et en la poussant, en la retirant, on sent nettement de petits frémissements musculaires, de petites secousses déterminées sur son passage, des alternatives très nettes de contraction et de relâchement des tissus musculaires urétraux, sous l'influence du courant ; et cela est surtout net, bien entendu, dans les portions très musculaires du canal, les régions bulbaire et membraneuse; on le sent aussi dans l'urètre pénien. Il semble que la paroi musculaire de l'urètre se resserre ou accuse son spasme devant la boule chargée du courant continu ; puis, après quelques hésitations, se traduisant par de petites secousses, le spasme tombe et, tant que la boule électrolytique passe, le muscle urétral reste détendu autour d'elle.

Si l'on s'est servi d'une boule ordinaire sans courant électrique, les choses ne se passent pas ainsi : ou la boule passe librement après la section du rétrécissement, ou elle ne passe pas du tout.

Les effets heureux de l'électrolyse dans certains rétrécissements fortement doublés de spasme, chez des nerveux, des éréthiques s'explique donc, car elle agit en grande partie sur l'élément spasmodique du rétrécissement en le faisant céder devant elle beaucoup mieux que ne le fait la dilatation simple, car elle agit non seulement par la force, par la pression pour le faire céder, mais aussi par action directe sur les fibres musculaires urétrales elles-mêmes ; elle les fait contracter fortement tout d'abord, puis les inhibe ensuite.

L'électrolyse à la boule a en outre une *action topique*

bienfaisante sur la muqueuse urétrale plus ou moins altérée qui est au niveau et en amont du rétrécissement, surtout si elle est faite à faible courant. Elle modifie la surface souvent fongueuse et suppurante de cette muqueuse, en la débarrassant, par la mince eschare qu'elle détermine, des déchets épithéliaux et des produits d'inflammation chronique qui l'encombrent. Elle favorise en même temps, à distance et autour d'elle, la résorption des exsudats sous-muqueux et interstitiels au voisinage de la stricture. Elle désinfecte donc d'une part la muqueuse et active sa réparation épithéliale comme le ferait une cautérisation superficielle et innocente (à condition de ne pas dépasser 5 ou 6 milliampères croyons-nous); d'autre part, en activant la résorption de l'œdème et des cellules lymphatiques épanchées dans les tissus adjacents, elle aide à la disparition de l'inflammation chronique compagne des vieux rétrécissements.

Le Für (1) admet l'action directe sur les *inflammations glandulaires* de l'urètre (petites glandes et grosses glandes de l'urètre, glandes de Littré, glandes de Cowper, glandes prostatiques elles-mêmes). L'action électrolytique débouche les orifices excréteurs de la glande engorgée, active son évacuation en faisant contracter les tissus musculaires qui l'entourent, modifie les épithéliums de sécrétion, agit sur les vaisseaux qui la nourrissent. Ce n'est alors proba-

---

(1) *Congrès d'Urologie*, 1901.

blement pas par action chimique qu'elle agit, mais plutôt par action nerveuse, soit sur les vaso-moteurs, soit sur les nerfs sécréteurs proprement dits.

Voyons maintenant quels sont les *cas particuliers qui nous semblent favorables à l'électrolyse à la boule.*

Une première indication se rencontre dans certains rétrécissements souples, extensibles et par conséquent très bien justiciables de la simple dilatation, mais dans lesquels interviennent certains éléments qui peuvent être heureusement modifiés par l'action de l'électrolyse, je veux parler de ces *rétrécissements fongueux*, dont la muqueuse et les tissus sous-muqueux sont profondément altérés, qui suppurent et saignent facilement. Sur eux, nous l'avons vu, le courant électrolytique a souvent l'action la plus favorable : il désinfecte la muqueuse et active sa réparation épithéliale et il favorise la disparition des exsudats d'inflammation chronique infiltrés déjà plus au loin. La boule électrolytique appliquée dans ces cas (en une ou plusieurs séances, suivant les indications du cas, degré de rétrécissement, réaction du malade, etc.) et avec un faible ampérage (4 à 5 milliampères) agit à la fois par dilatation progressive et par les modifications heureuses, muqueuses et profondes, que nous avons signalées.

Une seconde indication se rencontre dans les *rétrécissements*, peu serrés d'ailleurs, larges même, survenus chez des sujets nerveux, irritables, *doublés surtout de spasme.* Sur eux, la dilatation simple agit bien, évidemment : mais elle est souvent douloureuse, elle donne parfois des résultats tout à fait transitoires, et sitôt qu'on l'espace un peu, les accidents spasmodiques se renouvellent. Il nous a semblé que, dans ces conditions et sur pareil terrain, l'électrolyse à la boule avec un faible ampérage donnait des résultats plus durables au point de vue de la chute du spasme, et était mieux supportée des malades que la dilatation simple qui « forçait » brutalement sur les fibres musculaires, pour ouvrir mécaniquement l'anneau formé par leur contracture, au lieu d'agir directement sur l'élément contractile lui-même ou ses nerfs, pour faire tomber sa contraction, comme peut le faire le courant continu.

Il y a enfin des *rétrécissements surtout faits de ressauts de brides incomplètes*, d'obstacles en somme assez bien localisés à un ou plusieurs points de la circonférence du canal. Ceux-là sont les plus mauvais cas pour la dilatation simple; celle-ci écarte les parois saines de force autour de l'obstacle pour arriver jusqu'au numéro voulu, mais cela ne va pas parfois sans saignement, et surtout le résultat n'est guère durable, car le passage de la sonde ne fait que déchirer la bride ou aplatir momentanément le ressaut ; il faudrait même de longues séances de dilatation lente, ou de sonde à demeure pour arriver à modifier et aplanir de façon durable toutes ces saillies.

Pour ces rétrécissements, l'électrolyse a des avantages. Pratiquée à la boule si l'on n'est pas bien exactement fixé sur le point exact de la circonférence urétrale où siège l'obstacle, ou à la lame si l'on a des raisons de croire que la bride siège en tel ou tel point précis pour faire porter directement l'action de cette lame à ce niveau ; en se servant d'autre part d'un ampérage d'intensité très progressivement dosée, mais plutôt faible (6 à 8 milliampères), en laissant le platine longtemps appuyé au niveau de l'obstacle, de façon à agir lentement, mais sans cautérisation vive, pour effacer l'obstacle, en utilisant enfin plusieurs séances s'il le faut ; avec toutes ces précautions, l'électrolyse a chance de donner des résultats durables et nous avons vu de ces cas améliorés pour un très long laps de temps, et dont les sujets pouvaient se croire guéris.

La méthode électrolytique a des *contre-indications* absolues, quoi qu'on en ait dit. Et d'abord *les cas où elle n'est pas matériellement possible* et qui existent réellement. Tous les chirurgiens ont vu de ces rétrécissements (surtout les vieux rétrécissements, ceux qui ont déjà été opérés par d'autres méthodes) dont le tissu fibreux, épais et dur comme du bois, ne se laisse pas entamer par la lame de l'électrolyseur, même avec un fort ampérage, et si l'on insiste trop par la pression manuelle pour faire passer cette lame, elle peut se fausser, se briser et causer parfois de gros ennuis pour le retrait de l'instrument ainsi déformé.

Pour ces cas-là, l'électrolyse linéaire, avec sa forme d'urétrotome, avec la haute intensité qu'on y a parfois fait passer, peut forcer la stricture, alors que la méthode lente est inapplicable et impuissante à vaincre l'obstacle. Mais c'est alors qu'on peut avoir des accidents.

L'électrolyse (linéaire ou à la boule) n'est évidemment pas responsable de certains gros méfaits qu'on a mis sur son compte. Si de larges perforations du canal, du rectum même (!!), des infiltrations d'urine, des phlegmons, etc., ont été produits parfois, c'est qu'on a agi avec brutalité, c'est qu'on a voulu franchir de force des rétrécissements trop durs avec une lame trop grosse, c'est qu'on a employé des courants de trop haute intensité, c'est qu'on l'a employée sur des urètres entourés déjà d'abcès en formation, etc. C'est alors le chirurgien et non la méthode qui est responsable des accidents.

Indépendamment de ces cas d'impossibilité matérielle, *l'électrolyse est contre-indiquée dans les cas d'infiltration urineuse* ou *d'abcès* compliquant le rétrécissement. Ce n'est pas d'ailleurs qu'elle soit plus grave alors que l'urétrotomie interne, qui est contre-indiquée dans les mêmes cas et qui doit céder le pas alors à l'urétrotomie externe, mais elle ne vaut pas mieux ; et même comme, au point de vue immédiat tout au moins, l'opération de l'électrolyse ouvre moins largement, moins complètement la stricture que l'urétrotomie, et qu'il faut en général deux ou trois jours pour que le malade éprouve le bénéfice de la miction facile, tandis que dès l'urétrotomie interne faite et une grosse sonde posée, la détente urinaire complète existe en amont de l'obstacle, elle vaut moins. Assez nombreux en effet sont les cas où après l'ouverture de l'infiltration ou de l'abcès, on a pratiqué une urétrotomie interne au lieu de l'urétrotomie externe ; pour ma part, je possède trois cas de ce genre, et je dois dire que tout s'est très bien passé. N'empêche que ce sont là des essais plutôt que l'application sûre d'une saine thérapeutique, et en l'espèce, cette saine thérapeutique est l'urétrotomie externe.

IV

L'Autoplastie cutanée de l'urètre dans les rétrécissements graves.

La tentative n'est pas nouvelle. Delpech, Dieffenbach, Maas, pour ne citer que les plus anciens, avaient emprunté des lambeaux à la peau voisine du rétrécissement (prépuce, verge, scrotum, région de l'aine même) et étaient venus les appliquer par glissement ou par renversement sur la perte de substance. Depuis lors, Guyon, Delorme ont fait les premiers essais un peu précis d'autoplastie urétrale. et leurs observations présentent un vif intérèt ; c'est à ce titre que nous les résumons ici avec quelque détail.

Dans un cas de rétrécissement grave. traité déjà sans succès par différentes méthodes. Delorme combina l'urétrotomie externe et l'autoplastie urétrale.

Pour cela. il tailla à un centimètre en avant de l'anus un lambeau rectangulaire de 8 à 9 centimètres d'étendue et de 4 centimètres de hauteur. La base répondait au côté droit du périnée. à un travers de doigt de la ligne médiane ; il était, d'ailleurs, sillonné par quelques tractus fibreux. Après dissection de ce lambeau cutané, et après recherche du canal qui était irrégulier et induré, celui-ci fut ouvert par incision de la portion membraneuse et d'une partie de la prostate.

« Pour adapter le lambeau, dit M. Delorme (1), je repliai, doublai son extrémité dans l'étendue de 3 centimètres, de façon à accoler les surfaces épidermiques ; je réunis par des sutures au catgut (trois de chaque côté), les bords des parties doublées en plaçant ces sutures de façon à renverser un peu les bords pour qu'ils se correspondissent par une surface cruentée, et quand j'eus obtenu un lambeau formant comme l'extrémité d'un doigt de gant à surface cruentée extérieure, je passai à travers l'épaisseur de l'urètre une anse de fil d'argent, à la limite antérieure et postérieure de chaque bord urétral, laquelle anse traversa chacun des bords antérieur et postérieur du lambeau doublé. Les fils furent tordus. Chaque paroi du lambeau était donc assujettie isolément à une paroi urétrale, et, du même coup, tout le lambeau était bien fixé. Pour assurer l'affrontement du reste de la surface du lambeau avec le canal périnéal, j'insinuai une petite éponge dans le cul-de-sac qu'il formait .»

La perte de substance laissée par la dissection du lambeau fut comblée, grâce à une incision longitudi-

(1 *Gazette des hôpitaux*, juin 1889.

nale à la limite externe de la surface cruentée. Les bords de la peau purent ainsi être rapprochés et suturés.

Les suites opératoires sont relatées dans la fin de l'observation.

Jusqu'au quatrième jour tout marcha à souhait. Le lambeau paraissait fort sain, les plaies linéaires restaient sèches et l'urine s'écoulait par la sonde. Par suite des mouvements du malade, la sonde fut déplacée et le pansement infiltré par l'urine. Le sixième jour, l'urine, chassée par la vessie distendue, sortit par la verge. Le huitième jour, on vit sourdre au méat une goutte de pus, et, le douzième jour on constata que toute la portion repliée du lambeau s'était sphacélée et on fit l'extraction des fragments nécrosés par la plaie. Dès lors la situation de l'opéré était celle d'un malade ayant subi une urétrotomie externe, mais il avait l'avantage d'avoir une paroi, un canal périnéal tapissé par une couche épidermique. Cette disposition allait amener la formation d'un raphé moins dur et diminuer d'autant la hauteur de la cicatrice et sa rétractilité.

En 1890, pour combler une perte de substance urétrale, consécutive à une rupture de l'urètre et restée fistuleuse malgré les tentatives autoplastiques déjà faites, M. Guyon tailla, immédiatement en avant de l'anus, un lambeau rectangulaire à grand axe vertical qui fut disséqué d'arrière en avant et laissé adhérent par son bord antérieur. Ce lambeau fut alors rabattu de bas en haut et suturé aux bords de la fistule préalablement avivés. Il fut ensuite recouvert par deux clapets de peau pris au voisinage. Ce lambeau, trop long, se gangréna dans sa partie centrale, mais l'orifice fistuleux était moins large et il restait deux lambricules latéraux qui se cicatrisèrent isolément.

Le 26 janvier 1891, M. Guyon aviva ces deux petits lambeaux, les sutura l'un à l'autre et les recouvrit par un morceau de peau emprunté au voisinage. Cette fois la réunion fut complète et la fistule resta fermée.

L'enfant est revu en août 1891 ; la guérison ne s'est pas démentie. La miction se fait avec la plus grande facilité ; seul un inconvénient, accusé par le malade, est l'issue de quelques gouttes d'urine par le méat quand il s'assied après la miction. Il est, d'ailleurs, facile d'obvier à cet inconvénient en appuyant sur le périnée après avoir uriné.

Quelques années plus tard, Laurent (de Bruxelles) eut aussi un bon succès d'autoplastie de l'urètre faite sous une sorte de *pont cutané* disséqué dans le voisinage de l'aine.

En somme, dit Colineau (1), toutes ces tentatives d'urétroplastie ont été faites d'une façon isolée et pas d'après une méthode bien réglée. Chaque auteur a agi à sa guise suivant les inspirations du moment et, suivant les circonstances, a employé tel ou tel lambeau. Ce dernier était appliqué soit directement. soit retourné, soit doublé.

(1) *Traitement des rétrécissements graves de l'urètre par l'autoplastie cutanée*, Thèse Lyon 1901.

Cette diversité dans la manière de faire indiquer bien que l'urétroplastie n'est pas encore une opération méthodique et réglée. « Ce ne sont que des données, disait M. Delorme en terminant son travail, dont une expérience nouvelle peut seule préciser la valeur, et qu'on a le droit d'essayer quand il s'agit de malades qui ont épuisé et défié les ressources de la thérapeutique. »

Horteloup, chargé d'un rapport sur le cas de M. Delorme, exprimait l'opinion que ce genre d'autoplastie n'est pas appelé à donner de bons résultats. « Dans ces sortes de rétrécissement, dit-il, la récidive s'explique par la dureté, par l'épaisseur de la masse indurée, où se trouvent réunis l'urètre et les tissus périphériques. Une fois incisées, les lèvres de l'incision ne peuvent s'écarter et il est impossible d'espérer, comme on l'a dit depuis Reybard, qu'une pièce puisse se placer dans l'écartement des lèvres de la plaie. La cicatrisation se fait entre les deux lèvres qui restent accolées l'une contre l'autre et il n'est pas nécessaire qu'il se fasse un nouveau travail de réaction pour voir survenir la récidive. L'incision cicatrisée, le rétrécissement est reformé. »

Enfin, M. Horteloup terminait par ces mots : « Des observations ultérieures nous diront peut-être s'il est préférable, contre un rétrécissement traumatique de l'urètre récidivé, de pratiquer la résection ou de faire l'autoplastie. »

Nous avons tenté pour notre part de combler certains de ces desiderata, en régularisant autant que possible cette méthode de l'autoplastie urétrale dans les cas de rétrécissements graves du canal, soit traumatiques, soit inflammatoires anciens, et pour lesquels les méthodes classiques sont manifestement insuffisantes, et en essayant d'en étendre davantage les indications, en en faisant une méthode rivale de l'urétrectomie suivie de suture des deux bouts de l'urètre. Celle-ci, en effet, est excellente quand elle réussit, quand la résection de l'urètre ne doit pas être faite sur une trop longue étendue, quand les deux bouts peuvent être aisément rapprochés, etc.; mais quand elle échoue, le cas du malade est parfois singulièrement aggravé par les nouvelles pertes de substance que la résection lui a fait subir. Avec la méthode que nous préconisons, au contraire, nous verrons qu'on ne fait aucun nouveau dégât au canal, et dans les cas malheureux, et exceptionnels d'ailleurs, où l'autoplastie n'a pas pris, on n'a nullement nui au malade ni empiré sa condition antérieure.

Le but est de mettre une pièce cutanée à l'urètre, dans le point où il *est partiellement détruit en circonférence*, car il faut qu'il ne soit pas détruit sur toute sa circonférence ; dans ce dernier cas, la méthode du rapprochement et de la suture des deux bouts reprend tous ses droits.

Pour le lambeau à utiliser dans la « pièce cutanée » qu'on se propose de mettre à l'urètre, nous avons pensé qu'il y avait avantage à employer la peau du périnée ; elle est proche du canal à restaurer, elle est bien vasculaire, bien nourrie, et on peut prendre sur elle toute l'étoffe nécessaire à l'élargissement du canal.

Nous avons décrit notre procédé et analysé nos observations en gros en 1901 (1). Quelque temps après, M. Colineau faisait, sur ce sujet et sur nos conseils, une thèse très consciencieuse (2) dans laquelle il insistait avec plus de détails sur le *modus faciendi* et sur les résultats.

Voici d'abord le manuel opératoire détaillé.

Le malade est placé dans la position de la taille périnéale. Après anesthésie générale, on taille sur le périnée, au moyen de trois incisions, l'une antérieure transversale, et les deux autres longitudinales et parallèles au raphé, un lambeau rectangulaire à grand axe antéro-postérieur.

Sa longueur mesure environ 6 à 8 centimètres et sa largeur 4 centimètres. Avec le bistouri on libère ses parties antérieures et latérales, tandis que son extrémité postérieure est laissée adhérente au devant de l'anus. La taille du lambeau a une importance capitale ; c'est de la façon dont sera exécuté le premier temps de l'opération que dépendra la vitalité du lambeau et, par suite, le succès définitif.

La longueur peut varier suivant les cas et suivant la hauteur du rétrécissement, mais il faut avoir bien

(1) *Congrès français de chirurgie.* Paris, 1901.
2) *Loco citato.*

soin de toujours donner à la pièce cutanée des dimensions suffisantes pour recouvrir complètement la perte de substance. Dans le cas contraire, le défaut de longueur a pour effet d'amener des tiraillements funestes à la nutrition du lambeau qui se sphacèle soit en totalité, soit dans sa partie supérieure. On est ainsi disposé à une fistule rebelle. Il ne faut donc pas craindre d'avoir un grand lambeau ; il vaut mieux le tailler trop long que trop court. C'est pour n'avoir pas obéi à ces principes qu'on peut encourir un échec dans la prise du lambeau.

La pièce autoplastique doit comprendre la peau et le tissu cellulaire sous-cutané et présenter une certaine épaisseur ; mais surtout celle-ci ne doit pas être uniforme. Le lambeau, plus mince à son extrémité antérieure, doit augmenter de volume à mesure qu'on approche de l'extrémité postérieure. Le maximum d'épaisseur doit être à la base. On obtient ainsi une pièce cutanée souple et suffisamment doublée.

La dissection du lambeau ne doit pas être poussée trop loin en arrière et il ne faut pas dépasser une certaine limite. Il est important de s'arrêter avant d'avoir atteint les artères périnéales.

Celles-ci sont les seules voies sanguines susceptibles d'assurer par elles-mêmes la nutrition du lambeau sans le secours des autres artérioles. Il est donc indispensable de les respecter, coûte que coûte, sous peine de voir la pièce autoplastique se nécroser.

Le lambeau ainsi préparé et rabattu en arrière, on fait deux entailles : l'une, dont on ne se préoccupe nullement, est constituée par la section des parties molles jusqu'à l'urètre exclu ; la seconde est représentée par l'incision de l'urètre lui-même.

Celui-ci est mis à découvert et reconnu par les procédés ordinaires. Si le rétrécissement n'est pas infranchissable, le conducteur, préalablement introduit par la verge, peut servir de guide ; dans le cas contraire, on procède comme pour une urétrotomie externe par la méthode de Nélaton. Lorsqu'on a vu l'urètre, ce qui n'est pas toujours facile au milieu des tissus fibreux et sclérosés, on l'incise sur la paroi inférieure seulement.

La section doit porter sur toute la hauteur du rétrécissement. L'urètre se trouve ainsi largement ouvert sur une hauteur plus ou moins grande et s'étale par l'écartement de ses deux lèvres. Il est nécessaire de ne toucher qu'à la paroi inférieure et de respecter absolument la paroi supérieure dont la conservation facilitera le raccord entre l'ancien et le nouveau canal.

C'est, en effet, sur cette paroi supérieure que se guidera plus tard la sonde pour traverser successivement la portion pénienne et la portion restaurée. Dans le cas contraire, après l'opération on pourrait avoir beaucoup de mal à pratiquer le cathétérisme.

On ne fait aucune incision ou excision des parties calleuses ou fibreuses qui entourent l'urètre. S'il y a des noyaux indurés, de la sclérose autour du canal, on ne s'en occupe pas. Il en est de même des petits abcès qu'on ne fait que vider et qu'on laisse en place, et qui se trouveront, comme les tissus scléreux qui les entourent, en quelque sorte extériorisés, isolés du nouveau canal une fois la pièce mise en place.

Ils pourront régresser à leur aise, les uns et les autres pouvant tenir encore aux parois supérieures et latérales du canal, mais désormais sans relation avec la paroi inférieure nouvelle et sans réaction possible sur elle.

On se trouve alors en présence d'une plaie de forme losangique très allongée, et c'est dans l'écartement des tissus du canal ouvert qu'il s'agit d'insinuer la pièce cutanée préalablement taillée et préparée. Celle-ci, sans être retournée ni tordue, est enfermée avec soin dans la profondeur de la plaie et suturée, non pas aux parties molles périurétrales, mais uniquement aux lèvres du canal incisé. On la fixe au moyen de points au catgut sur les bords mêmes de l'urètre sectionné. Les lèvres de ce canal sont très larges dans le cas de ces vieux rétrécissements, elles représentent de véritables surfaces, non plus seulement des bords.

Le nombre des points de suture est variable; il dépend de la longueur de la pièce; mais il en est un dont l'importance est capitale et qui doit être posé avec la plus grande attention. C'est celui qui est situé le plus haut et qui unit l'extrémité antérieure du lambeau à l'angle supérieur de la plaie urétrale. Grâce à lui, l'urètre est complètement fermé à ce niveau; son absence ou un défaut dans son exécution amènerait infailliblement une fistule ultérieure. Les autres points sont placés latéralement à petite distance les uns des autres, de façon à produire l'accolement aussi exact et aussi étendu que possible des lèvres de l'urètre et des côtés du lambeau.

On a soin de ménager, de chaque côté de la partie inférieure, un petit orifice latéral; l'un est destiné à laisser passer un petit drain de sûreté. Ce drain peut aussi être placé en anse derrière la base du lambeau ; une de ses extrémités ressortira alors à côté de la sonde. Il est destiné à éviter la rétention à la base du lambeau et aussi une infiltration possible d'urine à ce niveau, dans les premiers jours qui suivent l'opération. L'autre orifice est destiné à livrer passage à une sonde à demeure.

Nous arrivons là à un point de première importance. Dans les cas d'urétrotomie interne ou externe, il est d'usage de placer à demeure une sonde qui parcour' tout le canal. Ce serait ici une faute grave, et il faut éviter de faire passer la sonde par la verge.

C'est d'ailleurs à cette particularité que M. Delorme attribuait, dans son cas, une part de l'insuccès. Afin d'éviter tout inconvénient, il suffit de faire pénétrer une sonde en caoutchouc rouge directement dans la vessie, en l'introduisant par le petit orifice ménagé à cet effet à côté de la base du lambeau. On la fixe à la peau par deux fils de catgut.

Grâce à cette façon de faire, on évite l'action irritante d'un corps étranger au milieu de la greffe et la production de pus si fréquente à la suite d'application de sondes à demeure dans le canal. La suppuration détruirait les sutures et empècherait l'adhérence du lambeau aux bords de l'urètre. On prévient en même temps le contact nuisible de l'urine sur les tissus, lorsque la sonde vient à se déplacer ou à se boucher. La cicatrisation est beaucoup plus rapide. De l'autre côté du lambeau, on place le petit drain de sûreté dont nous avons parlé plus haut.

Le lambeau cutané ainsi placé, il reste à recouvrir la plaie des parties molles ; il suffit de suturer avec un fil métallique les lèvres de l'incision cutanée à celles du lambeau autoplastique.

Quand toutes ces sutures sont terminées, on applique un pansement occlusif, qui laisse simplement passer la sonde à demeure périnéale.

Les différentes pièces du pansement, et surtout les bandes, doivent être appliquées avec beaucoup de délicatesse. Elles doivent être fixées assez solidement pour que le pansement ne glisse pas, et ne pas être trop serrées cependant. La compression aurait pour effet d'occasionner l'anémie du lambeau grâce à son action sur les artères nourricières, et de provoquer le sphacèle de la pièce autoplastique dans une partie ou dans la totalité de son étendue.

Le malade doit se placer dans le décubitus dorsal et rester immobile autant que possible afin de ne pas déranger le pansement. Il ne doit pas rapprocher les cuisses et les tenir serrées l'une contre l'autre, car alors, le lambeau se trouve plissé et comprimé latéralement ; la circulation est ainsi ralentie et même arrêtée, ce qui entraîne la mortification des tissus.

Il faut recommander au patient de tenir les cuisses modérément écartées : c'est la position la plus favorable, car elle laisse le lambeau dans sa position naturelle sans qu'il soit plissé ou tiraillé.

Le pansement doit être refait tous les deux ou trois jours. On fait un lavage soigneux de la plaie, du canal, du drain et de la vessie au moyen de la sonde périnéale.

Lorsque la plaie bourgeonne et que la cicatrisation est active, on supprime le grand pansement et l'on se contente de projeter un peu de poudre de salol sur la plaie que l'on recouvre de coton hydrophile.

Le drain est enlevé au bout d'une semaine environ. Au bout d'un temps variable, qui dépend de l'état de la circulation, mais qui oscille en moyenne entre dix et quinze jours, on retire la sonde à demeure. On laisse le malade pisser par la verge.

Au début, une partie de l'urine s'écoule par l'orifice laissé béant par l'ablation de la sonde, mais, peu à peu, la quantité d'urine qui passe par le périnée diminue de plus en plus et cet orifice se ferme de lui-même. Le malade urine normalement.

Dès qu'on a retiré la sonde à demeure on commence les séances de calibration avec des bougies Béniqué. En général le cathétérisme est très facile ; cependant, dans certains cas, on peut éprouver une réelle difficulté au début.

L'obstacle siège au niveau de l'angle supérieur de la pièce, si l'ancien canal et le nouveau ne sont pas exactement raccordés, et cela se produit quand il ne reste plus qu'une mince bande de la paroi supérieure de l'urètre, ou dans les cas où l'inflammation chronique a complètement mangé la muqueuse sur toute la circonférence du canal. Mais avec un peu de patience on arrive toujours à franchir l'obstacle et la dilatation peut se faire régulièrement.

Quand on passe le numéro 46 ou 48 Béniqué, le malade peut être considéré comme guéri; autant qu'on peut prononcer ce nom pour tout rétrécissement, et à condition de venir faire vérifier son canal deux ou trois fois l'an.

Les *résultats* obtenus peuvent se classer de la façon suivante.

Il y a des malades chez lesquels le lambeau retrouvé pour l'autoplastie *se sphacèle en totalité*. Ce fait est tout à fait exceptionnel et tient, soit à la mauvaise taille du lambeau qu'on a découpé trop mince ou avec une base trop étroite, soit à la mauvaise qualité de la peau elle-même, qui peut être déjà cicatricielle, ou trouée de fistules, etc. Rien n'est fait alors bien entendu, et l'échec est complet, mais l'état du malade n'est nullement aggravé, il se trouve simplement dans les conditions d'un opéré par urétrotomie externe.

Il y a des cas où le lambeau *se sphacèle partiellement*, et généralement c'est l'extrémité antérieure, plutôt qu'un des bords, qui se détache; mais alors la partie postérieure, qui a pris, diminue d'autant la hauteur de la cicatrice et forme une pièce souple à toute la portion d'urètre qu'elle recouvre.

Il y a enfin les cas où *le lambeau prend en totalité* ;
et alors le résultat est très bon. Les malades pissent
aisément et avec un large jet. Quand on les sonde, on
peut constater que le cathétérisme se fait aisément
derrière l'autoplastie. Au point de vue de la forme
extérieure de la région opérée, on trouve, au devant
de l'anus, sur la ligne médiane du périnée, une sorte
de bourrelet vertical en forme de sangsue, assez
saillant dans les premiers temps qui suivent l'intervention, mais qui s'aplatit progressivement et dont
il ne reste presque plus de saillie au bout de sept à
huit mois. Si l'on palpe ce bourrelet, on constate qu'il
est souple, non sclérosé, non induré et représente une
pièce très élastique adaptée à l'urètre correspondant.

En admettant qu'il se produise à la longue une certaine rétraction de cette pièce cutanée, dans le sens
transversal, elle aura toujours une dimension bien
suffisante pour assurer l'élargissement du canal à ce
niveau. Nous avons revu des opérés au bout de quatre
ans, et, au niveau de cette autoplastie, la lumière du
canal était restée très large.

Peut-être pourrait-on craindre au contraire, quand
la pièce a été taillée un peu grande lors de l'opération, la formation derrière elle d'une sorte de petite
poche appendue à la face inférieure de l'urètre, et
dans laquelle s'accumule une petite quantité d'urine
après la miction ; mais, si ce phénomène s'observe
parfois dans les premiers temps après l'opération,
plus tard, il tend à disparaître par le tassement progressif des parois de la pièce.

Nous devons, en terminant, faire les réserves suivantes au sujet de l'application de la méthode.

Et d'abord, elle est limitée aux conditions suivantes :

1° Il faut qu'il s'agisse de rétrécissements *graves*, graves par leur nature spécialement dure, par leur étendue, par leurs récidives faciles, et contre lesquels les différentes méthodes classiques aient déjà échoué ;

2° Il faut qu'on ait affaire à des rétrécissements périnéaux ou périnéo-scrotaux, pour lesquels on puisse prendre un lambeau suffisamment vital et étoffé, c'est-à-dire un lambeau périnéal. Les rétrécissements péniens restent en dehors de notre méthode.

Il y a enfin des cas défavorables à la méthode. Ces cas défavorables sont de deux ordres seulement :

1° Ceux dans lesquels la paroi supérieure du canal, rongée par l'inflammation ou détruite par le traumatisme, n'existe plus en tant que muqueuse ; dans ces cas le cathétérisme tenté après la prise du lambeau peut devenir très difficile, le lambeau pouvant même adhérer partiellement à cette paroi : le résultat n'est plus aussi parfait ; pour le succès, il faut qu'une bande muqueuse d'une certaine largeur soit conservée sur le trajet de l'urèthre ;

2° Ceux dans lesquels le rétrécissement n'est pas limité à la région périnéo-bulbaire et s'étend tout le long du pénis sous forme de rétrécissements multiples, ou de sclérose en filière indurant une grande longueur du canal pénien. A quoi servirait une urétroplastie faite derrière d'autres rétrécissements échappant à son action et restant comme obstacles ?

V

Les abcès urineux péniens.

Les abcès urineux ont leur siège clinique habituel au périnée. Cela est bien connu, comme aussi leur physionomie clinique, et leur meilleur mode de traitement ; les travaux des maîtres de la chirurgie urinaire, Guyon en particulier, nous ont fixés il y a longtemps là-dessus.

On sait aussi d'ailleurs que l'abcès urineux peut se former ailleurs qu'au périnée, peut notamment évoluer dans la traversée scrotale et tout le long du pénis ; et s'il est vrai de dire que, même avec un rétrécissement très antérieur, très près du méat, l'abcès urineux se forme quand même le plus souvent très loin de ce rétrécissement, au périnée, il faut reconnaître néanmoins que les abcès urineux péniens sont loin d'être rares, et on les observe même très avant, jusque dans la portion glandaire du pénis.

Il n'y a pas que le rétrécissement qui soit la cause de ces abcès urineux péniens ; souvent ils sont consécutifs à des folliculites urétrales ou périurétrales, mais alors c'est au cours de la blennorrhagie aiguë ou subaiguë qu'ils apparaissent, et c'est plutôt ceux qui sont liés aux rétrécissements, qui évoluent long-temps après la blennorrhagie, celle-ci étant même complètement guérie, que nous étudions ici.

De même que pour les abcès périnéaux, ils peuvent apparaître spontanément, sans cause appréciable, derrière le rétrécissement; c'est alors l'altération anatomique de la muqueuse derrière la stricture qui a permis peu à peu l'infiltration lente et sournoise d'un peu d'urine à travers la paroi; ou plus vraisemblablement, en dehors de toute irruption urinaire proprement dite, l'immigration de germes pathogènes à travers l'épithélium altéré de la muqueuse jusque dans les interstices conjonctifs de la paroi sous-jacente.

Parfois, au contraire, il y a des conditions adjuvantes puissantes à leur apparition; c'est une érection prolongée qui a produit une petite rupture de la muqueuse, une éraillure tout au moins, ainsi qu'en témoigne l'urétrorrhagie consécutive; c'est une injection intempestive ou sous trop haute pression qui a produit les mêmes désordres; c'est enfin et le plus communément un cathétérisme nocif, ou simplement trop traumatisant pour des tissus déjà altérés, ou encore parce que le degré de dilatation a été trop élevé pour l'extensibilité de la stricture, etc.

Quelle que soit la cause déterminante, l'abcès se forme, et alors, dans la région que nous envisageons, il est ordinairement de petit volume, un haricot, couché dans le sens transversal, une fève, une noisette au plus; rarement il atteint des dimensions supérieures; il ne ressemble en rien par conséquent aux abcès en forme d'énorme sangsue plaquée sur la paroi inférieure de l'urètre, comme dans les formes périnéales. Il fait corps avec l'urètre, est largement adhérent à lui, mais la peau, au début de sa formation tout au moins, ne lui est pas adhérente et glisse parfaitement sur lui. Somme toute, il apparaît à ce moment assez semblable comme aspect clinique à l'abcès folliculaire aigu de la blennorrhagie, quoique moins rapide peut-être dans son développement. Il est cependant moins arrêté, moins net comme contour que celui-ci, à moins d'avoir affaire à des formes très localisées, très limitées, ou à ces intermédiaires dans lesquels on ne sait vraiment si c'est un abcès urineux véritable ou une folliculite simple. On sent qu'il s'étale sur une portion plus large de la demi-circonférence inférieure du canal, qu'il forme croissant autour de lui, et on pressent que les extrémités de ce croissant doivent se prolonger sur la demi-circonférence supérieure de l'urètre; si l'on ne sent pas ce prolongement, c'est que la palpation de la face supérieure du corps spongieux cachée sous les corps caverneux n'est pas possible.

Dans quelques cas, dès le début de sa formation, et assez fréquemment quand on l'observe à une période plus avancée, l'abcès pénien revêt la forme d'un empâtement phlegmoneux plus ou moins large,

siégeant sur la face inférieure de la verge et la débor-
dant même plus ou moins loin sur ses parties latérales. Parfois même, l'empâtement peut faire tout le
tour de la verge, au moins l'œdème qui l'accompagne
à son pourtour ; mais, même dans ce cas de véritable
phlegmon pénien localisé, il est bien rare que le
pénis n'apparaisse pas normal à une petite distance
des limites supérieure et inférieure du gonflement
et soit le siège d'un gonflement diffus ; il faudrait
alors soupçonner une infiltration compliquant l'abcès
proprement dit.

C'est qu'en effet, si l'abcès n'a pas évolué assez
rapidement vers la peau, bridé qu'il était par les
solides enveloppes du corps spongieux, il peut
s'étendre en haut et en bas, sous forme de fuseau, en
suivant les aréoles de ce tissu spongieux. Il peut
même, quoique évoluant du côté de la peau, pour-
suivre petit à petit son travail de désorganisation du
côté de la face supérieure de l'urètre, aussi bien que
du côté de la face inférieure, et envahir à leur tour les
corps caverneux. La forme clinique est alors celle
d'une pénitite *circonférentiellement totale*. De même,
quand l'abcès siégeait primitivement sur les premiers
centimètres de l'urètre, il peut, s'il prend la marche
précédente, s'étendre progressivement à tout le
gland, et donner à la lésion une physionomie clinique
très spéciale avec gonflement considérable de ce
renflement terminal, se compliquer d'œdème du prépuce, de phimosis, et tromper le clinicien non averti,
comme nous le verrons tout à l'heure, en lui fai-

sant croire à des chancres sous phimosis, à des gommes, etc.

Mais c'est surtout quand l'abcès, non traité, s'est ouvert et fistulisé en un ou plusieurs points que l'aspect clinique est le plus trompeur et le plus intéressant à étudier.

On se trouve, dans ces cas compliqués d'invasion profonde des corps caverneux et du gland, en face d'un gonflement très étendu de ces tissus, malgré l'ouverture du foyer principal au dehors, gonflement dur, ligneux même en certains points. Si l'on appuie sur la région, on fait sourdre du pus ou un liquide sanieux par les fistules, en général multiples en pareil cas ; l'urine elle-même peut en sortir par des trajets plus ou moins détournés, et le médecin non prévenu peut se demander à quelle étrange lésion il a affaire. L'embarras est plus grand encore quand ces lésions siègent sur le gland lui-même et à plus forte raison sous un phimosis plus ou moins serré. L'hypothèse de *syphilis*, primaire ou tertiaire, celle de *tuberculose*, de *cancer* même peut venir à l'idée de celui qui ne soupçonne pas la nature exacte de cette inflammation suppurée, dans un lieu où l'on n'est pas habitué à voir les désordres de l'infiltration urineuse ; de nombreuses erreurs de diagnostic ont été commises à cet endroit, si on sait lire entre les lignes d'observations de gommes syphilitiques ou tuberculeuses du pénis dans lesquelles on a décrit minutieusement les lésions, en discutant longuement la cause probable, mais sans qu'on ait envisagé l'hypothèse d'un rétrécissement compliqué d'abcès, ni même fait l'exploration du canal dans ce sens.

Nous avons observé plusieurs cas de ce genre des plus nets et qui ont été relatés en partie dans la thèse de Morel (1), faite sous notre inspiration.

L'un de ces cas en particulier, ayant trait à un pénis gros, induré sur une bonne partie de son étendue, et fistuleux en plusieurs points, donnait l'impression très nette d'infiltrations bacillaires péri-urétrales étendues.

L'abcès urineux pénien devenu fistuleux offre donc des caractères très importants à mettre en relief pour le clinicien. De même qu'au périnée, mais plus rarement qu'en cette région, le vieux rétrécissement peut amener au pénis des fistules multiples, transformer les différents segments du pénis qu'il touche, y compris le gland, « en pomme d'arrosoir » suivant l'expression connue, avec orifices et trajets plus ou moins tortueux par lesquels l'urine sort ou s'infiltre lentement, augmentant encore les désordres interstitiels. Les fistules péniennes siègent en n'importe quel point du pénis ; les fistules du gland peuvent s'ouvrir en n'importe quel point de la région également ; leur siège de prédilection cependant, comme en témoignent la plupart des observations publiées, semble être le sillon balano-préputial, au voisinage du frein en particulier. Ces fistules sont presque toujours mixtes, purulentes et urinaires, et le canal qui

(1) Th. Lyon, 1901. *Abcès urineux à siège exceptionnel.*

est derrière, profondément altéré et détruit même
en certains points, communique toujours avec elles,
de façon très indirecte parfois cependant. Autour des
trajets existent des tissus indurés, calleux, qui acquièrent parfois une dureté extraordinaire, ligneuse,
comme ceux qu'on voit autour des fistules urinaires
du périnée, mais au périnée les lésions vénériennes
n'existent pas souvent et ne peuvent guère prêter à
confusion dans le cas particulier; au pénis, au contraire, on conçoit l'embarras qui peut en résulter
pour un observateur inexpérimenté, en raison de
ces indurations parfois très étendues qui accompagnent les fistules péniennes et déforment considérablement l'organe qui les supporte.

Les fistules péniennes multiples peuvent-elles
comme les fistules périnéales dégénérer du côté de
l'épithéliome, quand elles sont très anciennes, et
n'ont pas été l'objet d'un traitement approprié? La
chose est possible.

*L'abcès urineux pénien doit être traité, même à
son début, même dans sa forme limitée,* alors qu'il
ressemble seulement à une périfolliculite urétrale un
peu grosse; avec un aspect phlegmoneux un peu
étendu, ou dans la période fistuleuse que nous avons
étudiée, le traitement actif ne se discute pas.

Dans le premier, il faut le traiter précisément
pour qu'il n'arrive pas au degré avancé du second,
et la transition est insensible souvent entre les deux,
quoique assez lente en général; elle peut cependant
être rapide. Tout abcès urineux est une menace d'in-

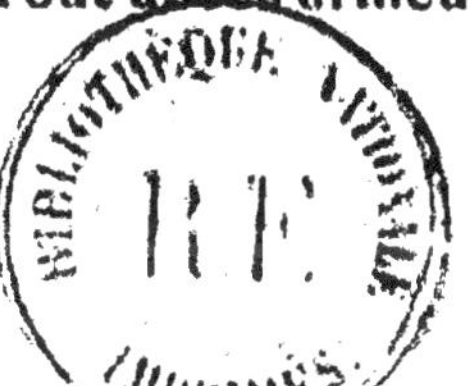

filtration, a dit Guyon ; infiltration large et étendue aux cuisses, aux fesses, au ventre, comme dans les abcès urineux périnéaux, ou relativement limitée, au pénis et au scrotum, comme dans les abcès urineux péniens que nous envisageons, peu importe ; la menace est suffisante pour justifier l'intervention aussi bien sur l'abcès pénien que sur l'abcès périnéal.

Il faut le traiter aussi, ne serait-ce que pour avoir plus de chances d'éviter la fistule ou les fistules urinaires, si ennuyeuses pour le malade, qui suivent presque fatalement l'ouverture spontanée et nous amènent insensiblement aux formes cliniques graves que nous avons étudiées.

Le traitement de l'abcès urineux se doublera du reste *nécessairement* de celui du rétrécissement dont il dépend. L'abcès récidivera, si l'on ne s'occupe pas du rétrécissement, ou s'il ne récidive pas en tant qu'abcès, il persiste sous la forme fistuleuse, cette dernière étant d'ailleurs sujette à des poussées phlegmoneuses intermittentes ou pouvant devenir le point de départ de nouvelles infiltrations, etc.

Prenons donc l'abcès pénien dans sa forme petite encore. Nous allons l'inciser, mais comment ? Faut-il l'inciser par une toute petite ouverture, par une simple ponction au bistouri, faite en son centre pour faire simplement sortir le pus qui peut y être collecté au moment de l'incision ? ou bien faut-il l'inciser largement et sur toute la hauteur de ses dimensions apparentes, comme un abcès urineux du périnée par exemple ? Nous pensons que c'est de la seconde façon qu'il faut agir ; parce que : 1° on guérira plus vite ainsi l'abcès lui-même ; 2° on aura plus de chances d'éviter la fistule.

On guérira plus vite l'abcès, parce que les ouvertures étroites d'abcès n'ont jamais d'avantage autre que celui d'une petitesse de cicatrice cutanée ; or, si cette raison est valable en certaines régions apparentes (le cou, la face), elle n'est pas admissible ailleurs ; et en revanche, comme ils mettent longtemps à se guérir, ces foyers imparfaitement ouverts ! comme l'élimination des produits de suppuration est lente à se faire ! Il faut aussi veiller à ce que cette ouverture ne se cicatrise pas trop vite, en laissant reformer l'abcès par derrière ; il faut presser à chaque pansement sur le foyer pour aider à son évacuation et à son recollement, etc., etc. Avec une ouverture convenable, un coup de curette au besoin ensuite, pour emporter tous les tissus morts, mais rien qu'eux, tout va vite au contraire et bien.

La fistule urinaire est plus sûrement évitée aussi. De deux choses l'une en effet : ou bien la communication large avec l'urètre existe déjà, ou bien elle n'existe pas ou est faite d'un tout petit pertuis seulement. Dans le premier cas, pense-t-on que la petite ouverture va éviter la fistule ? Il serait puéril de le penser : l'urine va s'infiltrer à son aise derrière l'ouverture insuffisante, les tissus n'en seront que plus mangés, y compris la perte de substance urétrale elle-même ; celle-ci n'en sera que plus large et avec elle la fistule

·inaire consécutive. Avec l'ouverture large d'emblée, les conditions seront directement inverses, et dans le sens favorable bien entendu. Si l'urètre n'est pas troué, la rétention incomplète qui suivra l'ouverture insuffisante permettra aux lésions ulcératives du côté du canal de continuer leur évolution ; l'ouverture large de l'abcès et du foyer local d'infiltration les mettra au contraire dans d'excellentes conditions de réparation. Si l'on se trouve en présence d'un abcès un peu diffus, à tendance phlegmoneuse, il n'y a pas de discussion à envisager, il faut inciser largement.

Si l'on se trouve en présence d'un de ces fistuleux un peu anciens longuement décrits plus haut, l'opération large et complète s'impose aussi, et c'est d'elle seule qu'il faut attendre le succès, la cure des rétrécissements agissant conjointement, bien entendu. Les tissus infectés du corps du pénis ou du gland lui-même seront incisés au niveau de toutes les fistules ; il en sortira généralement du pus grumeleux plus ou moins mélangé à de l'urine. A travers ces ouvertures on curettera les tissus profonds qui sont souvent décollés et abcédés beaucoup plus loin qu'on ne se l'imagine ; on trouvera alors l'urètre disséqué au milieu d'eux, troué lui-même plus ou moins largement en différents points, et on le séparera avec précaution des adhérences qui peuvent le relier aux fistules cutanées, de façon à lui rendre son indépendance, et à permettre plus tard sa cicatrisation isolée loin de ces attaches fistuleuses. De petites mèches de gaze ou des drains seront placés dans les foyers principaux par dessous les plans superficiels décollés. Cette conduite nous a valu de beaux succès dans les cas rapportés en détail dans la thèse de Morel.

Quant à l'urètre rétréci, nous avons dit que son traitement était le corollaire obligé des manœuvres précédentes. C'est en s'adressant au rétrécissement que la cicatrisation des abcès sera hâtée, que la guérison des fistules purulentes ou uro-purulentes sera obtenue.

Faut-il traiter le rétrécissement de suite en même temps que l'abcès et les fistules ? Question souvent posée à propos des abcès urineux en général et qui paraît se résoudre de plus en plus par l'affirmative. A moins d'avoir affaire à de véritables infiltrations, avec fièvre intense, intoxication générale profonde et où l'on craint de rouvrir de nouvelle voies à l'absorption septique en touchant à l'urètre qui traverse des tissus si infectés, nous pensons qu'il n'y a pas de gros danger à agir sur le canal tout de suite dans les différents cas que nous avons passés en revue, surtout après les ouvertures larges et les drainages que nous avons préconisés. Les accidents signalés si souvent autrefois après les urétrotomies ou de simples dilatations s'observaient en dehors de toute coïncidence d'abcès ; c'était souvent l'instrument, la main du chirurgien qui le maniait, le corps gras dont on l'enduisait qui étaient les malfaiteurs, et même le milieu endo-urétral qu'on ne lavait pas, qu'on ne cherchait pas à désinfecter par de grandes irrigations antiseptiques (permanganate par exemple); actuellement on peut supprimer tous ces aléas fâcheux, on peut traiter le rétrécissement par la méthode qui paraîtra la meilleure et la mieux adaptée au cas observé. La pratique a, en effet, montré que, même l'urétrotomie interne, c'est-à-dire une opération faite en foyer fermé loin du grand jour et des voies de libre drainage, faite dans ces conditions, ne donne pas d'accidents. Bien entendu, il faudra redoubler de surveillance après l'opération, pour le bon fonctionnement de la sonde à demeure, pour les lavages en dedans d'elle et autour d'elle, etc.

Longtemps après les opérations que nous venons d'étudier, il faudra surveiller le malade, surtout si l'on a affaire à des formes chroniques avec fistules. Contre celles-ci, en effet, il n'y a pas de sutures qui puissent tenir, si minutieuses qu'elles soient ; si l'on en essaie pendant l'opération elle-même, il faut bien savoir qu'elles sont inutiles et dangereuses. Inutiles, car sur des tissus comme ceux que nous avons décrits, c'est presque une naïveté de croire à des réunions primitives ; dangereuses, car elles emprisonnent les agents infectieux, compromettent la désinfection progressive des foyers, et ce sont elles alors qui rendraient éminemment périlleuse la cure immédiate du rétrécissement ! Il faut que tous ces tissus infectés se détergent librement et lentement ; il faut supprimer un à un seulement les drains qu'on aura placés, ne rien laisser cicatriser à l'extérieur avant d'être sûr que tout se répare bien en dedans, et que l'urine a bien retrouvé sa voie définitive du côté de l'urètre calibré, dont il faudra que le malade s'occupe d'entretenir soigneusement et proprement le calibre pendant toute sa vie.

VI

Tuberculose de l'urètre.

I. — TUBERCULOSE DE L'URÈTRE PROFOND

Nous envisageons ici surtout les cas où les lésions sont limitées à la muqueuse urétrale, ou tout au moins sont primitivement développées sur elle, et n'ont encore que faiblement retenti sur les organes voisins ; nous n'envisagerons pas les cas où la tuberculose de voisinage (vessie, prostate, vésicules séminales, etc.) s'est propagée à elle, ce qui arrive presque sûrement à un certain moment, moment où tout le confluent uro-génital est envahi, et où l'affection qui nous occupe perd de son individualité, et de son intérêt par conséquent.

Et d'abord, ces cas existent-ils ? La tuberculose urétrale postérieure peut-elle être primitive et isolée ?

Pour l'*urètre membraneux*, la réponse est négative, si l'on tient compte de l'opinion de tous ceux qui ont étudié la question de près. Quand cet urètre est

envahi, l'urètre prostatique l'est aussi, et gravement
en général, c'est-à-dire avec des destructions déjà
étendues, avec de la tuberculose prostatique ou vésicale concomitante.

Pour l'*urètre prostatique*, elle est affirmative, et on
peut même dire que la tuberculose primitive de l'urètre prostatique est assez fréquente. Pour la découvrir, il ne faut pas se rapporter aux pièces d'autopsie,
correspondant à des cas graves et avancés, où tout
est envahi ; il faut se guider :

1° Sur les signes cliniques du début tout à fait de la
tuberculose urinaire qui sont si souvent ceux de l'urétrite postérieure typique, de celle bien connue de la
blennorrhagie, alors que d'autre part aucune localisation appréciable de doigt ne peut être relevée dans
la prostate, qui est petite, souple, sans aucuns grains
perceptibles en elle à la palpation ;

2° Sur les constatations endoscopiques des auteurs
les plus compétents (Burckhard, etc.), qui ont bien
vu, et même figuré, les lésions trouvées chez des malades qui ne présentaient rien autre que les signes
d'urétrite postérieure dont nous venons de parler ;

3° Sur les constatations *de visu* faites par différents opérateurs aux cours de tailles périnéales pratiquées pour des accidents de cystite douloureuse du
col, et qui ont montré des granulations de l'urètre
prostatique ou des ulcérations, avec intégrité absolue
de la prostate. Il nous est arrivé à nous-même, plusieurs fois, de faire des prostatotomies périnéales
pour les accidents douloureux que nous signalons.

de façon à fendre largement, en même temps que la prostate, le sphincter du col vésical, et alors, sur les deux moitiés de prostate ainsi séparées, de ne voir ni pus, ni foyers caséeux, ni grains tuberculeux dans l'intimité du parenchyme prostatique. En revanche, la muqueuse prostatique, mise ainsi au jour, présentait un semis plus ou moins discret de granulations grises ou jaunes, et même en certains points de petites ulcérations ; rouge, tuméfiée ou même un peu bourgeonnante, elle offrait d'ailleurs les mêmes caractères décrits par les endoscopistes.

L'éclairage de la cavité vésicale avec une petite lampe électrique introduite dans la vessie par la plaie ne révélait du reste aucune lésion appréciable de la muqueuse vésicale, ni ulcération, ni même de granulations au delà de l'orifice urétro-vésical.

Enfin, dans ces cas, aucun signe de lésions du testicule et des voies spermatiques n'existe, apparemment tout au moins.

Dans les mêmes cas, l'inspection directe de l'urètre membraneux, qu'on pouvait fort bien inspecter en prolongeant de son côté l'incision de l'urètre prostatique, montrait son intégrité dans presque tous les cas. Si l'on y découvrait exceptionnellement de petites granulations par exemple, ou une certaine rougeur, ces lésions ne faisaient que continuer pour ainsi dire celles trouvées sur l'urètre prostatique.

Donc, l'urétrite postérieure tuberculeuse existe *primitive* et *isolée* par rapport à la tuberculose vésicale, génitale, ou prostatique. Existe-t-elle par rapport aux reins? A ceci il est plus malaisé de répondre; car il est impossible de vérifier *de visu* l'état du rein, et très difficile de déceler la virulence de l'urine d'un rein affecté de tuberculose tout près de son début.

Il faut bien s'entendre du reste sur ce mot de *primitif*. En réalité, on ne sait jamais de façon absolue si une affection est véritablement primitive dans un organe où tant de conduits d'organes différents aboutissent. Est-ce la poule qui a fait l'œuf ou l'œuf la poule? le dilemme peut se poser ici et se discuter indéfiniment. Ce qu'on peut dire seulement avec ce mot de primitif, c'est que *la lésion est prédominante sur tel ou tel organe*, ou apparaît à nos moyens de contrôle exclusivement limitée à tel ou tel organe; cela ne veut pas dire autre chose. L'urine, le sperme, le liquide prostatique, peuvent déjà être tuberculeux, par infection sanguine, hématogène, alors que les glandes qui les sécrètent ne présentent aucune lésion appréciable, et que l'organe qu'ils infectent en présente déjà d'appréciables au contraire. Ne faisons donc pas au mot de primitif une signification trop absolue qu'il ne peut avoir.

C'est sous la forme de *congestion* inflammatoire de la muqueuse qui est rouge, œdématiée, d'aspect papillaire parfois, ou bien de *granulations*, tout au plus de petites *ulcérations* que se traduit l'urétrite prostatique tuberculeuse primitive et encore isolée. Quand il existe de larges et profondes ulcérations, les abcès circonvoisins, les destructions étendues du canal décrites dans maintes autopsies et observations, ce n'est plus l'urétrite postérieure tuberculeuse, c'est la tuberculose du carrefour uro-génital qui est en jeu ; soit que l'urétrite très ancienne ait déjà propagé au loin ses lésions (car si la vessie ou la prostate infectent souvent l'urètre postérieur, à son tour celui-ci peut les infecter à la longue de son côté) ; soit qu'il s'agisse là de lésions secondaires à la tuberculose prostatique ou vésicale.

Les lésions paraissent occuper de préférence les environs du verrumontanum, les parties latérales et inférieure de l'urètre. Les orifices glandulaires, et surtout ceux des canaux prostatiques, sont rouges, élargis ; et les ulcérations, quand elles se sont produites, siègent de préférence à leur niveau.

Quant à l'urètre membraneux, s'il n'est pas pris primitivement comme nous l'avons dit, il est très souvent touché au contraire dans les formes secondaires et avancées. Larges ulcérations, abcès périurétraux, décollements et cavernes autour de lui, y sont fréquents. Hallé et Motz les ont fort bien étudiés (1). Ils assignent aux glandes de Littre, formant dans cette région des paquets glandulaires spécialement volumineux, l'origine fréquente de ces périurétrites avec poches caséuses ou purulentes plus ou moins étendues, ouvertes dans l'urètre. Il y aurait là une analogie intéressante avec la tuberculose des glandes de Cowper pour l'urètre antérieur.

(1 *Annales génito-urinaires*, 1903.

De même que pour l'urètre antérieur, les lésions destructives de l'urètre profond peuvent aboutir à la formation de faux ou de vrais rétrécissements du canal. Mais nous reviendrons plus tard sur ces complications.

Les symptômes de l'urétrite postérieure bacillaire primitive sont uniquement, au début du moins de l'affection, ceux de l'urétrite postérieure commune, la blennorrhagique par exemple; douleurs et ténesme, fréquence des mictions, urines troubles avec filaments, tout s'y retrouve avec les mêmes caractères, à peu de chose près ; et, pendant longtemps, nous l'avons vu, le meilleur clinicien peut hésiter sur le diagnostic de la vraie cause, même sans parler des cas mixtes si fréquents dans lesquels la blennorrhagie a préparé le terrain à la tuberculose urinaire.

La prostate, les vésicules ne sont pas encore envahies, et le toucher rectal n'est d'aucun secours ; il ne révèle que la sensibilité exagérée de l'urètre à la pression.

L'explorateur ou la sonde, outre la douleur anormale qu'ils provoquent dans l'urètre profond, sont déjà un peu plus précis : le sang, le pus qu'ils ramènent de cet urètre, alors que leur passage dans l'urètre antérieur seul n'en ramène point, peuvent servir au diagnostic, surtout le pus dont l'examen direct ou l'inoculation peut donner des renseignements positifs.

L'endoscope, entre des mains et avec des yeux exercés, est encore plus précieux, et a permis souvent de

constater directement les granulations ou les petites
ulcérations qui siègent autour du verrumontanum,
leur siège de prédilection, ou autour des orifices
glandulaires.

L'observation clinique, longtemps suivie et judi-
cieusement conduite, est encore, malgré les incer-
titudes et les obscurités de bien des cas, la meilleure
méthode à mettre en œuvre. La critique sagace des
phénomènes observés offre encore bien des ressources
au clinicien avisé. Tel détail, en apparence insignifiant, peut mettre sur la voie celui qui sait en tirer
parti. Voici par exemple un malade dont l'urètre
postérieur se met à saigner spontanément, soit après
les mictions ou dans leurs intervalles, soit après éjaculation, et cela sans cause appréciable, sans fatigue
exagérée, sans traumatisme, et sans que l'urétrite
se révèle d'ailleurs par des signes bien aigus, sans
douleurs bien vives, sans épreintes bien marquées :
eh bien, toutes choses égales d'ailleurs, cette urétrorrhagie est suspecte ; l'urétrite postérieure blennorrhagique saigne dans sa période aiguë avec le
maximun d'acuité des autres symptômes qui l'accompagnent, mais elle ne saigne guère quand elle est
chroniquement installée.

Voici encore un malade qui ne présentait que les
signes ordinaires de l'urétrite postérieure banale.
Mais depuis quelque temps il maigrit, ses forces se
perdent, il a parfois de petits accès fébriles, des fris-
sons ; depuis quelque temps la maladie traîne, les
traitements divers, patiemment supportés et ration-

nellement administrés, restent sans effet bien notable, paraissent même plutôt aggraver l'état existant ; méfiez-vous de la tuberculose sous roche.

Et, à ce dernier point de vue, on peut dire qu'il y a une véritable pierre de touche pour le diagnostic de tuberculose, pas infaillible, sans doute, car il n'y a rien d'absolu en clinique, mais des plus précieuses à interroger ; je veux parler des instillations ou des lavages argentiques du canal. Si l'urétrite est de cause blennorhagique par exemple, le nitrate d'argent est le plus souvent souverain (administré bien entendu aux doses sages, aux intervalles voulus, etc., comme nous le verrons à propos des prostatites chroniques). Si l'urétrite est d'origine bacillaire, le nitrate met le feu aux poudres, fait saigner, irrite énormément l'urètre, aggrave les symptômes, de façon durable même. Cette susceptibilité particulière à l'action du nitrate nous a souvent permis de dépister par avance la nature tuberculeuse de l'urétrite.

La tuberculose de l'urètre postérieur, encore limitée à cet urètre, ou tout au plus à la partie vésicale immédiatement attenante à l'orifice urétro-vésical, évolue-t-elle fatalement vers la tuberculose totale du confluent uro-génital, prostate, vécicules, ou vers la tuberculose étendue de la cavité vésicale ? ou bien peut-elle rester localisée à la muqueuse de l'urètre prostatique, et s'y éteindre même, guérir ? Nous croyons, par certains faits observés, que la seconde évolution est, heureusement pour les malades, réelle dans des cas plus nombreux qu'on ne pense. Nous n'en retenons pour preuve que les cas de ces malades opérés par nous par la prostatotomie périnéale, dont nous parlions au début de ce chapitre, chez lesquels les lésions étaient irréfutables, puisqu'on les avait *vues*, et qu'on les avait vues également *localisées*, et dont trois ont guéri complètement, peut-être parce que l'opération avait été faite de bonne heure, et que les lésions avaient pu être modifiées à temps, avant de revêtir le caractère destructif ou envahissant. Tenons-en encore pour preuve indirecte ces cas de rétrécissement profond dont on publie depuis quelque temps pas mal d'observations, et qui semblent parfois avoir trait à des ulcérations tuberculeuses, guéries et remplacées par du tissu de cicatrice. Dans toutes les lésions tuberculeuses, l'histologie a montré la fréquence des scléroses de limitation et de guérison, et dans l'arbre urinaire aussi bien qu'ailleurs, surtout dans les formes encore pures, non compliquées d'infections associées, d'abcès, de fistules, etc., comme celles que nous envisageons ici et qui correspondent à des tuberculoses tout à fait au début, qui sont par conséquent dans des conditions précisément inverses de celles que nous allons étudier pour l'urètre antérieur, éminemment graves celles-là, car elles sont au contraire des précédentes, *secondaires* et *compliquées*.

Tout cela est encourageant, et au point de vue de l'évolution spontanée de la maladie et au point de vue thérapeutique.

Le *traitement* sera avant tout médical bien entendu, comme dans toute tuberculose, et on insistera sur ce traitement médical, dans ses formes variées (toniques généraux, cure de climat, hygiène, lavements chauds, suppositoires, révulsifs périnéaux, etc.).

A côté de celui-là, il y a le petit traitement chirurgical, instillations, lavages, etc., que beaucoup pratiquent encore dans les cas qui nous occupent. Que faut-il en penser ? Pour nous il est mauvais, tout au moins dangereux.

Le gros péril ici, en effet qui peut aggraver la lésion bacillaire, la compliquer et compromettre la guérison spontanée, ce sont les *infections associées*. Or, le praticien qui lavera, instillera des solutions calmantes ou caustiques, risque constamment cette infection surajoutée. L'effet calmant n'est pas durable; il faut le répéter indéfiniment; d'autre part, l'effet caustique n'est pas indispensable pour la guérison de la tuberculose, et s'il dépasse le but d'une modification un peu énergique, il souffle sur le feu et l'attise. Nous avons parlé déjà du nitrate à ce point de vue, nous n'y reviendrons pas.

Guyon a donné aux instillations de *sublimé* l'appui de sa haute autorité. Nous dirons ce que nous en pensions à propos de la cystite tuberculeuse. Il est surtout bon contre l'élément « infections surajoutées » précisément; quand celles-ci n'existent pas encore, son emploi n'a pas de véritable indication, et par conséquent pas non plus dans la forme primitive qui nous occupe.

Les grands lavages sans sonde sont très mal tolérés ici, à cause du spasme très fort qui défend l'urètre postérieur enflammé. Même faits avec des solutions non irritantes, légèrement antiseptiques, ou faiblement astringentes, ils irritent, font saigner, etc. Nous n'en avons jamais retiré que des aggravations.

De même, les passages de grosses bougies ou de dilatateurs, sous prétexte de faire tomber le spasme et de calmer les épreintes et le ténesme.

Si l'on touche à ces lésions, il faut y toucher par une véritable opération; et la meilleure ici sera la *taille périnéale en pleine prostate*, qui : 1° fendra l'urètre prostatique, et par conséquent le sphincter profond de l'urètre et de l'orifice urétro-vésical, et fera cesser sa contracture douloureuse; 2° mettra les lésions muqueuses à nu, et permettra de les toucher ou de les abraser à ciel ouvert et de façon précise. Le seul fait du reste de les exposer à l'air pendant quelque temps exerce sur elles, comme sur tous les foyers tuberculeux cavitaires, profondément cachés, les plus heureuses modifications.

Seulement cette opération ne nous paraît indiquée que si la *violence des douleurs* force la main. Autrement, il vaut encore mieux se contenter du traitement médical pour attendre et aider la guérison spontanée, parfaitement possible, et probablement plus fréquente qu'on ne le croit, dans le milieu social aisé notamment.

II. — Tuberculose de l'urètre antérieur

La tuberculose peut siéger sur toute l'étendue de l'urètre antérieur, depuis le cul de sac bulbaire, jusqu'à la terminaison, jusqu'au méat. Dans l'urètre antérieur la tuberculose peut-elle exister à l'état isolé ? On a prétendu que non. L'urètre antérieur a-t-on dit, s'inocule par le passage de l'urine tuberculeuse venant des parties profondes de l'arbre urinaire ; quand vous voyez des ulcérations du méat, vous pouvez être sûr que, non seulement la longueur totale de l'urètre est prise, mais prise aussi la vessie, pris les reins par la tuberculose. C'est la forme ultime, c'est la phase terminale de la bacillose urinaire, et le pronostic est tout à fait mauvais. C'est en somme, ce qui se passe pour la tuberculose linguale qu'on n'observe guère que sur les sujets déjà avancés en tuberculose pulmonaire.

Évidemment, les choses se sont passées ainsi chez deux malades que nous avons pu observer et qui sont morts à la suite de lésions avancées de tuberculose urinaire. Des ulcérations étendues et profondes de l'urètre antérieur coïncidaient chez l'un d'eux, avec un envahissement tuberculeux de toute la cavité vésicale, y compris l'urètre profond, et une double pyonéphrose tuberculeuse. Dans un autre cas, il y avait des lésions tuberculeuses avancées des reins, de la vessie et de toute la longueur de l'urètre, dont la muqueuse était remplacée presque partout par un tissu embryonnaire suppurant et fongueux et dont le méat était rongé par une vaste ulcération.

Mais, peut-on observer des faits tout différents, dans lesquels les ulcérations ou les granulations bacillaires de l'urètre antérieur ne s'accompagnent pas de lésions analogues sur l'urètre profond ? ou bien des faits où la vessie et les reins ne sont pas pris en même temps que l'urètre antérieur, et où celui-ci ne semble pas avoir été inoculé par l'urine descendue du rein ou de la vessie ? Les cas où seul l'urètre antérieur serait pris, correspondent-ils à des observations incomplètes, dans lesquelles les lésions de l'arbre urinaire supérieur auraient passé inaperçues ?

Voyons ce qu'il faut penser de tout cela. Et d'abord ce qui est vrai pour tout le monde c'est que la tuberculose de l'urètre antérieur est, encore malgré tous les faits connus, sinon une rareté au moins exceptionnelle (1), nous verrons qu'inversement l'urètre postérieur est presque toujours atteint dans la tuberculose génito-urinaire.

Il est bien vrai aussi que la lésion se voit, dans la très grande majorité des cas concomitante d'une tuberculose urinaire totale et ancienne déjà, ainsi le font bien ressortir les belles observations d'Hallé et de Motz (2) ; totale c'est-à-dire avec envahissement des reins, de la vessie, de la prostate. En dépouillant

---

(1 Si on envisage celle qui se traduit *cliniquement*, et pas celle qui se découvre à l'autopsie seulement, et qui trop discrète a passé inaperçue en clinique.

(2) Tuberculose appareil urinaire. *Ann. gén. urin.*, décembre 1902.

les observations d'autres auteurs on trouve des cas
où la tuberculose rénale n'est pas signalée par exemple, ou bien où la prostate n'apparaît pas cliniquement
envahie par la lésion; mais dans toutes celles qui sont
prises avec soin, on note des lésions vésicales et de
l'urètre postérieur. La tuberculose *isolée* de l'urètre
antérieur si elle n'est pas *théoriquement* impossible
est donc encore à démontrer cliniquement.

C'est la *muqueuse* du canal qui présente dans la
tuberculose urétrale antérieure les lésions les plus
nettes, les plus avancées, et c'est probablement par
elle que débute toujours le processus. Les lésions
de la gaine érectile sont secondaires. Nous y reviendrons plus loin.

Les formes anatomiques de la tuberculose ne sont
pas différentes ici de ce qu'elles sont ailleurs. Suivant le degré ou l'ancienneté de la lésion, on observe
de simples granulations plus ou moins rapprochées,
discrètes ou confluentes ; ou bien de petis abcès
miliaires suivis d'ulcérations plus ou moins étendues ; ou bien, dans les formes graves et avancées,
de véritables infiltrations diffuses, dans le périurètre, avec cavernes dans le corps spongieux ou
même caverneux, avec transformation purulente ou
lardacée d'une portion plus ou moins grande du
pénis, parfois même de sa totalité. Il s'agit alors
d'une sorte de *pénitis tuberculeuse*, limitée ou totale.
sur laquelle Poncet (de Lyon) avait bien insisté (1).

(1) Voir BARRAT, th. de Lyon 1893.

English (de Vienne) avait aussi étudié soigneusement la *péri-urétrite* tuberculeuse. Il distinguait deux localisations de la péri-urétrite : l'une, qu'il appelle *interne* siégeant au-dessus de l'aponévrose moyenne et correspondant à l'urètre profond, l'autre, *externe*, siégeant au-dessous de cette aponévrose, et correspondant aux cas qui nous occupent, à l'urètre pénien. Avec cette dernière forme il décrit des abcès froids périnéaux siégeant entre l'anus et les bourses, dans le triangle bulbo-urétral. Ce sont des compérites tuberculeuses, le plus souvent, mais le point de départ de ces abcès peut très bien se trouver dans des lésions muqueuses de l'urètre bulbaire. D'ailleurs la compérite bacillaire en reste la cause la plus fréquente. Nous en avons observé trois cas très nets. La tuberculose peut rester localisée, enfermée dans la glande, en dedans de sa capsule, et produit l'impression d'une petite noisette bien circonscrite, ou bien elle dépasse cette capsule et s'épanouit plus ou moins loin dans le tissu cellulaire de la région périnéale. Elle est unilatérale ou bilatérale.

Les glandes de Cowper apparaissent en somme comme la localisation fréquente des abcès et fistules périnéales, de nature tuberculeuse.

Ces formes étendues et abcédées de la tuberculose peuvent même se compliquer de *rétrécissements ;* on en a signalé plusieurs exemples (Stone. Poncet, Bérard, etc.). Ces rétrécissements, qui entraînent certaines difficultés de cathétérisme, sont dûs à des destructions étendues de la muqueuse urétrale interrompant la continuité du canal et faisant égarer la sonde dans des abcès, dans des fistules, etc.; ou bien ce sont de vraies sténoses consécutives à des scléroses qui accompagnent la périphérie du processus tuberculeux en se substituant à lui en certains points cicatrisés. Ce sont surtout les indurations inflammatoires de l'épaisseur du corps spongieux, ou des tissus péri-urétraux plus éloignés encore, qui peuvent produire la sténose.

On s'est aussi demandé, en présence de ces cas d'infiltration rapide et diffuse des tissus du pénis lui-même, en dehors de l'urètre, si parfois la lésion tuberculeuse ne débutait primitivement pas dans l'épaisseur du corps spongieux et du corps caverneux. Hallé et Motz ont trouvé des foyers tuberculeux *primitifs* du corps spongieux.

Les *symptômes* de l'urétrite antérieure tuberculeuse sont de divers ordres. Comme phénomènes subjectifs, c'est une cuisson, un sentiment de brûlure plus ou moins vive au passage de l'urine, avec des picotements, de la chaleur dans l'intervalle des mictions, donnant des besoins d'uriner plus fréquents. Il est du reste difficile de distinguer en pareil cas ce qui revient aux lésions de l'urètre antérieur, et ce qui appartient aux lésions urétrales profondes constamment concomitantes. Comme phénomènes objectifs on note parfois des *urétrorrhaghies spontanées*, dues soit à des ulcérations, soit à la simple congestion de la muqueuse au voisinage des poussées tuberculeuses. Nous reviendrons tout à l'heure sur *des écoulements purulents*, ou puriformes, qui accompagnent les lésions que nous étudions.

En outre, on peut apercevoir les *ulcérations* de la muqueuse urétrale, soit à la simple vue, comme pour certaines ulcérations situées sur le méat ou à peu de distance en arrière de lui, soit par *l'urétroscopie*, comme beaucoup d'observateurs exercés dans ce genre de recherches l'ont fait dans ces dernières années, où ce genre d'exploration s'est fort perfectionné.

Si on explore à la sonde ces canaux tuberculeux, on note que le passage de l'instrument y est spécialement douloureux, et fait aisément saigner. La palpation du canal à travers les téguments est douloureuse aussi, et permet parfois de sentir des nouûres, des indurations quand le périurètre est envahi, ou que les glandes périurétrales sont atteintes par le processus tuberculeux. De même, on peut noter aussi des abcès, des fistules dans les cas avancés.

L'inflammation tuberculeuse urétrale entraîne par elle-même, disions-nous, une suppuration chronique du canal, surtout arrivée à cette période ulcéreuse: suppuration rebelle à tous les traitements et qui a pu être confondue avec de la blennorrhagie. Ricord avait bien vu ces *blennorrhées tuberculeuses*. L'urètre antérieur tuberculeux suppure donc, mais sa suppuration n'est pas isolée, elle ne fait que s'ajouter à la suppuration des parties profondes du canal toujours prise en pareil cas, comme nous l'avons vu. L'écoulement est plutôt puriforme que fortement purulent; il est moins épais, moins crémeux que le pus blennorrhagique, plus séreux, plus granuleux ; à moins d'avoir affaire à de véritables abcès chauds tuberculeux de voisinage ouverts plus ou moins largement dans l'urètre.

Dans l'urine du premier verre on retrouve la suppuration, sous forme de filaments et de grumeaux; mais, là encore, ces produits ne font que s'ajouter et se mélanger à ceux qui viennent des parties profondes du canal, et, avec de l'habitude, on distingue bien à la simple vue ces filaments de ceux qui tiennent à une blennorrhagie chronique. Ils sont plus épais, plus lourds, et beaucoup moins effilés que ceux de la seconde. Ils sont massifs, et ressemblent plutôt à des masses caséeuses ou à des débris organiques qu'à de véritables filaments.

Nous avons déjà signalé plus haut les rétrécissements. Il faut bien se méfier ici et ne pas mettre sur le compte de la tuberculose des rétrécissements blennorrhagiques préexistant à elle. Beaucoup d'observations de rétrécissements dits tuberculeux ne sont pas assez précises à ce point de vue, peut être : et, il faut se rappeler avec quelle facilité la tuberculose se greffe sur l'inflammation blennorhagique chronique de l'arbre urinaire inférieur. La coïncidence n'aurait donc rien qui pût surprendre.

Ce que nous avons dit de la coexistence constante des lésions de l'urètre antérieur avec la tuberculose génito-urinaire déjà avancée, montre la gravité de pareilles lésions. Le *pronostic* chez le malade qui en est porteur est des plus sombres, et l'examen anatomique des pièces suit d'assez près en général le diagnostic clinique de l'affection. Il y a cependant des cas de longue survie, quand le sujet est bien traité et, appartient à un milieu aisé, etc. Cela montre aussi que lorsque le traitement médical est resté impuissant, la chirurgie n'a pas de bien grandes chances de succès par son action propre. La plupart du temps *l'abstention sera la règle*, même par les petits moyens dirigés contre les ulcérations qu'on peut voir ou atteindre, par des cautérisations, des injections, etc. On n'interviendra au bistouri ou au fer rouge que pour agir dans les péri-urétrites et dans les formes abcédées ou phlegmoneuses du pénis.

Si on trouve les tissus péniens détruits sur une grande étendue, on pourra faire ainsi des résections plus ou moins larges de ces tissus. parfois même penser à de véritables amputations, et quelques guérisons de cas graves ont été obtenues grâce à ces sacrifices. Mais il ne faut pas trop se presser ni oublier que *la tuberculose n'est pas du cancer*, et que les désordres les plus graves en apparence peuvent se réparer, quand les foyers ont été largement ouverts, cautérisés, et drainés.

La véritable indication, à une opération mutilante serait la destruction trop étendue du canal de l'urètre, et la crainte où l'on serait de ne pouvoir plus espérer le rétablissement de la fonction du canal. On pourrait cependant, même alors, éviter encore l'amputation, et, à l'exemple de Poncet, supprimer désormais, l'urètre antérieur comme lieu de passage de l'urine, en abouchant l'urètre profond au périnée (urétrostomie périnéale).

Les formes de péri urétrite les moins graves, sont celles dûes à la tuberculose des glandes de Cowper, quand elle est à son début et pas diffusée encore. L'extirpation simple de la glande comme une tumeur, si la lésion est encore intra-capsulaire, ou l'extirpation et l'abrasion concomitante des foyers qui peuvent se trouver autour, quand la tuberculose est sortie de la glande, ont donné de remarquables succès à plusieurs chirurgiens.

VII

Quelques conseils pratiques sur l'extraction des corps étrangers de l'urètre.

Nous n'avons pas l'intention d'étudier en détail les corps étrangers de l'urètre, et de faire un chapitre de pathologie à leur sujet ; nous voulons simplement donner des renseignements un peu plus précis qu'on ne les trouve dans les traités généraux sur leurs modes d'extraction, et faciliter la tâche du praticien, qui va souvent un peu au hasard au travers des nombreux moyens proposés, négligeant les bons et s'égarant dans les mauvais, perdant par conséquent le bénéfice des moyens dont nous sommes armés.

Quelque soit la manière dont ils sont arrivés dans l'urètre (nés sur place ou venus de la vessie, ou introduits de l'extérieur) la classification pratiquement utile à connaître pour eux est la suivante :

1° *Corps durs ou mous ;*

2° *Corps résistants ou friables ;*

3° *Corps réguliers ou irréguliers*, de surface et de contour.

Leur *siège* dans l'urètre antérieur ou dans l'urètre postérieur est également à considérer, au moins pour les corps un peu volumineux ou irréguliers, ou longs, pouvant de ces différents chefs séjourner dans l'urètre postérieur, car ceux qui réalisent les conditions inverses sont en général aspirés dans la vessie dès qu'ils sont dans l'urètre profond.

Si le malade n'arrive pas à expulser le corps étranger par ses seuls efforts, en attendant un temps variable suivant les cas, — très court si le corps est volumineux et remplit la plus grande partie de la lumière urétrale, empêchant la miction, ou bien s'il est piquant ou tranchant et blesse gravement l'urètre; — plus long, s'il se trouve dans des conditions opposées, la durée du délai étant laissée par conséquent au sens clinique du praticien, l'intervention est obligatoire.

Avant de décider à quel moyen on va avoir recours, il faut tout d'abord savoir :

1° Quel est le corps étranger, sa nature, ses dimensions approximatives, etc.;

2° A quel niveau, à peu près, il se trouve.

Le premier diagnostic est souvent très aisé, le malade lui-même nous renseignant exactement à ce sujet. S'il ne le fait pas, pour une cause ou pour une autre, on explorera l'urètre, soit par le palper à travers les parties molles ou le toucher rectal, soit par son intérieur, à l'aide d'un cathéter souple ou métallique, mais manié très prudemment, et cela pour deux raisons : d'abord pour ne pas perforer le canal et augmenter les désordres en essayant de passer ; ensuite pour ne pas repousser le corps étranger jusque dans la vessie. Ce dernier accident n'a guère d'importance ; c'est même un moyen thérapeutique, s'il s'agit d'un corps étranger souple et mou, comme un petit bout de sonde molle par exemple, ou un légume, un pois, un haricot, etc.: ces corps sont en effet peut-être plus faciles à extraire ou à broyer dans la vessie que dans l'urètre lui même. Si le corps est métallique, la situation est au contraire aggravée au point de vue de la gravité des moyens à employer pour l'extraction.

Le second diagnostic se fera par les moyens précédemment indiqués.

Pour les cas embarrassants, le *diagnostic urétroscopique* a constitué un très grand progrès, et le tube de l'urétroscope est en même temps qu'un instrument d'exploration tout à fait précis, un instrument d'extraction. Malheureusement il ne se trouve pas dans les milieux de pratique courante.

Corps étrangers siégeant dans l'urètre antérieur. — Le corps est-il de petit volume, ne remplissant qu'une petite partie de la lumière urétrale, souple ou dur, mais régulier de surface et sans aspérités risquant de le piquer davantage dans l'urètre par des manœuvres sur lui, on pourra conseiller au malade *la miction violente à haute pression*, en pinçant le méat devant elle, puis le lâchant, de façon à distendre le canal par la colonne urinaire et à mobiliser le corps étranger devant elle ; moyen simple, innocent dans les conditions que nous disons, mais sur lequel il ne faut pas s'attarder, s'il ne réussit pas. On essaye de même encore le simple moyen de la miction, après avoir au préalable distendu et lubréfié le canal avec une *injection huileuse* faite avec une certaine pression.

Si ces petits moyens échouent, on pourra ensuite, par la pression digitale rétrograde de l'urètre, à travers les parties molles et sur le corps étranger senti à travers elles, essayer de faire cheminer celui-ci des parties profondes jusqu'au méat. Une injection intra-urétrale huileuse aura d'ailleurs préparé le glissement de ce corps. Une manœuvre inverse réussit parfois : c'est, en laissant le corps étranger à la place qu'il occupe, de refouler la verge d'avant en arrière, à sa rencontre, en poussant, dans le sens antéro-postérieur, toute la portion d'urètre située au devant de lui.

Quand ces moyens sont tenus en échec, on pourra encore essayer de distendre fortement la portion du canal située au devant du corps étranger et jusqu'à son contact, avec une très grosse bougie, et pendant qu'un aide la retire, très doucement et très lentement, renouveler derrière elle, en la suivant, les manœuvres d'expression à travers les parties molles précédemment indiquées.

Nous supposons encore l'échec. On peut alors essayer le système *du crochet* passant derrière le corps et l'attirant d'arrière en avant ; le meilleur est la *curette de Leroy d'Étiolles*, avec un corps mou ou dur, peu volumineux, et de surface lisse. Elle est innocente dans les cas que nous envisageons, et si le corps ne vient pas au-devant d'elle, on peut toujours la retirer elle-même, en redressant son crochet ; elle ne risque pas de rester accrochée comme le panier de de Graefe par exemple pour l'œsophage. En outre, s'il s'agit d'un corps mou, elle peut le fragmenter, et aider, par là même, à son expulsion ultérieure.

Nous avons encore à notre service l'instrument de Boimond (1). L'appareil se compose de deux pièces : 1° un large tube droit avec mandrin ; 2° une fine pince à deux mors, mais dont un seul est mobile. Dans un premier temps, on enfonce la sonde garnie de son mandrin jusqu'à ce que l'olive terminale du mandrin touche le corps étranger, jusque dans l'urètre profond au besoin ; on retire alors le mandrin. Dans un second temps, on introduit dans la sonde la pince fermée, et quand elle est arrivée sur le corps étranger, on ouvre ses mors, on invite le patient à faire un effort, comme pour uriner, et le corps s'engage entre les mors. On les rapproche alors, et on retire la pince, en même temps que la sonde qui calibre le canal au devant du corps étranger et permet à celui-ci de suivre facilement la pince, sans s'accrocher à la muqueuse urétrale.

L'instrument correspond à la triple indication suivante : 1° faire cesser le spasme urétral, cause principale de l'emprisonnement des corps étrangers ; 2° protéger la muqueuse urétrale et empêcher que le corps ne vienne la blesser quand on la retire et quand il a

1. Voir notre *Chirurgie de l'urètre*. p. 105. G. Steinheil. Paris. 1893.

des aspérités ; 3° faciliter la manœuvre de la pince extractive, en mettant à découvert, au fond de la sonde, le corps étranger lui-même ; la sonde droite éclaire en effet le canal et permet de voir jusque dans la région de la prostate.

Tous ces instruments valent mieux que les *pinces urétrales*, de divers modèles, conseillées et figurées dans les livres classiques (Hunter, Mathieu, Collin, etc.), dont l'inconvénient général est de faire le pincement du corps étranger à l'aveuglette, en pinçant et déchirant parfois la muqueuse à son niveau, à moins de faire la prise avec une pince très déliée, introduite dans un tube métroscopique, par exemple. Mais ces instrumentations compliquées ne sont guère à la disposition du praticien. La pince urétrale pourrait cependant, maniée avec délicatesse et en interrogeant bien la sensation que donne la prise, rendre service dans le cas d'une sonde molle ou d'un conducteur brisés dans l'urètre. Pour les corps ronds et lisses, nous y avons moins confiance, car elle mord difficilement sur eux, et dérape aisément.

Il y a encore la ressource du *brise-pierre urétral*, qui peut écraser le corps mou ou friable, trop volumineux pour être extrait par les moyens précédents ; mais il est impuissant contre les corps métalliques par exemple, et ne peut que les saisir pour les attirer au dehors, comme la curette de Leroy. Il agit alors comme cette dernière, mais sa manœuvre est déjà plus compliquée et plus dangereuse pour la muqueuse du canal.

Il est bien rare que les corps dont nous parlons résistent à toutes les manœuvres que nous venons de passer en revue, employés dans l'ordre de progression indiqué, et par une main un peu délicate. Si cependant rien n'y fait, nous tombons dans l'extraction par une voie artificielle, que nous allons bientôt étudier en détail.

Le corps est-il rugueux, âpre de la surface, à plus forte raison muni de pointes et de piquants qui le rendent des plus dangereux pour la traversée urétrale ? on ne peut alors songer à la plupart des moyens sus-indiqués, de glissement provoqué, de prétension directe, ou d'attraction, d'arrière en avant à l'aide de crochets. On peut utiliser encore là le système du gros tube rigide introduit dans le canal jusqu'au corps étranger, et dans lequel on essaie d'engager ce dernier : on pourra ensuite le tirer jusqu'au dehors sans danger pour l'urètre, car celui-ci est pourvu dès lors à son intérieur d'un manchon protecteur. Le tube urétroscopique, l'instrument de de Boimond, de simples canules même seront utilisées de la sorte. Si le corps est friable, le brise-pierre urétral pourra être employé aussi ici ; mais le passage de la branche femelle derrière lui ne sera pas toujours bien commode.

Des manœuvres très spéciales, suscitées par l'ingéniosité du chirurgien et très variables suivant les cas particuliers trouveront alors parfois leur emploi. On a pu par exemple, dans le cas d'un hameçon, percer le canal de dedans en dehors par la pointe de l'hameçon, couper celle-ci venue à l'extérieur, d'un coup de cisaille, et retirer ensuite sans danger le reste de l'hameçon par préhension directe dans l'intérieur du canal. De même, pour un clou, une épingle, etc. Une aiguille peut même être retirée ainsi tout entière par l'extérieur, sans section préalable.

L'extraction par une boutonnière faite au canal sera ici souvent la manœuvre la plus rationnelle et la moins nuisible. L'urétrotomie se fait alors sur le corps étranger lui-même, senti et maintenu au niveau de l'incision, ce qui sera presque toujours aisé au niveau de la région pénienne. On fera juste l'incision de la dimension qu'il faut pour faire sortir le corps étranger. On la fera longitudinale, car le rétrécissement n'est pas à craindre après une plaie longitudinale du conduit, même cicatrisée spontanément, sans suture, par seconde intention. Mais, si le rétrécissement n'est guère à craindre, la fistule l'est souvent dans la région pénienne, et pour la prévenir mieux vaudra pratiquer la suture soignée de la plaie urétrale, après dérivation temporaire au besoin de l'urine par une boutonnière périnéale (voir *Sutures urétrales*).

Plus le corps étranger est avancé profondément dans l'urètre, plus les manœuvres d'extraction par la voie naturelle seront difficiles ou laborieuses, toutes choses égales d'ailleurs. Les manœuvres de tractions directes, avec les pinces notamment, seront bien malaisées pour un corps étranger bulbaire, par exemple. Mais, somme toute, à part quelques difficultés en plus, les moyens étudiés précédemment sont tous applicables aux corps étrangers de l'urètre scrotal ou bulbaire, aussi bien qu'à ceux des premiers centimètres du canal.

Corps étrangers de l'urètre profond. — Là, au contraire, les données précédentes se trouvent très modifiées. La miction violente, sous pression, peut encore réussir, mais l'expression digitale du corps étranger d'arrière en avant est déjà beaucoup plus aléatoire. Le corps est presque inaccessible au toucher à travers le périnée, et ce n'est guère que par un, ou deux doigts tout au plus, mis dans le rectum, qu'on peut le sentir et médiatement agir sur lui. En outre, la contraction puissante de l'urètre profond l'immobilise de façon autrement vigoureuse que celle de l'urètre antérieur. Enfin, ces manœuvres de déplacement peuvent avoir l'effet tout inverse que celui qu'on attend : à un moment donné, et brusquement, le corps mobilisé file vers la vessie au lieu de tomber dans l'urètre antérieur. Rien à espérer des pinces. Rien de bien bon à espérer non plus des crochets, des brise-pierres, dans cette portion de l'urètre où les contractions musculaires immobilisent les instruments eux-mêmes, ou gênent considérablement leur manœuvre. Seuls, les tubes rigides conduits prudemment jusque dans l'urètre profond, et en suivant les règles du cathétérisme rectiligne, peuvent encore rendre des services.

Mais les véritables moyens à mettre en œuvre dans ces cas sont les suivants.

Si le corps est mou (fragment de sonde ou de tissu) ou friable (calcul) et de surface régulière, non traumatisante pour le canal, le refoulement dans la vessie est encore la conduite la plus simple, dans le présent et pour le futur. Il sera beaucoup plus commode en général d'extraire ces corps étrangers de la vessie, ou de les y broyer que de les extraire ou de les broyer dans le canal lui-même. Nous verrons cela à propos des corps étrangers de la vessie. Et la manœuvre du refoulement est le plus souvent très simple pour cette catégorie de corps qui ne sont pas accrochés aux parois du canal, et qui ne demandent qu'à filer dans la vessie, sous l'influence de la plus légère mobilisation. Un cathétérisme avec une sonde à boule un peu grosse, ou avec une bougie métallique, parfois même avec une sonde en gomme, suffit à cela.

Si le corps étranger présente une surface dangereuse pour le refoulement, ou s'il est trop fortement immobilisé par la contracture urétrale autour de lui, ou s'il se trouve dans une logette creusée sur la paroi de l'urètre où il y soit comme enchâtonné (cas de certains calculs prostatiques par exemple), et que le refoulement n'ait guère d'action sur lui, il ne faut pas hésiter à tailler l'urètre profond par le périnée pour l'extraire. *L'urétrotomie par le périnée* sera même beaucoup moins nocive, pour les suites, que l'urétrotomie de la région pénienne. Ici en effet, la taille n'est jamais suivie de fistule (à moins qu'il n'existe un rétrécissement de l'urètre antérieur :

mais c'est là un cas très particulier et qui ne cadre pas du reste avec des corps étrangers venus du dehors), et par conséquent, pas n'est besoin de se préoccuper de suturer la boutonnière faite par l'urètre ; la réparation se fait ordinairement très rapidement.

Corps étrangers de l'urètre féminin. — La plupart des considérations que nous venons de développer s'adressent indifféremment à l'urètre de l'homme ou à l'urètre de la femme. Il y a cependant quelques particularités à faire ressortir pour les corps étrangers de l'urètre féminin, et sur lesquelles nous insisterons à propos des corps étrangers de la vessie. Disons de suite que la brièveté de l'urètre féminin permet le rejet spontané facile, ou une action instrumentale sur le corps, beaucoup plus directe et beaucoup plus commode que chez l'homme. En outre, la présence du vagin par dessous l'urètre permet aisément aussi d'explorer toute la longueur du canal par sa face vaginale, permet l'extraction par piqûre de l'urètre vers le vagin au moyen du corps étranger lui-même, ou par incision sur ce corps du vagin dans l'urètre. Enfin, la dilatation forcée de l'urètre, si simple chez la femme, peut laisser passer le doigt, pour l'exploration d'abord, pour l'extraction ensuite.

VIII

Technique des sutures urétrales.

Les sutures urétrales se pratiquent soit pour des *plaies longitudinales* du canal, soit pour des *plaies transversales*.

Les premières n'ont pas grande importance quand elles s'adressent à des plaies de l'urètre périnéal : celles-ci se ferment le plus souvent spontanément et facilement, à condition qu'il n'y ait pas de rétrécissement de l'urètre situé en aval. Pour l'urètre spongieux il n'en est pas de même, et la terminaison fistuleuse des plaies de l'urètre antérieur, qu'elles soient longitudinales ou transversales, est malheureusement habituelle (1).

(1) On a donné différentes explications de cette différence constatée dans la réparation de ces deux urètres. La principale raison paraît en être dans la superficialité de l'urètre antérieur par rapport à la peau. La plaie de cet urètre ne se trouve séparée de l'extérieur que par le plan cutané, très mince à ce niveau ; la cicatrisation spontanée a une grande tendance à accoler les bords de la plaie cutanée aux bords de l'urètre

Pour ces plaies longitudinales, la technique de la suture est simple et est la suivante : avec de fines aiguilles rondes, on passe une série de points séparés, assez rapprochés les uns des autres (4 ou 5 millimètres de distance environ). Ces points (faits avec du catgut chromique par exemple plutôt qu'à la soie fine qui ne se resorbe pas et fait suppurer facilement autour d'elle) sont passés autant que possible dans le tissu sous-muqueux de l'urètre, et dans le tissu spongieux, sans traverser la muqueuse. On peut réunir par dessus la peau elle-même, ou la laisser ouverte pour prévenir des infiltrations qui pourraient se faire à travers les points de la suture urétrale.

Nous verrons plus loin et avec détails, le meilleur moyen d'assurer l'écoulement de l'urine pendant le temps nécessaire à la cicatrisation de la suture.

Les *plaies transversales* de l'urètre *imcomplètes*. sans séparation complète des bouts divisés, prêtent aux mêmes considérations que les précédentes ; elles peuvent, surtout si elles ne sont pas très étendues en circonférence, guérir spontanément dans l'urètre profond, mais la chose est déjà moins facile que pour des plaies longitudinales, en raison de la béance plus grande des deux bouts qui tendent à s'écarter. Sur

---

divisé. Dans le périnée au contraire, les parties molles sous-urétrales sont épaisses, le trajet qui conduit l'urine à l'extérieur est relativement long, et les bords de la plaie cutanée ont plus de facilité ici pour se souder entre elles. indépendamment de l'urètre divisé qui fait aussi sa réparation pour son propre compte, et sans adhérer la peau. Il y a d'autres raisons, nous les retrouverons à propos de la réparation de l'urètre après la prostatectomie.

l'urètre postérieur comme sur l'antérieur, on fera donc bien de les suturer.

Pour cette suture, on procédera comme précédemment, par des fils extra-muqueux, autant que possible, pour unir les lèvres antérieure et postérieure de la division urétrale, et dans cette suture, limitée à la circonférence inférieure du canal, les nœuds de tous les fils se trouveront naturellement placés à l'extérieur.

Les plaies transversales *complètes*, demandent plus de soin encore, et seront parfois difficiles à rapprocher, à cause de l'écartement des bouts. Si ces plaies sont un peu anciennes déjà, le rapprochement des bouts maintenus à distance l'un de l'autre par un commencement de travail cicatriciel, demandera même, comme nous le verrons plus loin, une dissection préalable plus ou moins étendue pour les libérer et les rapprocher.

On peut dans la suture de ces deux bouts user de deux moyens, suivant qu'on ne craigne pas de traverser la muqueuse et de nouer certains fils à l'intérieur même du canal, ou au contraire qu'on cherche à les nouer tous à l'extérieur, comme dans le cas d'une section limitée à la demi-circonférence inférieure de l'urètre.

Dans le premier cas, on ne dissèque pas les bouts du canal de leur adhérence avec la gouttière des corps caverneux en haut, on passe les fils destinés à la demi-circonférence supérieure, de la muqueuse d'un bout vers l'extérieur de ce bout, pour rentrer ensuite de l'extérieur du bout opposé dans la muqueuse et l'intérieur de ce bout. Le nœud de ces fils sera donc placé de cette façon dans la cavité même du canal. Quand aux fils de la demi-circonférence inférieure, ils seront placés comme dans le cas de rupture incomplète limitée à la partie inférieure.

Dans le second cas, on sépare soigneusement chaque bout (même s'ils ne sont pas éloignés l'un de l'autre et cicatrisés à distance, cas ou alors la méthode précédente est inapplicable ou une libération préalable s'impose) à coups de ciseaux et sur une certaine étendue, des corps caverneux où ils sont attachés en haut, et après les avoir ainsi bien libérés sur leurs faces supérieures, on peut amener celles-ci bien sous les yeux et le doigt, et on y placera des fils sur la demi-circonférence supérieure de la même façon que sur la demi-circonférence inférieure, c'est-à-dire en piquant d'abord un bout de l'extérieur à la muqueuse exclusivement, puis l'autre bout de la muqueuse à l'extérieur, en nouant tous les fils à l'extérieur du canal.

Des sutures de renforcement seront faites sur les tissus juxta-urétraux, dans les cas où les bouts tireraient trop sur la suture urétrale proprement dite, et où la paroi même de l'urètre semblerait trop mince pour servir seule de point d'appui à la suture. Ces sutures accessoires pourront être faites, non au catgut, mais à la soie fine, ou au tendon de renne long à résorber et plus solide que le catgut.

La suture de deux bouts urétraux peut tenir, et

tient, quoiqu'en aient dit ceux qui la pratiquent dans de mauvaises conditions ou en omettent certains détails, très importants en l'espèce.

Ici, en effet, comme dans beaucoup d'opérations un peu délicates, les détails jouent un rôle prépondérant : tel chirurgien, ayant dans les grandes lignes tout aussi bien travaillé qu'un autre, voit le résultat de son intervention médiocre ou compromis, parce qu'il a omis une petite précaution, un petit détail, insignifiants en apparence, d'intérêt capital quant au résultat.

Et d'abord, la précaution de bien disséquer et isoler les deux bouts urétraux en présence, est très importante. S'ils sont enfouis dans des adhérences, dans des cicatrices, on libérera bien chacun de ces bouts, on les disséquera même, pour les rendre plus libres et plus mobiles sur une certaine étendue 5, 6, 10 millimètres, suivant le cas, mais guère plus pour ne pas compromettre leur vitalité.

On régularisera ensuite leurs extrémités qui se présentent souvent sous forme dentelée, déchiquetée, et on tâchera, en fin de compte, d'avoir deux surfaces de section bien régulièrement circulaires à adosser.

Tous les points de suture se feront assez rapprochés, à 3 millimètres environ les uns des autres.

Voilà les deux bouts unis, et sans trop d'efforts, *sans que la suture tire trop*, ce qui est une condition essentielle de réussite, cela soit dit en passant. Comment faut-il faire pour assurer la fonction urinaire pendant le temps nécessaire à la « prise » de la suture, c'est-à-dire pendant une huitaine de jours en moyenne ?

La règle classique est de mettre une sonde à demeure pendant ce temps. Nous, nous dirons résolument : non ! La sonde à demeure est, croyons-nous, la pire des choses en pareil cas ; *la sonde à demeure est l'agent le plus actif de dislocation des sutures urétrales*, quelles qu'elles soient et après n'importe quelle opération.

Quelle est la raison de son rôle néfaste ? Elle est double. D'abord, la sonde à demeure déterminera toujours et à un degré assez marqué de la suppuration urétrale : cette urétrite suppurée est des plus dangereuses pour la réussite de la suture muqueuse. Ensuite, elle n'empêche pas toujours, tant s'en faut, l'infiltration de l'urine à travers la suture ; elle la favorise au contraire plutôt, et voici comment. Si on la bouche temporairement et qu'on la débouche de temps en temps pour les besoins de l'évacuation vésicale, il peut arriver, la nuit surtout, ou par suite d'un oubli permettant à la vessie de se remplir trop, que la vessie distendue derrière la sonde bouchée, laisse filtrer de l'urine entre les parois de cette sonde et le canal, et cette urine arrive au niveau de la ligne de suture. Si la sonde a été maintenue débouchée dans un urinal, le danger existe quand même, car certaines vessies sont assez intolérantes à ce contact de la sonde, quand elles sont à l'état de vacuité, et réagissent sous forme de contractions spasmodiques plus ou moins fréquentes, qui, elles aussi, chassent de l'urine, et cette fois avec une certaine pression, entre les parois de la sonde et celles du canal jusqu'à la ligne de suture.

On a bien proposé de supprimer toute sonde à demeure et de laisser le malade uriner seul après la suture. Là encore il y a du danger. Parfois, après ces opérations sur les voies urinaires, il survient une rétention passagère ; il faudra donc sonder le malade. Or, ce sondage peut avoir des inconvénients ou présenter des difficultés dans un urètre fraîchement suturé. D'autres fois, ce sera un caillot qui viendra boucher le canal momentanément. Si le malade force pour uriner, l'urine peut s'introduire dans la suture derrière le corps étranger. Le moyen n'est pas encore à l'abri de tout péril.

Ce que nous proposons, après avoir essayé la méthode avec plein succès sur trois malades, c'est *la dérivation de l'urine vésicale pendant tout le temps nécessaire à la prise complète de la suture urétrale.*

Par où se fera cette dérivation ? Évidemment pas par une taille hypogastrique ; l'opération serait peut-être refusée par le malade, et on peut obtenir le même résultat à moins de frais. Voici comment.

S'il s'agit d'une suture de l'urètre faite en avant du scrotum dans la portion pénienne, on fera une petite boutonnière périnéale qui permettra d'introduire là une petite sonde à demeure dans la vessie, et de l'y fixer par un point de suture aux tissus périnéaux incisés. Toute la partie de l'urètre située en avant sera soustraite, à la fois au passage de l'urine et à l'irritation produite par le passage de la sonde. La surface urétrale rentrera dans les conditions d'une suture faite sur des tissus protégés de toute contamination, et très favorables de ce fait à une réunion *per primam*. Cette petite boutonnière urétrale, pratiquée par section franche et dans le sens longitudinal du canal, n'offre aucun danger de rétrécissement ultérieur du canal; le rétrécissement urétral ne se produit jamais suivant ce mécanisme (1).

S'il s'agit d'une suture de l'urètre faite dans le périnée, le procédé précédent de dérivation par boutonnière faite derrière la suture n'est plus guère applicable; mais on peut user d'un artifice au moment de la suture urétrale pour réaliser encore cette dérivation. On peut réserver, pendant la suture, et sur la paroi inférieure du canal, un petit espace de quelques millimètres de large, où la suture ne sera pas faite. Tout le reste de la circonférence urétrale sera soigneusement cousu comme nous l'avons dit; seul sera réservé un petit orifice sur la paroi inférieure du canal pour le passage de la sonde périnéale qui assurera la dérivation.

---

(1) On peut même utiliser, comme nous l'avons fait une fois, dans ce but de dérivation périnéale, une fistule périnéale spontanée produite à la suite d'un abcès urineux derrière un rétrécissement très serré de l'urètre pénien.

VESSIE

I

Tuberculose de la vessie.

Il faut bien s'entendre sur ce terme et bien savoir que ce n'est pas là seulement une question de mot, mais que le pronostic et la thérapeutique de l'affection sont tout à fait différents suivant le sens qu'on attache à ce mot lui-même.

D'abord, il y a *les fausses tuberculoses vésicales*. Les symptômes de douleur, de pollakiurie, de purulence des urines sont mis à la légère sur le compte de la vessie, et l'erreur est commune, à l'heure actuelle encore, de praticiens qui étiquettent trop promptement de cette façon des cas qui sont en réalité des tuberculoses rénales, ou des urétrites postérieures bacillaires, ou des prostatites de même nature. La vessie elle-même peut rester indemne de lésions tuberculeuses dans ces affections, ou bien, si elle ne l'est pas absolument, ses lésions très discrètes et très effacées ne jouent pas de rôle dans les symptômes et le pronostic de la maladie.

Il y a en outre, même dans la tuberculose vésicale vraie, bien des catégories à établir.

Tantôt la tuberculose vésicale n'est ni isolée, ni primitive. Elle représente en quelque sorte la dernière étape de lésions de même ordre du côté des reins ou du côté de l'appareil génital de l'homme, (prostate, vésicules, testicules). C'est une localisation de plus d'une tuberculose qui est déjà très étendue aux organes génito-urinaires. Il y a même parfois des lésions à distance et sur des appareils tout différents, poumons, ganglions cervicaux ou autres, etc. Mais le cas est déjà un peu différent du précédent, et la tuberculose vésicale paraît secondaire à la tuberculose des appareils voisins ; quand les poumons en effet sont pris sur un sujet porteur de tuberculose vésicale, ce n'est pas eux, dans la très grande majorité des cas, qui ont créé une tuberculose vésicale secondaire, c'est au contraire cette dernière qui, peu à peu s'est compliquée de tuberculose pulmonaire.

Tout au plus, dans certains cas, l'infection vésicale et l'infection pulmonaire sont-elles simultanées et contemporaines, et alors, en même temps, bien d'autres organes sont pris, reins, testicules, etc. C'est une imprégnation générale, d'emblée, par opposition aux cas où la tuberculose se généralise petit à petit en partant de l'appareil génital par exemple.

Tantôt la tuberculose vésicale, apparaît comme assez isolée, sans qu'on puisse affirmer qu'elle soit nettement primitive. Une infection rénale ou prostatique par exemple peut l'avoir précédée et être restée inaperçue en clinique. On sait que d'une façon générale les localisations bacillaires primitives se font sur les glandes elles-mêmes de préférence aux conduits ou réservoirs qui leur sont annexés ; si ceux-ci sont pris à un moment donné, c'est le plus souvent de façon secondaire.

Les reins et la prostate semblent bien commander à ce point de vue la vessie, au point de vue théorique tout au moins. Dans la pratique cependant, la tuberculose vésicale peut parfois paraître primitive. En tous cas, ces formes de tuberculose isolée de la vessie sont tout à fait différentes des précédentes, soit comme pronostic, soit comme traitement. On peut résumer d'un mot l'intérêt spécial qu'elle présente : elle peut guérir.

Il y a enfin des formes, sinon silencieuses, au moins peu bruyantes de tuberculose vésicale. Les douleurs ne sont pas très accusées, et peuvent même être très supportables ; de même pour la fréquence des mictions, et la vessie assez tolérante pour l'urine et ayant gardé une capacité très suffisante, est tolérante aussi pour les agents topiques qu'on y dépose : l'état général se maintient satisfaisant, à cause précisément de la conservation du sommeil peu troublé par une pollakiurie modérée, et grâce au peu d'intensité des phénomènes inflammatoires et douloureux. C'est *la tuberculose vésicale sous cystite*. D'autres formes sont éminemment douloureuses et déprimantes ; la vessie arrive à une intolérance absolue, et sa diminution de capacité peut arriver jusqu'à la suppression presque totale de sa cavité. On a vu de ces vessies ratatinées, derrière le pubis, très difficiles à trouver, réduites au volume d'une grosse noisette. Ce sont les vrais cas de *cystite tuberculeuse*, cette étiquette que les médecins mettent encore à la légère sur tous les cas de tuberculose vésicale indistincte-ment, et qui correspond au contraire à des cas assez peu nombreux et bien défini.

La tuberculose de la vessie sans cystite n'est-elle que la première période de l'affection, et la cystite tuberculeuse vraie que nous venons d'esquisser arri-ve-t-elle fatalement, mais plus ou moins tard après la première, comme on le décrit dans les classiques les plus autorisés ? Nous ne le pensons pas, et, pour nous, la forme clinique de cystite tuberculeuse est commandée par *le siège plutôt que par l'étendue* des lésions.

Reprenons maintenant cette étude en détail.

Les formes de tuberculose vésicale secondaires, ou associées à d'autres lésions bacillaires soit du reste des organes urinaires, soit des organes géni-taux, sont de beaucoup les moins intéressantes pour la thérapeutique. Sans doute, elles peuvent arriver à attirer à un certain moment sur elles, une bonne part de l'attention clinique, par la pollakiurie intense, par les douleurs vives qu'elle peut provoquer, et le malade qui supporte volontiers, et sans se douter parfois de leur gravité, les lésions d'appareils à réac-tions moins sensibles, se plaint vite des lésions vési-cales et réclame un traitement actif. Mais souvent, et c'est là un fait curieux à noter, ce n'est pas dans ces formes diffuses que les phénomènes vésicaux sont les plus pénibles. L'éclosion et le développement des tubercules se font alors dans la vessie, sans grande réaction inflammatoire, sans congestion bien marquée, avec le minimum d'hématurie et de douleur, soit que les lésions de l'organisme déjà profondément infecté par la tuberculose réagissent moins vivement devant l'apparition d'une tuberculose, hôte qui leur est en quelque sorte déjà familier, soit que l'envahissement lent et très-progressif de la vessie, par une sorte d'extension des lésions de voisinage, ait lieu sans fracas, sans créer de congestion intense et diffuse, c'est-à-dire de cystite, comme lorsque sur un sujet sain jusque-là, la vessie est subitement le siège d'une éclosion de granulations tuberculeuses poussées en terrain vigoureux et qui se défend par une réaction intense partout ou l'ennemi se présente. Cette lenteur, cette torpidité du processus, et conséquemment cette absence de phénomènes réactionnels bien marqués, sont encore plus évidentes quand il s'agit de formes de tuberculose plus généralisées encore et notamment quand les poumons sont envahies. Alors, on peut avoir des vessies très envahies, largement ulcérées même, comme le montrent les nécropsies, et qui ne donnaient pas bien sur le vivant des symptômes bien spécialement marqués. Tout s'effaçait alors devant la lésion pulmonaire vitale, et l'affaiblissement général ne laissait guère de prise à une réaction vive.

On a pu ainsi méconnaître des lésions vésicales sur de pareils sujets, parce que relativement silencieuses, et de là était venue cette conception, fausse dans le fond, vraie quant à la forme, à savoir que les vrais phthisiques pulmonaires ne se plaignent pas de leur vessie. Ils ne s'en plaignent pas, soit ; d'autre par, la vessie peut être absolument saine chez eux ; n'empêche que les lésions vésicales seraient probablement plus fréquentes chez eux si on pensait à les chercher avec un peu de soin.

Quand la tuberculose vésicale est au contraire primitive ou tout au moins relativement isolée dans un organisme d'apparence saine par ailleurs, on peut encore observer des formes cliniques assez torpides, pas trop bruyantes, dans lesquelles le tubercule continue son œuvre d'envahissement et d'ulcération de façon assez sournoise. Généralement cependant, les symptômes se précisent davantage, et c'est alors qu'on observe la *cystite tuberculeuse* véritable, alors que précédemment c'était simplement *la tuberculose vésicale*.

L'apparition de la cystite tuberculeuse, dont nous allons décrire les symptômes les plus fréquemment observés, dépend donc d'abord du degré de réaction défensive de la vessie en face du tubercule, comme nous venons de le voir. Mais elle dépend d'autres facteurs importants aussi.

Le maître Guyon a bien insisté sur l'état dans lequel se trouvait l'organe au moment de l'invasion tuberculeuse. La cystite tuberculeuse apparaît de suite avec ses symptômes bruyants, sans phase de tuberculisation silencieuse pour ainsi dire. *quand la tuberculose frappe une vessie déjà enflammée,* comme il arrive par exemple, au cours d'une cystite blennorrhagique, sur laquelle se greffe si facilement le tubercule, en cours d'une cystite infectieuse, etc., etc.

Nous pensons qu'il faut tenir compte d'un autre élément encore pour expliquer les différences de réaction douloureuse de la vessie en face du tubercule, comme en face de tout autre agent pathogène du reste; nous voulons parler du *siège principal* des lésions.

Il est une région dans la vessie, qui est la région éminemment sensible de l'appareil, c'est la région dite « du col de la vessie » et qui s'étend de l'urètre prostatique inclus, sur le plancher vésical lui-même, à un centimètre environ au-delà de l'orifice urétro-vésical. C'est là la zone dont l'inflammation détermine au plus haut degré le besoin fréquent d'uriner et la douleur pendant ou après la miction. Si cette région est le siège principal de la poussée bacillaire, à fortiori si des ulcérations s'y développent, l'infection de la vessie ne peut pas rester silencieuse ».

On pourrait objecter ceci : dans toute cystite, c'est toujours la région du plancher qui est prise de préférence aux autres points de la vessie, et les lésions congestives ou autres prédominent toujours sur ce plancher.

D'accord, mais plancher ne veut pas dire le col comme nous l'entendons ; on décrit des granulations, des ulcérations, siégeant de préférence sur le plancher, au voisinage des orifices urétraux, etc. Nous voilà loin de la région sensible et le pourtour des orifices urétraux, une bonne partie du trigone lui-même n'ont rien à faire avec elle, et ne sont pas plus sensibles au besoin d'uriner par exemple que le reste de la vessie. Là où est la sensibilité normale et pathologique dont nous parlons, c'est à l'orifice urétro-vésical ou très peu au-delà, c'est surtout dans l'infandibulum prostatique qui prolonge la vessie pour ainsi dire dans l'urètre. Or, à ces endroits précisément, les lésions sus-mentionnées ne sont pas signalées si fréquemment que les précédentes. Quand elles existeront, forcément les signes de cystite apparaîtront.

Avec la phase du cystite proprement dite apparaissent les symptômes les plus douloureux et les plus bruyants de l'affection. C'est alors qu'on voit ces douleurs horribles et cette pollakiurie intense qui transforment l'existence du malade en un long martyre. Dans l'intervalle des mictions c'est un sentiment de chaleur, de cuisson, même de vraie brûlure du côté du col de la vessie, dans la profondeur du périnée, ou derrière le pubis, irradié souvent tout le long de l'urètre ; pendant la miction commencée de façon impérieuse, les souffrances s'exaspèrent encore et les quelques gouttes que le malade émet s'accompagnent de spasme douloureux, de ténisme qui remplacent le sentiment de bien être du besoin d'uriner satisfait. La miction est terminée en effet, mais peu de temps après elle, parfois de suite après, le besoin d'uriner se fait de nouveau sentir; il semble au malade qu'il a encore quelque chose à expulser et s'il ne sait pas ou ne peut pas résister à ces contractions vésicales faites « à vide » pour ainsi dire, et qui ne sont que de faux besoins, les douleurs et le ténesme ne font qu'augmenter et finissent par devenir horribles. On voit de ces malheureux qui ne quittent pas le vase ou l'urinoir, et dont les mictions arrivent comme nombre à des chiffres fantastiques, tous les quarts d'heure, toutes les cinq minutes même, le jour et la nuit aussi. Minés par ces douleurs et par la perte de tout repos, leur état général s'aggrave rapidement et ce sont ceux-là qui réclament le secours de la chirurgie pour mettre un terme à leurs tortures.

Beaucoup d'entre eux portent un urinoir sous leurs vêtements, car ils perdent leur urine, disent-ils. C'est ce qui avait fait croire que l'incontinence vraie d'urine s'extrait fréquemment dans ces cas, et on l'explique par des destructions ulcératives de la région sphinctérienne de l'urètre, sous l'influence de la fonte des tubercules qui s'y étaient logés. Il n'en est rien ; et, sans nier la possibilité de pareilles destructions dans les cas avancés et où l'urètre profond est envahi lui-même, il faut comprendre cette *fausse incontinence* de façon bien plus simple. La pollakiurie arrive parfois à être si intense que les mictions se superposent pour ainsi dire ; sitôt quelque peu d'urine sortie, le malade a de nouveau envie, et comme il ne peut pas retenir ses besoins, car le besoin est des plus impérieux, et qu'il faut qu'il le satisfasse sitôt né, l'urine s'échappe malgré le malade. Mais, notez la différence, elle s'échappe, *poussée par une contraction active* de la vessie, qui ne veut tolérer aucun liquide et qui entre en contraction brusque et vigoureuse dès que la valeur d'une cuillerée à café d'urine seulement est en elle, et qui force un sphincter très solide d'ailleurs ; *elle ne s'échappe pas en bavant passivement,* en coulant d'un réservoir distendu à travers un sphincter paralysé ou détruit.

C'est cette intolérance de la vessie pour la plus petite quantité d'urine, ce sont les contractions incessantes, qui finissent par lui donner l'aspect qu'elle présente dans les cas typiques dont nous parlons de cystite douloureuse tuberculeuse. Nous l'avons vue réduite au volume d'une noix, d'une noisette même, qu'on a beaucoup de peine à trouver derrière le pubis parfois, quand on fait la taille thypogastrique pour un de ces cas. Ce n'est pas là un état définitif du reste ; la vessie est simplement ratatinée, concentrée sur elle-même, et comme tétanisée par ses contractions subintrantes. Mais une fois que cet état est constitué, il ne peut pas y avoir de place pour l'amélioration des syptômes de pollakiurie douloureuse, tant qu'il persistera, et quand bien même les lésions tuberculeuses initiales, cause première de ce resserrement vésical, seraient améliorées ou guéries. Au bout d'un certain temps, en effet, la vessie n'est plus simplement diminuée de volume par contraction pour ainsi dire permanente de ses muscles, elle est presque supprimée en temps que réservoir, et sa *capacité anatomique* elle-même est devenue presque nulle. Il faudra, comme nous le verrons, par un traitement de distension progressive arriver à lui rendre peu à peu un certain volume cavitaire, qui lui permette de garder de l'urine en quantité suffisante, qui évitera de mettre ses parois trop vite en tension, et qui par conséquent, contribuera puissamment à diminuer le nombre des mictions et à le rapprocher du chiffre normal.

Le type des cystites vraies et dans ces vessies énormément réduites de volume et de capacité. Quand une vessie supporte l'accumulation d'une quantité notable d'urine ou l'injection dans son intérieur d'un liquide de quantité égale, vous pouvez être sûr que, malgré des symptômes en imposant pour de la cystite, la vessie elle-même n'est pas très malade, et que le siège principal des lésions est ailleurs (col de la vessie, prostate, etc.).

Les hématuries de la tuberculose vésicale sont des plus variables comme importance, suivant les individus. C'est dans la période d'invasion ou même prémonitoire de l'invasion tuberculeuse qu'elles se montrent de préférence: elles traduisent la congestion intense qui se fait au niveau de l'éclosion des tubercules et on les a comparées aux hémoptysies qui accompagnent l'éclosion tuberculeuse dans le poumon. Mais il est rare de les voir aussi abondantes que les hémoptysies, même que les petites hémoptysies. Je ne sais pas si on a signalé souvent des hématuries bacillaires un peu copieuses, pouvant par exemple faire pisser en abondance au malade du sang presque pur, ou remplir une vessie de caillots comme dans les tumeurs vésicales. Je n'en ai pas observé de cas pour mon compte. Ce qu'on voit c'est quelques gouttes de sang pur à la fin des mictions, c'est une teinte rougeâtre de l'urine vésicale, c'est aussi de petits caillots récents ou anciens dans cette urine. Ce qu'on voit aussi c'est une durée parfois assez longue de ces petites hématuries, pendant des semaines, pendant des mois même, avec des intermittences, du reste. Puis elles cessent, et alors il est rare de les voir réapparaître dans le cours de la maladie confirmée : ou alors elles sont beaucoup plus faibles encore et se montrent à d'assez longs intervalles.

Certains sujets n'en ont même pas pour ainsi dire, et il faut les suivre attentivement pour déceler de temps en temps leur présence.

Peuvent-elles réapparaître à une époque beaucoup plus avancée, et peut-on voir des hématuries tardives par ouverture de vaisseaux d'un certain volume, au fond d'ulcérations profondes et étendues de la paroi vésicale ? Le fait est possible, mais il nous a semblé dans la pratique, moins fréquent qu'on ne pourrait le prévoir théoriquement.

Le *pus* qu'on trouve dans l'urine de la tuberculose vésicale se présente en général sous forme de grumeaux plus ou moins volumineux qui précipitent rapidement au fond du verre, car ils sont lourds et formés de détritus caséeux, de débris de tissus organiques etc. Ils ne ressemblent pas, pour un œil exercé, aux filaments de la blennorrhée ordinaire, au moins dans la période un peu avancée de l'affection, car, au début, alors qu'il n'existe encore que de la congestion et une inflammation superficielle de la muqueuse, sans ulcérations, la différence n'est guère possible à établir.

Outre les grumeaux et le pus qui se dépose en couche crayeuse plus ou moins épaisse dans le fond du verre, l'on observe une teinte générale opaline, louche du liquide urinaire, qui ne s'éclaircit guère quand l'urine a déposé à son aise. On dirait *une solution légère d'absinthe dans de l'eau*, et quand la maladie est plus avancée, cette teinte opaline est remplacée par un aspect franchement purulent de toute la masse du liquide. Certains malades qui ont des symptômes de cystite intense, avec mictions incessantes et de grosses lésions arrivent même à émettre du pus presque pur, au prix de souffrances extrèmement vives.

Bien entendu, le caractère purulent de l'urine est encore très accusé quand les lésions rénales avancées, parfois même des pyonéphrores véritables donnent lieu à des décharges purulentes abondantes dans le réservoir vésical. On peut même dire, sans pouvoir en faire cependant un signe absolument pathognomonique d'une lésion rénale, que le rein est pris presque sûrement, lorsque la pyurie est abondante et régulièrement abondante.

De toutes les formes que nous avons essayé d'esquisser plus haut sans avoir la prétention d'y faire rentrer tous les cas qu'on peut observer, les seules intéressantes au point de vue du *pronostic* et du *traitement local* sont les formes, sinon vraiment isolées, puisque l'existence de celles-ci est très hypothétique et que les reins par exemple sont presque toujours pris en même temps ou auparavant, au moins les formes relativement isolées. Sans doute, même avec des lésions tuberculeuses très diffusées, alors que les reins, que la prostate, que les testicules sont plus ou moins envahis, la maladie peut durer longtemps, fort longtemps même, souvent avec des périodes de rémission qui peuvent en imposer pour des guérisons, à condition toutefois que le poumon ne soit pas sérieusement touché, car alors la marche vers l'issue fatale est singulièrement accélérée. Mais d'une part, cette évolution relativement favorable ne s'observe guère que dans certain milieu, le milieu aisé, où le malade peut se soigner dans le sens vrai du mot, suivre le traitement médical le mieux compris, peut se suralimenter, peut s'abstenir de toute fatigue et même de tout travail, peut changer de climat, quitter les lieux où il s'est infecté, etc. D'autre part, chez de tels malades, le traitement local est beaucoup moins indiqué que dans les cas relativement isolés, puisque, sauf indications très spéciales, la thérapeutique active, n'a pas plus de raison d'être dirigée du côté de la vessie que du côté des autres organes envahis en même temps qu'elle, dont certains (les reins par exemple) sont plus importants qu'elle, et seraient plus urgents à traiter. Souvent même, dans ces conditions, un traitement local très actif pourrait donner un coup de fouet aux lésions des appareils voisins, et serait plus nuisible qu'utile.

Dans les formes primitives ou relativement isolées, au contraire, le traitement général, garde une toute première importance, c'est entendu ; mais le traitement local lui aussi peut avoir les résultats les plus heureux, à condition expresse toutefois qu'il soit : 1° bien approprié à l'indication qu'il veut remplir ; 2° manié avec sagacité et prudence. C'est dire déjà que tout traitement systématique ne vaut rien, et que tout praticien qui déclare péremptoirement par exemple : je fais toujours ceci, ou je fais toujours cela, en face d'une cystite tuberculeuse, est dangereux.

Les tendances du traitement bien compris dont nous allons parler, peuvent se résumer ainsi.

Chercher, en hâtant la guérison locale, et en attaquant le foyer d'infection tuberculeuse, à préserver les appareils voisins, et à prévenir la généralisation.

Combattre quand la cystite est née, les phénomènes douloureux et les troubles fonctionnels vésicaux, dont la durée affaiblit le malade et altère un état général resté jusqu'alors relativement bon.

Pour hâter la guérison du foyer local, tous les agents topiques employés contre les cystites en général ont été essayés, et nous ne voulons pas les passer en revue ici, ce qui serait du reste parfaitement inutile, car le plus grand nombre a été reconnu non seulement impuissant mais nocif. Tels sont le permanganate de potasse, le nitrate d'argent, l'acide lactique, le formol, le tannin etc., etc. Aucune amélioration par l'emploi de ces agents, même avec la précaution de ne pas s'en servir sous forme de *lavages* qui mettent la vessie tuberculeuse, si sensible, en tension douloureuse, mais en *instillations*.

On a cherché à modifier la muqueuse vésicale, qui est seule prise au début de l'affection et dont la guérison peut arrêter l'évolution des tubercules dans les couches plus profondes, par des substances dont le pouvoir microbicide sur le bacille de Koch a été expérimenté et démontré pour les lésions tuberculeuses d'organes autres que la vessie. Tels sont *l'iodoforme*, *le gaïacol*, par exemple.

L'iodoforme a été longtemps considéré en chirurgie générale comme la topique spécifique de la tuberculose ; il possède en outre un pouvoir anesthésique léger. Il a été employé il y a longtemps déjà par Chandelux (de Lyon), sous forme d'*éther iodoformé*, qui avait donné de si bons résultats dans le traitement des abcès tuberculeux. Ce moyen n'a pas fourni ici des résultats bien satisfaisants, et il a pu produire certains accidents. L'éther en se volatilisant dans la cavité vésicale peut produire une surdistension dangereuse de la vessie, si la dose d'injection n'a pas été bien calculée et si la vessie a une faible capacité et des parois altérées, ce qui est le cas des vessies que nous envisageons. En outre, son action irritante sur une muqueuse déjà si sensible est très mal supportée, et peut créer une réaction inflammatoire vive.

En suspension dans la glycérine, l'iodoforme évite certains des inconvénients précédents, mais la glycérine elle-même est souvent mal tolérée par la vessie, ainsi que nous avons pu nous en rendre compte dans plusieurs cas.

L'huile iodoformée à 4 ou 5 p. 100 est assez bien supportée de la généralité des malades, et on peut en laisser dans la vessie une pleine seringue à instillation sans qu'on ait à redouter aucun accident d'intoxication iodoformée. Certains malades sont réellement améliorés par cette médication.

Le *gaïacol* est un anesthésique local beaucoup plus actif que le précédent et de durée relativement longue ; il possède aussi une action microbicide assez énergique. On peut l'employer d'ailleurs mélangé au précédent sous forme *d'huile gaïacolée iodoformée*, et suivant la formule de Picot et de Collin par exemple.

Gaïacol. 5
Iodoforme pulvérisé. . . . 1
Huile d'olive stérilisée. . . 100

(5 à 10 grammes de ce mélange à chaque séance).

Nous nous sommes bien trouvé dans un très grand nombre de cas d'une émulsion de carbonate de gaïacol dans du sulfo-ricinate de soude, qu'on mélange ensuite au degré de dilution qu'on veut, avec de l'eau bouillie et dont on injecte 5 ou 10 centimètres cubes dans la vessie doucement lavée et évacuée au préalable. Ces injections sont renouvelées deux ou trois fois par semaine pas davantage, et au bout de six ou huit de ces injections, nous avons souvent vu les douleurs, la pollakiurie diminuer sensiblement. les urines s'éclaircir, et surtout les hémorrhagies être très heureusement influencées par ce topique. Si aucune amélioration ne s'est produite après ce nombre d'injections, il est inutile de continuer, le médicament ne donnera rien. Ce que nous pouvons dire en tous cas, c'est que nous n'avons jamais vu, non pas des accidents. mais de simples malaises qui pùssent être mis sur le compte de cette thérapeutique. Si elle n'est pas toujours efficace. elle n'est sûrement pas nocive.

M. Guyon a appuyé dans ces dernières années de sa haute autorité, *les instillations de sublimé*. Ce n'est pas à dire tant s'en faut que ce moyen réussisse toujours, et qu'il faille en faire le topique infaillible de la tuberculose vésicale, et M. Guyon l'a fort bien dit lui-même ; mais c'est un excellent modificateur des lésions encore au début, dans beaucoup de cas, tout au moins, dans ceux notamment où il paraît bien toléré et ne détermine pas de réaction inflammatoire ou de douleurs trop vives. Il en est. en effet, qui ne peuvent pas le supporter.

On fera la solution de sublimé dans l'eau stérilisée, sans addition d'alcool comme on fait pour favoriser la dissolution ordinairement. Le titre de la solution sera de 1/5000 aux premières instillations, mais on pourra l'élever à 1/2000, ou même plus haut encore, jusqu'à 1/1000, pas au delà. X à XXX ou XL gouttes de cette solution sont déposées deux ou trois fois par semaine au voisinage de l'orifice urétro-vésical.

Les résultats de cette thérapeutique sont parfois extrèmement rapides et remarquables, comme nous en avons pu nous rendre compte dans nombre de cas. Les urines s'éclaircissent, les hémorrhagies disparaissent, et après une période de réaction plus ou moins douloureuse et longue suivant les sujets, les envies pressantes d'uriner, les douleurs diminuent. D'autres fois, malgré toutes les précautions et avec de faibles doses même, l'agent n'est pas supporté, et les malades qui ont trop souffert après les premières instillations, refusent de continuer.

L'eau oxygénée, à faible titre, a été conseillée, comme modificateur puissant de la vitalité de la muqueuse vésicale, pour y activer la circulation et, en changeant la nutrition d'un terrain, « brûler » le tubercule. Elle ne nous a jamais bien réussi. Très douloureuse parfois, elle donne lieu aussi à des distensions douloureuses brusques de l'organe par le dégagement de gaz qu'elle provoque, et ne nous a pas paru créer des modifications bien appréciables pour l'évolution du tubercule. Faut-il toujours employer ces topiques et chercher la guérison du foyer, dès que la tuberculose vésicale est soupçonnée, alors qu'il n'existe que quelques troubles fonctionnels légers, et que la cystite proprement dite n'a pas encore apparue?

Évidemment, le simple sondage lui-même doit être employé avec beaucoup de réserve chez de tels malades, et comme on peut faire le diagnostic complet de l'affection sans s'en servir, beaucoup de praticiens et même des plus autorisés, conseillent de ne pas l'employer sans indication nette. Mais tout dépend ici des conditions dans lesquelles se présente le malade, et c'est au médecin avisé de saisir les indications ou les contre-indications à une thérapeutique active, sur des sujets en apparence semblables, puisqu'ils ont la même affection, mais souvent très différents dans le fond.

Voici un malade, au début de l'affection, mais qui est inquiet, nerveux, qui réagit déjà énormément, sans avoir de lésions bien graves encore ; si vous ne lui faites rien que le traitement général, il croira que vous ne saisissez pas son mal, que vous le traitez à côté, et il s'en ira ailleurs. Si vous ne faisiez que le perdre, il n'y aurait que demi mal, mais il risquera de sombrer entre les mains de gens moins instruits que vous qui le traiteront, eux à outrance, et vous lui auriez rendu un grand service, en lui faisant à de rares intervalles quelques instillations légèrement modificatrices, du genre de celles que nous avons décrites ou même simplement calmantes pour une demi-journée (instillation d'une solution légère d'antipyrine par exemple, ou de morphine, ou même un lavage d'eau bouillie ou d'eau boriquée avec précaution, et sans distendre la vessie). Vous pouvez également avoir la main forcée par des besoins très pressants d'uriner, qui gênent la profession du malade, par des hémorrhagies un peu trop répétées qui effraient le sujet, et vous devez alors essayer de faire quelque chose, quitte à vous arrêter si le traitement ne fait rien ou vous paraît nuisible.

Voici au contraire un malade qui a les mêmes lésions vraisemblablement, mais qui les supporte bien, qui ne s'en plaint pas outre mesure ou qui a réellement, par le fait de son tempérament plus calme ou plus résistant, par le siège différent de ces lésions qui touchent des points moins sensibles de la vessie, a beaucoup moins de souffrances que le précédent. Laissez-le avec son traitement médical et général, sans le toucher.

Il y a enfin la question *de milieu*. Si vous êtes bien installé pour le traitement, que vous soyez sûr de l'asepsie de vos instruments et de vous-même, et que vous ne puissiez nuire au malade par le seul fait de le sonder dans de mauvaises conditions, agissez ; sinon, abstenez-vous bien entendu : *primo non nocere*.

Sauf toutes ces réserves, le traitement direct, mais prudent, de la tuberculose vésicale encore à son début, peut donner de bons résultats, et puissamment aidé du traitement général, permettra aux lésions de se circonscrire, de ne pas devenir trop profondes et de préserver dans une certaine mesure les appareils voisins.

Les gros accidents sont survenus maintenant, la

véritable cystite tuberculeuse est née, qu'allez-vous faire ?

Ici, c'est le malade qui vous réclame un traitement énergique et vous force la main, en proie aux douleurs terribles que nous avons signalées, tourmenté nuit et jour par d'incessants besoins d'uriner. Son état général s'altère, indépendamment de toute généralisation tuberculose, du fait même de ses souffrances. il faut le préserver.

Les moyens précédemment indiqués sont encore certainement de mise ici, et peuvent amener l'amélioration, surtout si le malade n'a pas encore été traité localement. Mais c'est alors qu'ils sont souvent mal tolérés ; la vessie, ulcérée et en état de contracture douloureuse presque permanente. ne supporte aucune cautérisation si légère soit-elle : les douleurs qui suivent l'injection même très faiblement dosée de volume et de titre, sont si vives que le malade refuse la continuation du traitement.

C'est alors que de simples lavages à *l'eau bouillie tiède* faits très doucement tous les deux ou trois jours, proportionnellement à la capacité réduite de la cavité vésicale. et en évitant de jamais mettre la vessie en tension, sont souvent le seul traitement supporté et qui rend service en aidant la vessie à se débarrasser des exsudats fibrineux. des grumeaux caséeux, des petits caillots qu'elle peut renfermer, et en empêchant l'aggravation de l'infection vésicale par le séjour prolongé et la décomposition de ces produits de déchet.

Nous avons maintes fois vu un soulagement marqué à la suite de ces petits lavages innocents, faits avec les précautions indiquées, alors que tous les autres moyens topiques avait été mis en échec.

Si rien ne fait et que la situation reste aussi tendue, le moment est venu de proposer l'intervention chirurgicale. Les méthodes visent ici un double but.

1° Soit le traitement radical, *curatif* des lésions bacillaires ;

2° Soit le traitement *palliatif* dirigé surtout contre la pollakiurie et les douleurs.

Le traitement curatif n'a pas encore, semble-t-il de véritables succès à son actif, succès durables s'entend, car nous ne parlons pas des succès opératoires qui, ici comme ailleurs en chirurgie, satisfont à juste titre l'amour-propre du chirurgien, mais ne changent pas grand'chose à l'avenir des malades. Or, le grand défaut de la plupart des opérations publiées de cure radicale de la tuberculose vésicale, c'est précisément de nous entretenir seulement des résultats immédiats ou ne dépassant pas deux ou trois mois au plus après l'intervention ; elles sont muettes sur les résultats éloignés.

On a fait comme opérations radicales, *l'excision complète* de la muqueuse vésicale malade (Delagénière) et même *l'extirpation totale* de la vessie (Trendelenbourg) suivie de l'abouchement des uretères dans l'S iliaque, ou de leur essai d'implantation sur la partie profonde de l'urètre.

La première de ces opérations est rationnelle,

puisque les tubercules poussent dans la vessie de dedans en dehors, et ne débutent pas par les couches pariétales, mais bien par la muqueuse. Elle est relativement économique aussi, puisque les parois du réservoir restent intacts au-dessous de la muqueuse enlevée et que l'ablation de celle-ci, quoique large et parfois généralisée à toute la muqueuse, comme dans la méthode typique de Delagénière, peut à la rigueur être limitée aux points qu'on trouve malade tout en les excisant largement. Toutefois, elle ne nous paraît guère applicable aux cas de la période avancée que nous avons précisément en vue ici ; elle serait plutôt applicable aux cas opérés de bonne heure, avec des lésions peu profondément étendues encore. Comment prétendre faire une extirpation de la muqueuse seule, dans des vessies profondément ulcérées, où la muqueuse a précisément disparu en nombre de points, et où le tubercule a déjà attaqué sérieusement les parois sous-jacentes ?

La seconde opération est moins grosse qu'elle ne paraît de prime abord. Il faut se rappeler qu'on n'a pas affaire ici à de larges vessies dont la dissection et l'ablation méthodique demanderaient beaucoup de temps et d'assez grands délabrements ; on n'a qu'à se représenter ces vessies infiniment réduites de volume, ratatinées sur elles-mêmes, qu'on trouve grosses comme des noix derrière le pubis, et dont l'amputation peut se faire beaucoup plus rapidement. Mais, la question de la suppression totale et définitive du réservoir de l'urine fait réfléchir pour l'avenir, et les implantations urétérales qui doivent faire forcément le second temps de l'opération, sous peine d'avoir à l'hypogastre une double fistule urétérale des plus ennuyeuses pour plus tard, ne sont pas des opérations faciles et bien sûres dans leurs résultats.

Aussi, les chirurgiens qui ont préconisé ces méthodes radicales ne semblent pas avoir été suivis volontiers, et à l'heure actuelle elles n'ont pas la faveur.

Les *méthodes palliatives* au contraire sont des plus intéressantes à étudier et c'est à elles qu'il convient d'avoir recours dans l'immense majorité des cas, car si elles ont des échecs à leur compte, leurs succès relatifs ne se comptent plus aujourd'hui.

Variables comme procédés particuliers, comme siège du foyer opératoire, comme manœuvres secondaires ou accessoires, elles se résument toutes *dans l'ouverture de la vessie.*

Les uns l'ouvrent à *l'hypogastre* (taille verticale ou transversale suivant les chirurgiens) ; les autres l'ouvrent par *le périnée* ; chez la femme enfin, on l'ouvre de préférence par la *voie vaginale.*

La taille haute, surtout transversale, permet évidemment *de voir* les lésions, de parcourir et d'exposer une partie plus ou moins grande de la surface interne de la vessie ; on pourra donc, si on ne juge pas l'ouverture vésicale suffisante par elle-même pour obtenir un bon résultat, râcler, cautériser ou toucher avec les agents topiques qu'on jugera convenables les foyers tuberculeux crus ou les ulcérations qu'on mettra à découvert. On pourra aussi, en suturant la vessie à la peau à l'exemple de Poncet, essayer de créer une fistulisation durable de la vessie (cystotomie-sus-pubienne) ; mais ici la vessie est profonde, retractée derrière le pubis friable, et cette suture sera souvent illusoire.

En tous cas, et même si on ne fait aucune maneuvre accessoire après la taille, la grosse indication est remplie ici, comme pour toute cystite douloureuse, et il y a longtemps qu'elle a été formulée par Guyon et son élève Hartmann : la vessie est supprimée temporairement comme cavité close et comme fonction ; elle est mise au repos, sa tension douloureuse, ses contractions disparaissent, les douleurs vésicales sont supprimées ou rendues insignifiantes.

La *taille périnéale* a longtemps cédé le pas à la précédente dans les cystites douloureuses. Depuis une dizaine d'années elle est rentrée en faveur (1) et cela pour les raisons suivantes. La taille haute ouvre la vessie largement, c'est vrai, mais ne la draine pas : malgré la fistule hypogastrique, les produits purulents restent encore longtemps en contact avec le plancher vésical, avant d'être éliminés. En outre, dans les cas fréquents où les lésions tuberculeuses ont envahi le col vésical lui-même, c'est-à-dire l'urètre prostatique, certaines douleurs, certain ténesme peuvent encore persister malgré la taille hypogastrique. On voit de ces malades, qui ont encore après elles, des

---

(1) Legueu, à Paris ; Augagneur, Rochet, à Lyon, ont insisté sur ses avantages.

étreintes du côté de l'urètre profond, des brûlures vives dans le fond du périnée, et qui chassent encore, de temps en temps, au prix de souffrances plus ou moins vives, quelques gouttes d'urine par l'urètre.

La taille basse faite par ouverture large de l'urètre profond, avec large section interne du sphincter prostatique par le lithotome double du frère Côme par exemple, et avec mise à demeure ensuite d'un gros drain périnéal les premiers temps qui suivent l'intervention, fait tomber le spasme du col mieux que la taille haute, draine beaucoup mieux la vessie, et si elle ne met pas celle-ci aussi complètement en repos que la précédente supprime néanmoins la douleur de ses contractions qui ne viennent plus buter sur un sphincter fermé, mais tombent vite devant la porte périnéale largement ouverte.

Évidemment, elle ne permet pas de voir les lésions vésicales, et d'agir sur elles topiquement. Mais, encore une fois, la grosse indication ici c'est la *suppression des contractions douloureuses de la vessie* c'est *l'écoulement de l'urine rendu facile* et sans le secours de ces contractions. Nous n'attachons, avec la majorité des chirurgiens, pas grande importance à ces attouchements directs de la muqueuse vésicale malade, au cours de l'opération. La modification ainsi obtenue est bien éphémère. Le curettage léger des points les plus malades nous a paru cependant une bonne manœuvre accessoire au cours de la taille hypogastrique.

Est-ce que les lésions vésicales tuberculeuses

mises à l'air ont plus de tendance à guérir, par le simple fait de cette exposition, comme il arrive pour d'autres lésions tuberculeuses, celles du péritoine en particulier ? Peut-être, mais le fait n'est pas nettement démontré pour la vessie.

Un inconvénient, pas très rare, de l'ouverture vésicale dans la tuberculose, et chez les sujets un peu affaiblits déjà c'est la tuberculisation de la plaie, soit hypogastrique, soit périnéale qui s'inocule au contact de l'urine tuberculeuse.

Nous avons observé quelquefois ce fait, et il nous a paru que cette inoculation était d'un pronostic grave.

Chez la femme avons-nous dit, on préfère la *cystotomie vaginale*, qui draîne très bien la vessie, qui est très simple comme opération, mais qui a l'inconvénient d'une fistule vésico-vaginale.

Quel que soit le procédé employé, les méthodes palliatives que nous avons passées en revue sont encore à l'heure actuelle, le vrai traitement des cystites douloureuses.

Malgré l'inconvénient des fistules urinaires qui en résultent, de façon durable souvent, malgré la continuation possible des lésions tuberculeuses dans ces vessies ouvertes, et même dans certains cas l'envahissement progressif des autres organes voisins ou éloignés, par la tuberculose, elles rendent la vie supportable aux malades gravement atteints par la cessation de leurs tortures de ténesme, elles mettent ceux qui sont moins sérieusement touché dans des conditions toutes nouvelles pour faciliter l'action du traitement général et médical, elles leur rendent le sommeil, l'espoir, et certains de ces malades peuvent encore, sinon guérir, au moins vivre longtemps et sans trop de souffrances.

II

Troubles urinaires du Tabès.

Les troubles mictionnels sont presque constants dans le tabès, à un degré plus ou moins accentué, bien entendu. Ils peuvent apparaître à toutes les périodes de l'affection, et font même partie de symptômes révélateurs des pré-tabès.

Ils sont assez différents quand on y regarde d'un peu près.

Le plus fréquemment c'est *de la rétention* qu'on observe ; incomplète généralement, complète dans des cas très rares seulement ; avec distension ou sans distension notable ; avec ou sans incontinence. La classification de la rétention par hypertrophie prostatique peut s'appliquer tout à fait aux cas qui nous occupent.

L'incontinence qu'on observe alors est, comme chez les prostatiques, une incontinence par regorgement (1). Nous verrons plus loin comment on peut expliquer la rétention chez les ataxiques.

(1) Th. de Rians, Lyon, 1899.

12

Indépendamment de ces grands troubles communément observés par ailleurs, on en observe d'autres assez spéciaux au tabès. Parfois, c'est seulement une difficulté plus ou moins considérable à émettre le premier jet d'urine. Au début de la miction, le malade est obligé de pousser avec force et plus ou moins longtemps avant que l'urine ne jaillisse au dehors ; puis, la miction commencée s'effectue à peu près normalement. D'autres fois, et malgré un besoin pressant, le malade a beau insister, rien ne vient ; il prend alors des attitudes bizarres pour faciliter la miction, il s'accroupit, il se presse le ventre, etc.; en fin de compte, il renonce et renvoit l'acte à plus tard. Mais souvent alors, dès qu'il s'est éloigné de l'urinoir, des gouttes arrivent, ou même une notable quantité d'urine, qui souille ses vêtements. Ou bien encore la miction se fait, mais lentement, péniblement, sans force, et incomplètement, car la pression sur l'hypogastre est nécessaire pour achever l'évacuation.

Dans d'autres cas, enfin, c'est par à-coups, par saccades séparées par des temps d'arrêt plus ou moins longs, que l'urination s'opère.

A côté de ces troubles de la miction proprement dite, il existe des cas où ce sont *les douleurs* vésicales et vésico-urétrales, qui dominent la scène. Le malade se plaint de ténesme, d'envies fréquentes et impérieuses d'uriner que la miction ne soulage guère. Il accuse des élancements douloureux dans le périnée le long de l'urètre, à l'hypogastre, dans les aines, parfois même de véritables coliques vésicales.

Ces douleurs surviennent souvent sous forme d'accès, de crises subites, qui durent plus ou moins longtemps et se répètent à intervalles plus ou moins rapprochés et ont une assez grande analogie avec les douleurs fulgurantes qu'on connaît aux membres inférieurs.

C'est surtout dans le pré-tabès qu'on a signalé ces *crises vésico-urétrales*, et Fournier, dans ses leçons, y a longuement insisté. On peut encore avoir des symptômes d'incontinence ; mais alors ce n'est plus l'incontinence par regorgement, *c'est une fausse incontinence* due aux besoins imprévus, irrésistibles d'uriner ; le malade pisse dans ses vêtements ou dans son lit, parce qu'il n'a pas le temps de prendre l'urinal. Dans les cas que Fournier à décrits comme incontinence nocturne ou le matin, au réveil, avec échappement *intermittent* d'un peu d'urine, et qui ne seraient pas du véritable regorgement, on doit voir encore de l'incontinence par rétention, mais alors sans distension, comme dans les grandes rétentions que nous signalons au début de cette étude.

Les troubles mictionnels ont été expliqués de différentes façons, et différentes causes peuvent être mises en avant, suivant les troubles observés. On a invoqué une sorte de *paresse vésicale* produisant d'abord la lenteur ou la peine à l'évacuation totale de la vessie, puis plus tard, la rétention. Celle-ci pourrait encore être produite par *l'anesthésie vésicale* qui empêche de sentir le besoin d'uriner et laisse distendre la vessie. Mais ces interprétations, surtout la dernière, paraissent plutôt théoriques que bien démontrées pratiquement. Quand on examine la vessie de ces sujets avec soin, et qu'on étudie sa force de contraction, sa sensibilité à la distension à l'aide de la manométrie par exemple, on s'aperçoit que, sauf les cas de rétention très anciens, avec grosse distension, dans lesquels le muscle vésical peut avoir laissé une bonne partie de sa force contractile et de sa sensibilité, les cas qui nous occupent sont très différents des cas où le muscle est vraiment paralysé (comme dans certaines paraplégies par exemple) et que la vigueur du muscle vésical comme sa sensibilité à la distension sont ici hors de cause ; les besoins douloureux quoique impuissants d'uriner, les étreintes et coliques vésicales, si fréquentes chez l'ataxique en sont encore des preuves. Si les efforts de miction restent vains parfois, ou si la miction est si troublée, c'est ailleurs qu'il faut en chercher la cause, et cette cause réside très vraisemblablement dans *une incoordination motrice du sphincter urétral strié* (Augagneur), analogue à celle qui frappe les muscles des membres inférieurs dans l'affection que nous avons en vue, et qui est plutôt caractérisée par de l'incoordination générale que par des paralysies (1),

L'incoordination motrice a été admise déjà pour le muscle général lui-même par MM. Féré (2), et Geffrier (3). On ne peut pas refuser d'admettre l'in-

---

(1) Th. de Ribes, *loc. citato.*

(2) *Archives de Neurologie,* t. VII, 1884.

(3) *Loc. citato.*

coordination motrice de la vessie, dit ce dernier auteur, sous prétexte que c'est un muscle lisse, alors qu'on voit les crises gastriques de l'ataxique ne pas pouvoir s'interpréter autrement que par des contractures anormales antipéristaltiques de la tunique musculeuse de l'estomac ; les vomissements qu'on voit dans ces crises ne peuvent pas s'expliquer en effet uniquement par des contractions du diaphragme ou des muscles abdominaux qu'on n'a jamais signalées en pareil cas.

A côté de cette incoordination du muscle vésical lui-même qui expliquerait certains troubles mictionnels un peu spéciaux et bizarres, il faut admettre comme explication générale de la dysurie et de la rétention, l'incoordination du sphincter strié de l'urètre et lui faire la part la plus large dans l'interprétation pathogénique des cas que nous envisageons.

C'est *cette incoordination du sphincter strié qui crée vraiment la rétention.* Cette rétention n'est pas complète en général, chez l'ataxique, comme nous le faisions remarquer au début, et cela cadre bien avec l'incoordination qui n'est pas du spasme vrai, du spasme permanent comme dans d'autres affections nerveuses, et qui par conséquent ne produit pas d'obstacle complet ou permanent, entraînant par derrière une rétention ayant les mêmes caractères, mais qui amène simplement une certaine difficulté intermittente, par à-coups de la miction, laissant somme toute s'échapper pas mal d'urine, mais par

un acte interrompu et irrégulier, finissant par créer
une certaine stase incomplète en amont. Ce n'est
qu'à la longue que la vessie elle-même finit par
se fatiguer derrière cet obstacle capricieux, et se
laisse vraiment frapper par la rétention et même la
distension.

Par ce qui vient d'être dit, s'expliquent aussi tout
naturellement les troubles mictionnels variés que
nous avons rapidement passés en revue : lenteur et
intermittence de l'acte mictionnel, « miction en plusieurs temps » de Fournier, efforts vains du malade
tant que le muscle est contracturé, puis miction
facile et même involontaire quand la détente musculaire a eu lieu ; cela c'est bien de l'incoordination
motrice. L'ataxique jette sa jambe trop loin, par un
mouvement musculaire trop énergique, comme il
contracte beaucoup trop son sphincter urétral ; puis
il laisse retomber sa jambe, par une détente dont il
n'est plus maître non plus, comme il laisse inerte
son sphincter, devenu incapable de s'opposer à l'issue
de l'urine.

S'il s'agissait simplement d'une incoordination du
muscle vésical lui-même ou des muscles pariétaux,
on pourrait bien expliquer certaines bizarreries, certains à-coups de l'acte mictionnel, mais on ne pourrait comprendre que malgré le besoin intense d'uriner et les contractions énergiques du corps vésical et
de la paroi abdominale, l'urine ne sorte pas ; pour
qu'elle ne sorte pas, il faut admettre la participation
du sphincter urétral lui-même.

Des considérations pathogéniques sus-énoncées déroulent des *indications thérapeutiques chirurgicales* réelles. Les troubles urinaires chez les ataxiques sont toujours justiciables de l'action directe, très souvent de l'action chirurgicale vraie. Les malades forcent du reste souvent la main de leur médecin dans ce sens; ce qui les ennuie et préoccupe le plus dans leur maladie, ce sont les troubles urinaires.

Prenons les troubles de rétention et d'incontinence par regorgement. Pour ceux-là, aucun doute n'est possible. Il faut traiter ces malades comme des prostatiques, par le cathétérisme évacuateur qui combat les accidents de stagnation urinaire ; par le cathétérisme suivi d'injections détersives ou modificatrices, si l'infection vésicale coïncide avec la rétention. On a accusé le cathétérisme de produire chez de tels malades l'infection urinaire précisément et la cystite chronique qui l'accompagne. N'avait-on pas fait le même reproche au cathétérisme dans la rétention d'origine prostatique? Et ne sait-on pas maintenant au contraire que le meilleur moyen d'éviter l'infection, c'est d'assurer l'évacuation et de faire cesser ainsi cet état congestif des voies urinaires qui favorise si puissamment leur inflammation, comme l'a bien démontré notre maître Guyon? Ne sait-on pas d'ailleurs que l'asepsie doit être faite ici avec toute la rigueur possible, et que grâce à elle on peut éviter les accidents infectieux rapides et graves qui suivaient autrefois de très près les premiers sondages? Sans doute, même avec les précautions aseptiques les mieux entendues, on peut voir les urines, claires jusque-là, devenir louches et même purulentes, quand on a mis la sonde dans la vessie à l'état de rétention avec distension (et c'est là, soit dit en passant un phénomène très curieux et mal expliqué encore chez ces malades distendus; (mais on sait aussi que ces troubles de l'urine ne sont pas très méchants, qu'ils ne s'accompagnent guère de symptômes d'infection générale, qu'ils sont très bien supportés par le malade, et qu'ils finissent même par s'atténuer ou disparaître, quand on continue d'assurer l'évacuation régulière de la vessie, et qu'on y ajoute au besoin des lavages faiblement antiseptiques ou modificateurs.

Avec l'évacuation régulière de la vessie et qui comporte, comme pour les prostatiques, un nombre quotidien de sondages, très variable suivant les cas particuliers, suivant les moments pour le même sujet, qu'on peut même interrompre pendant un certain temps quand la vessie a repris sa fonction de façon satisfaisante, on fait cesser l'*incontinence* par regorgement, infirmité si pénible pour beaucoup de ces malades, encore jeunes et actifs d'ailleurs, et qui sont obligés parfois de quitter un emploi, de s'isoler, pour lesquels par conséquent c'est un vrai malheur.

Nous avons dit ce que nous pensions de l'incontinence non liée à la rétention chez de tels malades. C'est de la fausse incontinence, liée à de la pollakiurie impérieuse et irrésistible, dans laquelle le malade n'a pas le temps de prendre ses précautions, et qui provient soit d'une poussée de cystite aiguë, soit de phénomènes d'hyperesthésie du col vésical. Pour la première, le traitement de la cystite sera mis en œuvre; pour la seconde, on s'adressera aux traitements que nous décrirons plus bas à propos des crises douloureuses de l'affection. Mais nous tenons à répéter qu'il faut bien se méfier ici, et qu'*avant de prononcer le nom d'incontinence indépendante de rétention, il faut commencer par sonder son malade.* On sera tout surpris de constater dans l'immense majorité des cas que telle vessie qu'on croyait vide à la suite de prétendues évacuations involontaires ou très rapprochées les unes des autres, est en réalité une vessie à demi-pleine et qui ne se vide que très imparfaitement. En l'aidant par le cathétérisme, l'incontinence disparaitra; c'était donc de la rétention méconnue.

Le cathétérisme, non plus évacuateur, quand il n'y aura pas d'incontinence, que la vessie se videra suffisamment, et que les troubles urinaires ne pourront plus être mis sur le compte de la rétention, et qu'il s'agira des troubles mictionnels plus ou moins bizarres que nous avons énumérés, sera encore souvent utile comme modificateur direct du désordre sensitivo-moteur de l'urètre profond et du col de la vessie. Il nous est arrivé souvent de voir des troubles mictionnels, même des crises vésico-urétrales douloureuses, être supprimées pour un certain temps, ou notablement améliorées par le passage

du cathéter, et en particulier d'un gros cathéter
métallique. Il semble que l'instrument exerce là une
sorte de *massage bienfaisant* sur la muqueuse urétro-
cervicale hyperesthésiée, de dilatation sédative sur
l'appareil sphinctérien contracturé. La pollakiurie
cesse, la dysurie s'amende et la miction devient
plus régulière. On peut du reste aider à ce résultat
par l'adjonction de certaines pommades calmantes
ou légèrement astringentes dont on enduit la surface de la sonde (pommades cocaïnées, belladonées,
ichthyolées, gaïacolées, etc.). On peut encore retirer
bénéfice, dans les cas plus rebelles et réfractaires
aux moyens précédents, de la dilatation large de
l'urètre profond avec une sonde hautement dilata-
trice, celle de Kaullmann par exemple. Nous avons
ainsi obtenu parfois de bons résultats.

Le cathétérisme n'est du reste pas toujours constamment facile chez l'ataxique, précisément à cause
de l'incoordination du sphincter et du spasme urétral. C'est chez lui qu'on observe souvent *le rétrécissement dit spasmodique.* On voit de ces malades, chez
lesquels la véritable cause nerveuse des accidents
urinaires ayant été méconnue, le diagnostic s'est tout
à fait égaré, et qu'on a traité pour des rétrécissements
vrais avec rétention derrière le rétrécissement, cystite
consécutive, etc. Je me souviens d'un malade très
net de ce genre.

Comme on le prévoit pour un rétrécissement semblable, la sonde est arrêtée dans la portion périnéale
de l'urètre et le spasme ne cède que très difficilement

parfois. Comme pour tout rétrécissement spasmodique également, ce sont les grosses sondes seules qui ont chance de vaincre le spasme ; plus on agace le canal avec des petites bougies, plus la contracture est tenace. Nous avons vu que ce spasme n'est du reste pas continu ; de temps en temps il cesse et le cathétérisme est très commode ; quand il existe, il peut y avoir certaines difficultés à sonder le malade, et cela est assez utile à connaître en pratique, car on ne peut guère confier en sécurité le cathétérisme régulier de ces malades à un infirmier par exemple, à un membre de sa famille, etc; le médecin sera souvent astreint à le sonder lui-même.

Pour supprimer les ennuis du cathétérisme indéfiniment prolongé dans ces cas de rétention vraiment incurable, pourrait-on songer à la *cystostomie sus-pubienne ?* Évidemment elle aurait l'avantage de supprimer un assujettissement des plus fastidieux chez un malade qui n'est pas encore un vieillard et qui en a pour de longues années encore à le subir, mais, d'autre part, réfléchissons à ce qu'on cherche par le cathétérisme en somme. On cherche bien à évacuer la vessie pour éviter sa distension progressive, pour éviter la dilatation ascendante, pour désinfecter sa cavité, etc., et ces différents buts, la cystostomie les atteindra comme lui ; mais on cherche aussi, et même surtout, en se plaçant au point de vue des désirs du malade, et de la suppression de ce qui le chagrine le plus, à faire cesser l'incontinence diurne et nocturne qui fait le tourment d'un homme jeune encore. Or, faire la cystostomie, ce sera remplacer une incontinence par les voies naturelles, très acceptable, très supportable, par une fistule urinaire dont l'existence comporte beaucoup plus d'inconvénients (entretien et nettoyages du méat hypogastrique, soins de la peau avoisinante pour éviter l'érythème, les excoriations, appareil beaucoup plus compliqué que l'urinal pénien, etc). Le malade ne serait pas satisfait de l'échange ; et nous en avons vu, de cette catégorie et jeunes encore, qui, une fois fistulisés au pubis, n'avaient qu'une préoccupation et qu'une demande incessamment renouvelée au chirurgien les ayant opérés, celles de faire boucher leur fistule.

On a essayé d'agir sur les troubles mictionnels ou douloureux de l'ataxique par des *instillations* déposées sur le col vésical et dans l'urètre profond.

Ces instillations seront faites, à intervalles plus ou moins rapprochés, avec des solutions calmantes (solutions cocaïnées par exemple) ou légèrement caustiques ou astringentes pour modifier la sensibilité de l'urètre profond (nitrate d'argent faible, protargol, sulfate de zinc, etc.). Nous n'avons jamais retiré grand bénéfice de cette thérapeutique.

L'électricité a été aussi parfois employée sous forme de courants faradiques ou continus, soit simplement à l'extérieur avec application hypogastrique ou périnéale, soit avec un pôle introduit dans l'urètre profond ou dans la vessie. Elle ne semble pas avoir donné de bons résultats.

Malgré ces petits traitements locaux, malgré les

autres moyens médicaux (suppositoires calmants, lavements chauds, révulsifs divers sur le périnée ou l'hypogastre, etc.) la situation de certains de ces malades ne s'améliore guère ; et ce sont surtout ceux qui souffrent de violentes crises vésico-urétrales qui réclament un traitement plus actif, et que seule l'action chirurgicale peut soulager.

La *taille hypogastrique* ne fait rien ou presque rien contre ces formes douloureuses qui ne sont pas des cystites à proprement parler et qui n'ont rien à faire avec des lésions vésicales vraies, simplement inflammatoires ou ulcéreuses comme dans les véritables cystites douloureuses, mais qui sont sous la dépendance ou de désordres nerveux dans le fonctionnement des muscles périnéaux, de contractures douloureuses de ces muscles, ou de névrites des nerfs vésicaux sensibles à la douleur, c'est-à-dire des nerfs du col (orifice urétro-vésical et urètre profond).

Pour les soulager, *il faut intervenir sur le périnée profond et sur le col vésical. La dilatation ou l'incision* de ce col réussissent généralement très bien, et souvent de façon durable. Une fois le périnée ouvert comme pour une boutonnière urétrale périnéale, on introduit, dans l'urètre profond, si on veut simplement dilater, la série des bougies d'Hégar par exemple, ou le dilatateur de Dolbeau, ou le doigt; si on veut inciser, on pousse dans la vessie un lithotome double qu'on retire pour faire la section sphinctérienne au retour, avec ses lames suffisamment écartées pour trancher l'épaisseur du sphincter.

Nous étudierons en détail, dans un autre chapitre, cette question des sphinctérotomies, et les résultats qu'elles donnent.

La *dilatation forcée de l'anus* a été conseillée et pratiquée dans certaines formes douloureuses de l'affection qui s'accompagnent de spasme, de crampes du périnée tout entier, avec ténesme aussi bien anal que vésical. Évidemment, cette opération qui agit si bien sur le sphincter anal peut avoir de bons effets à distance sur le sphincter vésical ; c'est du nerf honteux interne, c'est des filets sympathiques du plexus hypogastrique, que partent les branches qui vont aux deux sphincters, liés étroitement dans leurs réactions cliniques, et l'action thérapeutique de l'élongation ou de la déchirure nerveuse qu'entraîne la dilatation forcée du sphincter anal, doit aussi retentir heureusement sur le sphincter vésical. De fait, cette intervention a donné parfois de bons résultats.

III

Les principaux modes opératoires
des diverses catégories de fistules vésico-vaginales.

Les fistules vésico-vaginales sont très différentes de formes, de dimensions, de siége, etc., mais on peut cependant les classer en quelques groupes principaux permettant bien l'étude méthodique de leur thérapeutique chirurgicale, et de varier le procédé opératoire suivant la variété de fistule observée.

On peut adopter par exemple les catégories suivantes :

1° Fistules vésico-vaginales situées pas trop haut, n'atteignant pas le cul-de-sac antérieur du vagin ;

2° Fistules haut situées, mais ne comprenant pas cependant le col utérin lui-même ;

3° Fistules comprenant le col utérin sur une petite étendue seulement, ayant entamé seulement la lèvre supérieure du col (*F. juxta-cervicales*) ;

4° Fistules débouchant dans la cavité utérine elle-même (*F. intra-cervicales*).

Avant d'étudier les différents procédés opératoires entre lesquels on aura à choisir, il y a tout d'abord des *précautions opératoires générales*, communes à plusieurs procédés.

Le point fondamental dans l'opération de la fistule vésico-vaginale, *c'est d'y voir clair* et *de manœuvrer à l'aise* pour l'avivement et la suture. On cherchera à extérioriser autant que possible le champ opératoire, et, pour ce faire, non seulement il faut que la position donnée à l'opérée soit commode pour l'œil et le doigt du chirurgien, mais il faut attirer ce champ opératoire à l'extérieur à l'aide d'une traction opérée sur le col utérin.

De bonnes pinces à griffe placées sur ce col le feront descendre peu à peu, par traction lente et soutenue dans le vagin, et avec lui la cloison vésico-vaginale. Pendant qu'un aide maintient cette descente, le chirurgien opère à son aise sur la fistule venue ainsi tout près de la vulve. Plus de manœuvres profondes et dans un puits, où les instruments et la vue se perdaient, imposant une fatigue énorme au chirurgien, et où de véritables tours de force étaient parfois nécessaires pour arriver à placer un ou deux fils, mal placés le plus souvent, et avec un avivement imparfait aussi. Plus de ces instruments compliqués, longs et difficiles à manier (pinces spéciales, ciseaux spéciaux, bistouris spéciaux, chasse-fils, etc.).

On ne met plus guère non plus la malade en position génu-pectorale, comme on l'avait recommandé autrefois. Cette position éclaire peut-être mieux le champ opératoire, mais ce détail a moins d'importance aujourd'hui qu'on attire ce champ vers l'extérieur, au lieu de le laisser au fond du vagin, et ce petit avantage est largement compensé par les gros inconvénients d'infliger à l'opérée une position très pénible si on ne l'endort pas, ou de ne pouvoir l'endormir dans cette situation.

On mettra donc la femme sur le dos, les jambes fléchies sur les cuisses, elles-mêmes fortement fléchies sur le bassin, et celui-ci regardant en haut par son détroit inférieur, c'est-à-dire dans la position de la prostatectomie périnéale.

Une large valve de Sims écarte le vagin et abaisse la paroi postérieure du vagin, pas trop enfoncée cependant et s'arrêtant au niveau où on a jugé bon d'arrêter la traction du col utérin par en bas. Le même aide tient cette valve et les pinces qui tirent le col.

De cette façon le champ opératoire est bien sous les yeux et sous les doigts.

On reconnaît le siège exact de la fistule (ou des fistules, car elles peuvent être multiples), ses dimensions, ses rapports visibles avec le col utérin, avec le trajet présumé des uretères, l'état des tissus qui l'environnent.

Si la fistule large et haut placée paraît avoir intéressé les uretères, on pourrait chercher à placer une sonde dans ces conduits en partant de la fistule; on aurait de la sorte le meilleur renseignement sur la participation urétérale à la fistule, et alors on se conduirait en conséquence. Ces règles opératoires générales étant établies, voyons maintenant comment il faut modifier les détails de l'opération suivant les principales catégories que nous avons établies.

Première catégorie.

Le procédé classique, il y a une dizaine d'ans encore, était l'avivement en biseau, ou plutôt *en cuvette*, de la paroi vaginale seule de la fistule, *sans toucher à la muqueuse vésicale*, sur 1 centimètre environ, et suivie de la suture (au crin de Florence, à la soie, ou au fil métallique) de deux surfaces cruentées opposées, et avec un nombre de points variable suivant les dimensions de la plaie. Telle était la *méthode américaine* (1), grand progrès sur les méthodes anciennes qui comprenaient la muqueuse vésicale dans l'avivement (ce qui, en cas d'échec, augmentait encore l'étendue des désordres et la dimension de la fistule), et qui, n'avivant la fistule que *sur ses bords*, n'offraient pas de *larges surfaces* à adosser. Tels étaient les principes fondamentaux de la méthode, sans tenir compte des modifications de détail variant avec chaque cas particulier et chaque chirurgien.

(1) Attribuée à Marion Sims.

Les grands temps principaux étaient les suivants.
Pincer les bords de la fistule avec une longue pince à
griffe et tracer autour d'elle une zone d'avivement de
un petit travers de doigt de large environ. Cet avivement sera fait obliquement, en biseau, en allant de la
périphérie vers le centre, en comprenant la muqueuse vaginale et la couche musculaire de la vessie,
venant mourir sur la muqueuse vésicale de la fistule ;
« on a alors une surface cruentée en entonnoir dont
le fond est représenté par les lèvres vésicales de la
fistule primitive » (Chalot) (1).

Placer les fils à suture, en réunissant ordinairement la plaie dans le sens antéro-postérieur. Les fils
seront suffisamment rapprochés (5 millimètres environ de distance). Enfoncée à 1/2 centimètre en
dehors de la zone d'avivement, l'aiguille qu'on aura
choisie sera dirigée à travers les tissus vers le fond
de l'entonnoir, vers la fistule primitive et ressorti-
ront *au-dessous de la muqueuse vésicale* ; ils suivront
sur l'autre lèvre de la plaie un chemin exactement
inverse. Ces fils seront soit des fils de soie, soit des
fils métalliques, soit des crins de Florence, au gré
du chirurgien.

Nouer les fils *sans trop serrer*, pendant qu'un aide
refoule avec un corps mousse (l'extrémité d'une sonde
cannelée par exemple) les surfaces cruentées du côté
de la vessie, pour bien les faire coapter.

Mettre un pansement vaginal et placer une sonde

(1) *Traité de Chirurgie et de Médecine opératoire*, O. Doin, Paris,
1900.

à demeure, ou faire le cathétérisme intermittent, comme il sera dit plus loin.

Les sutures seront enlevées ordinairement du huitième au dixième jour.

La méthode du *dédoublement* est d'origine française et assez ancienne, puisque Gerdy autrefois, et longtemps après lui Duboué (de Pau) en avaient tracé les lignes principales (1). Depuis lors Von Hertz, Fritsch, Sanger, Fenomenoff etc., l'ont successivement recommandée. Mais c'est Ricard qui, en France s'en est fait le principal champion, et en a définitivement réglé les temps opératoires (2).

Les succès dûs à cette méthode ne se comptent plus, et ont détrôné la méthode américaine. Elle consiste essentiellement et schématiquement dans les temps suivants :

1° Incision circulaire sur le contour même de la fistule ;

2° Séparation par une dissection d'abord, tant qu'on est dans le tissu cicatriciel qui a fondu ensemble les parois vaginale et vésicale (normalement indépendantes l'une de l'autre et glissant l'une sur l'autre par l'intermédiaire d'un tissu conjonctif lâche), puis par un clivage facile ensuite, du plan vésical et du plan vaginal, et réfection par conséquent de l'indépendance physiologique des deux parois, que va encore maintenir le double plan de suture ci-dessous décrit ;

(1) Soc. de Chir., Paris 1861.
(2) Congrès de Chirurgie 1896.

3° Suture du plan vésical au catgut qui sera résorbé, et ne pourra donner ni abcès ultérieurs, ni calculs secondaires ;

4° Suture du plan vaginal (au fil métallique, au crin, etc.)

Avec cette méthode, *on ne sacrifie aucun tissu*, on en a autant après l'autoplastie qu'avant elle ; c'est le grand principe essentiel de conservation que ne réalise pas l'avivement à l'américaine. S'il y a un échec, l'opérateur se retrouve en face de la même quantité d'étoffe qu'auparavant.

Les opérateurs varient du reste dans les détails opératoires. Les uns (Ricard, etc.) ne mettent pas de sutures sur le plan vésical ; ils se bornent à suturer le plan vaginal ; d'autres (la majorité à l'heure actuelle) suturent la vessie, mais avec du catgut, et autant que possible avec des points passés à la Lembert dans la seule couche musculeuse sans traverser la muqueuse, pour ne pas créer d'amorce à la filtration de l'urine dans la ligne de suture. En nouant ces fils, on invagine en quelque sorte la muqueuse du côté de la cavité vésicale. Rien que par ce premier plan de suture on obtient déjà la fermeture de la vessie, et de l'eau injectée dans elle à ce moment, ne ressort plus par la fistule. Pour la suture du plan vaginal, les uns emploient du fil métallique fin, d'autres de la soie, d'autres du crin de Florence, etc. Cela a peu d'importance, car les fils de ce plan devront être tous noués du côté de la cavité vaginale, et seront enlevés vers le huitième jour. Ils seront, pour pouvoir être plus facilement enlevés, coupés assez longs après l'opération.

Braquehaye a proposé un procédé ingénieux (1) qui tient à la fois de la méthode par avivement et de la méthode par dédoublement. Voici le procédé de Braquehaye.

On fait autour de la fistule, et à une certaine distance d'elle, une incision circulaire comprenant la muqueuse vaginale seule. L'îlot de muqueuse ainsi délimité est ensuite disséqué de la périphérie vers le centre en s'arrêtant à 3 millimètres environ de l'orifice fistuleux, à la limite du tissu cicatriciel de cet orifice ; on a alors une sorte de collerette muqueuse restée adhérente par un petit pédicule à la fistule. On relève alors cette collerette de telle façon que sa surface muqueuse soit retroussée du côté de la vessie et que sa surface cruentée s'adosse à elle-même ; on assure cet adossement, qui se fait sans tiraillement à cause de la conformité bien largement flottante de la collerette, par des catguts qui la traversent *sans pénétrer dans la vessie* pour ne pas permettre l'infiltration de l'urine. Reste du côté du vagin une large surface avivée résultant de la dissection de la collerette ; on en réunit aussi les bords opposés par des soies ou des crins de Florence, et on a ainsi un double plan de sutures.

On a donc, théoriquement tout au moins, (car. pratiquement, une partie de la collerette retroussée

(1) Congrès français de Chirurgie. 1899.

du côté de la vessie se sphacèle parfois) réalisé le principe qui doit toujours guider en l'espèce « ne rien exciser, ne créer aucune perte de substance nouvelle, et faire que la quantité de tissus reste la même après comme avant l'opération ».

Le procédé de Braquehaye a donné les meilleurs résultats à ceux qui l'ont employé, et Richelot notamment, en France, l'a spécialement recommandé.

Pour plus de commodité des manœuvres intra-vaginales, dans le cas où le vagin est étroit, où la fistule est haut située, certains chirurgiens ont pratiqué *un débridement vulvaire*, soit sur la ligne médiane et sur le prolongement de la fourchette, soit obliquement en parlant de l'extrémité inférieure de la vulve, et se dirigeant en dehors du côté de la fosse ischio-rectale. Chaput a conseillé même de procéder par transfixion à travers le périnée pour avoir plus de largeur encore dans le champ opératoire. Il ponctionne le périnée latéralement à 5 centimètres au-dessous de la vulve, fait ressortir la pointe du bistouri vers le milieu du vagin, et coupe tout le pont formé par les tissus ainsi chargés. Une fois les manœuvres de l'opération dirigée contre la fistule terminées, on fait la suture du débridement.

On pourra aussi employer *la voie ischio-rectale* proposée par Michaux (1), qui donne un jour surprenant sur la portion profonde de la cloison vésico-vaginale. La malade est couchée sur le côté, les deux

____

(1) Sixième Congrès de Chirurgie. 1892.

cuisses fléchies au delà de l'angle droit, la supérieure un peu plus que l'inférieur. Si la fistule siège plutôt à droite, on opérera par la fosse ischio-rectale gauche et inversement.

L'incision est faite sur la fesse supérieure, de 10 à 12 centimètres, parallèle au sillon interfessier et à deux centimètres et demi au-dessous de ce sillon ; elle commence en arrière un peu au delà de l'anus et finit en avant au niveau de la commissure supérieure des petites lèvres.

Une fois arrivé dans la graisse ischio-rectale, le chirurgien la décolle et la refoule en haut du côté de la grosse tubérosité ischiatique. Dans le fond de la plaie, on aperçoit la partie élevée de la face latérale du vagin recouverte par des fibres du releveur anal qu'on effondre.

On ouvre alors au bistouri cette paroi latérale du vagin, à 3 ou 4 centimètres du col, et dans l'étendue de 3 ou 4 centimètres, et bien exactement *sur le milieu* de cette paroi latérale, de façon à avoir deux lambeaux en volets à peu près égaux qu'on saisit par des pinces à forcipressure. C'est par l'ouverture comprise entre ces volets qu'on attire le col avec une pince de Museux, hors du vagin.

On a alors tout le jour désirable sur le col, la partie voisine de lui, et toute la partie élevée de la paroi vésico-vaginale. On est donc tout à fait à l'aise pour opérer sur la fistule par avivement, ou dédoublement, ou n'importe quel procédé choisi.

Après l'opération, on a recommandé (Richelot en

particulier) le *décubitus latéral* et non le décubitus dorsal ; on évite ainsi dans une certaine mesure l'accumulation de l'urine sur le plancher de la vessie, du côté de la suture par conséquent, et si on a soin de ne pas laisser distendre la vessie par des cathétérismes suffisamment répétés, on peut concevoir que la petite quantité d'urine laissée dans la vessie dans l'intervalle des évacuations puisse s'amasser uniquement sur une des parois latérales de l'organe, sans presser sur le plancher(1).

La *sonde à demeure* est de plus en plus bannie en effet du pansement post-opératoire. Elle détermine de la suppuration à son contact et risque de reposer, par sa partie vésicale précisément, sur les points qu'il ne faut pas irriter, ni faire suppurer, c'est-à-dire la ligne de réunion.

On sondera donc le malade, par intermittences et et par intervalles de plus en plus éloignés à mesure qu'on s'éloigne de l'opération. De suite après celle ci on fera le cathétérisme toutes les deux heures par exemple ; au bout de deux jours on le fera tout_s les trois heures seulement ; au bout de cinq à six jours, plus rarement.

Avec les méthodes que nous venons de décrire, et en employant tout le soin possible aux détails opératoires précédemment indiqués, on *guérit* aujourd'hui

---

(1) On a même conseillé le décubitus ventral absolu pendant les premiers jours après l'opération : ce décubitus aurait à lui seul guéri des malades sans opération, s'il est employé de suite après les désordres de l'accouchement ; mais combien de sujets pourront le supporter!

par voie vaginale la plupart des fistules vésico-
vaginales, même celles qui sont un peu étendues,
au besoin en y revenant par des opérations itératives,
si des incidents post-opératoires ont fait lâcher un
ou plusieurs fils.

On ne les guérit pas toutes, cependant.

Il en est, en effet, pour lesquelles l'étoffe vaginale
manque par trop, dont les sutures tirent trop, et qui
lâchent, quelque soin qu'on ait pris pour l'avivement.
D'autres fois, il s'agit de vessies gravement infectées, dont les urines septiques disloquent les sutures
les mieux comprises et les mieux faites, ou dans
lesquelles se déposent facilement des concrétions
calculeuses, etc.

Pour ces cas rebelles, il y a encore une ressource ;
c'est la voie haute. On tente alors la cure de la fistule
vésico-vaginale par l'intérieur de la vessie, au moyen
de l'ouverture vésicale hypogastrique. Nous y reviendrons à propos de la catégorie suivante.

Deuxième catégorie.

Il est encore possible de guérir ces fistules par les
procédés précédents, en s'aidant au besoin des
débridements vulvaires signalés plus haut. Mais,
souvent, il vaudra mieux d'emblée (ou secondaire-
ment après échec) adopter la voie intra-vésicale
sus-pubienne pour la cure de ces fistules ; c'est une
ressource dont M. Duplay a justement mis en relief
les avantages.

Pour aborder la fistule par cette voie et avoir le jour nécessaire pour un bon éclairage et de bonnes manœuvres intra-vésicales, la taille longitudinale ne donne pas de facilités. Il faut employer la *taille transversale de Trendelenburg*.

La vessie ainsi ouverte, et bien extériorisée par la suture provisoire de ses lèvres aux rebords de la plaie cutanée, on aperçoit très nettement l'orifice vésical de la fistule.

On peut alors agir commodément sur l'orifice fistuleux. On dissèque la muqueuse vésicale sur une largeur suffisante pour pouvoir produire l'accolement sans tiraillement de cette muqueuse vésicale, et, par dessous elle, on libère également le plan vaginal aussi bien qu'on le peut. On suture ensuite ce plan vaginal avec des fils résorbables, puis, par dessus, le plan vésical, avec des fils analogues.

Un gros avantage de la voie sus-pubienne c'est de *vérifier la situation des orifices urétéraux par rapport à la fistule*. Une fois qu'on les a vus on peut manœuvrer en sécurité, sur la fistule sans risquer de les comprendre dans l'avivement et la suture. S'ils débouchent trop près de la fistule et qu'on soit obligé de les intéresser par la dissection des bords de celle-ci, ou, à fortiori, s'ils font partie intégrante du rebord fistuleux lui-même, il faudra les libérer et avec eux la fin de l'uretère, pour faire au besoin un nouvel abouchement du conduit urétéral dans la vessie. On peut donc être conduit à une véritable *urétéro-cysto-néostomie*, dans les cas spécialement défavorables que nous avons en vue, sur lesquels on n'a peut-être pas suffisamment insisté dans les livres classiques et qui peuvent donner lieu à des difficultés considérables dans la cure de ces fistules ; elles ne sont plus seulement vésico-vaginales, mais en réalité, à cause de la participation de l'extrémité tout à fait inférieure de l'uretère où même seulement de l'orifice urétéro-vésical, à la fistule, elles deviennent des fistules *urétéro-vésico-vaginales* (1).

Troisième catégorie.

Les *fistules juxta-cervicales* ne sont encore que des *fistules vaginales* très haut situées, mais qui ont plus ou moins entamé la lèvre supérieure du col.

Pour aborder celles-ci, la voie-vaginale est encore applicable à condition que l'utérus se laisse abaisser. Le meilleur procédé de cure est, là encore, une sorte de dédoublement, en séparant au préalable les bords de la fistule vésicale d'avec la brèche du col. Une fois les deux organes, vessie et col, bien séparés, on suturera isolément la perforation vésicale et l'intérieur du col.

Mais souvent ici, pratiquement, *l'oblitération*

(1) Nous ne pouvons pas entrer ici dans tous les détails opératoires de ces fistules complexes, et spécialement difficiles à guérir. On sera même, le plus souvent, obligé d'opérer en deux séances, si on veut mettre toutes les chances de son côté. Dans une première séance on fera, sans s'occuper du trou vésico-vaginal, une *urétéro-cysto-néostomie*. Dans une seconde, une fois cette première opération réussie, on s'occupera de la perte de substance vésico-vaginale.

directe de la fistule par n'importe lequel des procédés précédents, même par la voie intra-vésicale sus-pubienne, devient difficile, parfois même impossible, car l'étoffe vaginale manque par trop. Si donc on a eu un échec ou que les conditions paraissent trop mauvaises pour tenter l'un de ces procédés, on devra avoir recours à d'autres moyens.

C'est alors qu'on a pratiqué, mais alors seulement comme procédé de nécessité, *l'oblitération indirecte* de la fistule par la fermeture du vagin au-dessous de la fistule (colpocléisis), sans s'occuper de celle-ci. Le vagin étant fermé au dessous d'elle, l'utérus et toute la partie de vagin laissée au-dessus de la fermeture font désormais partie intégrante de la cavité vésicale, et les régles s'écouleront par la vessie. Le coït restera à la rigueur possible, quoique incomplétement, puisque le vagin aura été diminué considérablement de hauteur, mais bien entendu la fécondation sera abolie, et des accidents plus ou moins graves pourront même se développer par infection ascendante de la vessie et de l'utérus (métrites et métro-salpingites, pyélo-néphrite) ; des calculs secondaires se produiront également dans beaucoup de cas. Ce n'est donc pas une opération à conseiller, loin de là.

Mêmes reproches à faire à une opération analogue qui consiste à *suturer la lèvre postérieure du museau de tanche à la lèvre antérieure* ou vaginale de la fistule, au lieu de suturer le vagin au-dessous de la fistule, et laissant celle-ci telle qu'elle. On garde un peu plus de longueur au vagin, et voilà tout l'avantage.

Forgue (1) a, dans un cas, abordé les fistules vésico-vaginales haut situées, par la voie intra-abdominale. Le malade étant en position de Trendelenburg, il ouvrit l'abdomen, sépara l'utérus de la vessie par décollement et alla placer directement les sutures, sur l'orifice vésical d'une part, sur l'orifice vaginal d'autre part. Malheureusement la sonde à demeure placée après l'opération fût supprimée un peu prématurément, et le succès fût incomplet, la malade continua à perdre une partie de ses urines.

Dittel, Bardenhauer avaient déjà exécuté des opérations analogues.

Dittel ouvrait le pétitoine, allait chercher le cul-de-sac vésico-utérin, au fond duquel il incisait la séreuse, puis décollait la vessie du col utérin et du vagin jusqu'à la fistule. Bardenhauer n'ouvrait ni la vessie ni le péritoine, mais décollait la séreuse de la vessie, depuis sa face antérieure jusqu'au cul-de-sac vésico-utérin, et là il tâchait de passer entre le vagin et la vessie, en dédoublant la cloison vésico-vaginale jusqu'au niveau de la fistule.

Quatrième catégorie.

Les fistules *intra-cervicales* ne sont plus des fistules vaginales ; ce sont des fistules utérines vraies.

Malgré cela, elles peuvent être encore opérées par

(1. Congrès de Chirurgie français, 1903.

la *voie vaginale*, en abaissant fortement l'utérus et
en ouvrant largement le col en deux valves, antérieure et postérieure, qui étaleront au jour la cavité
intra-cervicale. La fistule se trouve alors exposée
sous la valve antérieure et peut être fermée par avivement et suture, faits sous les yeux.

Mais ici, c'est la *voie intrapéritonéale* de Dittel,
qui semble préférable. En la suivant, on arriverait à
séparer la vessie du col utérin jusqu'à la fistule elle-
même, et on ferait ensuite isolément la suture de la
brèche vésicale, et de la brèche cervicale.

Folet (de Lille) a pu cependant dédoubler les
parois vésicale et cervicale en conservant la voie
vaginale. Après introduction de l'index gauche, dans
la vessie, par dilatation forcée de l'urètre et abaissement de la valve du col utérin au moyen d'une pince,
il incise, au devant du col, le cul-de-sac antérieur du
vagin, et décolle ensuite au fond de cette incision les
parois vésicale et utérine jusqu'à la fistule. Le doigt
intra-vésical surveille et guide ce décollement.
Bientôt ce doigt, *en éversant sur lui la face postérieure de la vessie et en s'en coiffant pour ainsi dire*,
fait apparaître facilement à la vulve, sous les yeux
et sous les instruments, cette paroi postérieure y
compris le point où elle est perforée par la fistule.

Cette méthode est à retenir; elle expose bien le
champ opératoire, et garde l'avantage de l'innocuité
de la voie vaginale.

IV

Quelques conseils pratiques sur l'extraction des corps étrangers de la vessie.

———

Comme pour les corps étrangers de l'urètre nous n'étudierons ici que la partie thérapeutique, laissant de côté leurs diverses provenances, leurs symptômes, complications, etc., et nous chercherons à guider le praticien au milieu de tous les moyens d'extraction conseillés, et à lui faire choisir les meilleurs d'entre eux pour le cas qui se présente à lui.

Il faut les étudier à part chez l'homme et chez la femme.

Pour les deux il y a des considérations générales à rappeler.

Et d'abord, la classification utile à connaître avec point de vue pratique, soit pour l'urgence de l'intervention, soit pour le choix des moyens à mettre en œuvre est la suivante :

1° Corps durs ou mous, rigides ou flexibles ;

2° Corps résistants, incassables ou friables ;

3° Corps réguliers ou irréguliers de surface et de contour, corps pouvant blesser les parois ou inoffensifs pour elles ;

4° Corps assez peu volumineux pour pouvoir être ramenés par l'urètre, ou inversement.

L'urgence de l'intervention n'existe pas ici, le plus souvent, à l'inverse de ce que nous avons vu pour les corps de l'urètre ; à moins que l'orifice urétro-vésical ne soit obstrué par lui, ou que ce corps ne soit particulièrement nocif par pointe ou par tranchant, le malade peut tolérer très longtemps ces corps étrangers, même s'ils augmentent de volume, en s'incrustant des sels de l'urine. Le praticien a donc généralement tout loisir pour réfléchir aux meilleurs moyens à mettre en œuvre, et peut se munir à son temps et à son heure de tout ce qu'il lui faut pour l'intervention ; il n'est pas pris au dépourvu comme il arrive souvent pour les corps étrangers de l'urètre. N'empêche que, tôt ou tard, il faut que la vessie soit débarrassée de son corps étranger et, si elle le ne fait pas spontanément comme il arrive dans certains cas heureux, le chirurgien doit entrer en scène.

En outre, avant toute intervention, il faut se renseigner sur la nature du corps étranger, ses dimensions probables, son siège, etc. Les commémoratifs servent ici beaucoup plus rarement qu'on ne peut le supposer, car le malade ne dit souvent rien à ce sujet, si c'est lui qui l'a introduit dans un but difficilement avouable ; et, d'autre part, s'il s'agit d'un accident déjà ancien, le corps peut être très déformé par un séjour intra-vésical un peu prolongé (gonflement, incrustation, etc.).

Il faudra donc explorer la vessie du malade, soit par le simple cathétérisme métallique avec les explorateurs de Guyon ou de Thompson, ou autres analogues, soit avec de petits lithotriteurs cherchant à saisir le corps entre leurs mors, soit par l'*explorateur à sonnerie*, de Colin, qui révèle les corps les plus ténus, saisis entre ses mors, instrument très ingénieux mais qui n'est pas à la disposition facile du praticien.

Le même reproche peut être adressé à la *cystoscopie* qui est un moyen de tout premier ordre et qui renseigne de visu, à la fois sur la nature et la position exacte du corps, et à laquelle il faut toujours s'adresser, dans un milieu où elle peut se pratiquer.

D'ailleurs, les premiers moyens d'investigation, ceux qui sont fournis par les explorateurs et résonnateurs ordinaires ou les lithotriteurs, suffisent la plupart du temps, et, quand on sait bien se servir de ces instruments, donnent des renseignements suffisamment précis pour guider l'intervention.

Enfin, chez l'homme comme chez la femme, avant les interventions chirurgicales véritables, il y a des petits moyens qui peuvent réussir si rien ne force la main à se presser, et si le corps étranger est de petit volume, ou de forme arrondie rendant son engagement spontané et son passage ultérieur facile dans l'urètre. Des boissons diurétiques rendues avec une certaine force, sous forme par exemple de « mictions copieuses sous pression » avec pincement et relâchement alternatifs du méat, comme les conseillent les empiriques, peuvent aboutir à l'expulsion du corps étranger. On peut aider à ce résultat par le passage de grosses bougies dilatatrices dans le canal qui ouvrent davantage la voie urétrale. Qui de nous n'a pas, assez souvent, vu des petits calculs, descendus de l'uretère et séjournant dans la vessie depuis quelque temps, depuis la dernière colique urétérale, subitement expulsés à la première miction qui suivait une exploration des voies urinaires faite avec des instruments un peu gros, et révéler ainsi leur présence insoupçonnée du malade. Pourquoi ne se passerait-il pas un phénomène analogue quand il ne s'agit plus de calcul, c'est vrai, mais d'un corps étranger analogue de petitesse et de configuration arrondie?

Avant d'intervenir, enfin, on aura toujours présentes à l'esprit les données générales suivantes. Les corps petits, réguliers de surface et un peu lourds se trouvent sur le plancher et dans le bas-fond vésical, car ils ne peuvent guère s'accrocher aux parois vésicales. Les corps durs non piquants et un peu longs suivent la loi d'adaptation si bien formulée par Guyon ; ils se placent transversalement suivant le diamètre transversal de la vessie, seul diamètre fixe du réservoir revenu sur lui-même, s'ils n'excèdent pas 8 à 9 centimètres de long. S'ils sont plus longs, ils prennent une direction verticale ou oblique.

I. — Chez l'homme.

Si le corps étranger siège à l'orifice urétro-vésical ou est en partie engagé dans l'urètre, le cathétérisme explorateur le refoule généralement dans la vessie et il rentre alors dans les cas suivants. Il peut cependant rester accroché au pourtour de cet orifice, s'il y est piqué par exemple et alors, comme c'est une région des plus sensibles qui est en cause, les souffrances du malade tourmenté par un ténesme incessant, peuvent devenir intolérables, et c'est précisément dans cette région et dans ces conditions que les manœuvres avec les instruments d'extraction seront le plus souvent impossibles. Si on ne parvient pas à déloger, à détacher le corps par le passage de très gros métalliques, qui forcent la contracture sphinctérienne à lâcher prise et à laisser filer le corps étranger soit dans la vessie, soit dans l'urètre, et de là à l'extérieur, puisque cet urètre vient d'être largement dilaté, *la taille perinéale* peut s'imposer d'office.

Quand le corps est dans la vessie même, la conduite est différente suivant les principales conditions que nous allons passer en revue.

1° *Corps petits dans toutes leurs dimensions ou pouvant se fragmenter en morceaux de ce genre.*

Si le corps est jugé assez petit et de forme se rapprochant de la forme ronde (petit caillou, pépin, grain de blé, de plomb, petit pois etc.), ou pourra essayer de l'aspiration à travers une grosse sonde métallique avec l'appareil de Bigelow par exemple, comme pour les débris de calculs après une lithotritie.

S'il est plus gros, mais cassable, broyable (morceau de pipe, de verre, de craie, cire à cacheter, etc.) on devra employer tout d'abord le broiement à l'aide d'un lithotriteur, puis les fragments seront aspirés comme précédemment.

2° *Corps volumineux (sur une ou plusieurs de leurs dimensions), et ne pouvant se fragmenter, mais pouvant se plier.*

Si le corps est incassable, mais mou, flexible, susceptible de se plier ou de s'enrouler sur lui-même (morceau d'étoffe ou de cuir, tige de graminée, morceau de sonde, de corde, etc), et si on suppose que, plié en deux ou enroulé, il ne dépassera guère la largeur de l'urètre dans lequel on va le ramener, ou qu'il pourra tout au moins se mouler sur le calibre urétral, on pourra essayer de le pincer entre les mors d'un lithotriteur, de l'y fixer solidement en tournant la roue du lithotriteur de deux ou trois tours, comme si on voulait commencer à la broyer, puis chercher à ramener le tout par l'urètre en retirant doucement l'instrument, et en s'arrêtant si on sent que le corps étranger force trop pour s'engager dans l'urètre. C'est la meilleure manière par exemple de retirer des bougies conductrices de gomme élastique détachées de leur sonde dans la vessie : le nombre de bougies ainsi retirées, et commodément, pour qui sait manier un lithotriteur et interroger les sensations fournies par la prise d'un corps, même de tout petit volume, entre les mors de l'instrument.

Le lithotriteur servant ainsi d'instrument de préhension est la meilleure des pinces intra-vesicales ; c'est ainsi le meilleur des *plicateurs* c'est-à-dire de ces instruments plus ou moins ingénieux (de Mercier, de Leroy d'Etiolle, etc.) qu'on avait imaginés autrefois pour plier sur lui-même le corps flexible une fois saisi, et qui ne se trouvent guère dans l'arsenal de la pratique courante. Guère n'est besoin, en effet, de plier le corps étranger dans la vessie même, dès qu'on le saisi et avant de le retirer ; une fois que ce corps flexible a été saisi et bien maintenu, il se plie de lui-même dès qu'il s'engage dans l'urètre. Parmi les plicateurs cependant, le crochet de Guyon mérite d'être conservé, car il est facile à introduire, absolument inoffensif pour les voies urinaires, aussi bien à l'aller qu'au retour, étant creusé sur le talon d'une boule olivaire, et il peut très bien accrocher et extraire les petites bougies laissées dans la vessie.

Le lithrotiteur a encore un autre avantage très précieux en l'espèce, c'est celui de pouvoir écraser facilement la coque d'incrustation calcaire qui recouvre presque fatalement les corps étrangers de la vessie, au bout d'un certain temps, et qui double ou triple parfois leur volume.

Comme l'a si bien montré Guyon, le lithotriteur, en

pareil cas, recule la limite de l'intervention non sanglante, en réduisant, parfois de façon inespérée, le volume du corps, ou le rend souple, de dur qu'il était avec son manteau calcaire.

3° *Corps volumineux, ne pouvant se fragmenter et ne pouvant pas se plier non plus.*

C'est la catégorie la plus ennuyeuse pour la pratique; c'est elle des fragments de sonde métallique, des morceaux de bois dur, des crayons, des chevilles d'ivoire, des aiguilles, des épingles à cheveux, etc.

Si l'on prend ces corps avec le lithotriteur, on ne peut ni les broyer, ni les entraîner sous peine de déchirer gravement la vessie et l'urètre. Tout au plus le *crochet-olive* de Guyon peut-il être essayé dans certains de ces cas, c'est-à-dire pour des épingles à cheveux de femme, qu'il saisit et entraîne facilement par leur concavité présentant à l'urètre la partie non dangereuse, c'est-à-dire la convexité.

On a essayé dans ces cas *les redresseurs et basculateurs* du corps étranger. La pierre d'achoppement pour la sortie de ces corps allongés et durs, c'est de pouvoir les présenter à l'orifice urétro-vésical par leur petite dimension, par un de leurs bouts et non par leur travers. Or, on n'est jamais sûr de faire la prise au bon endroit, puisqu'on agit à l'aveuglette; une telle prise au lithotriteur par exemple serait une extraordinaire chance sur laquelle on ne peut nullement tabler.

Aussi, Collin a construit un très ingénieux instrument qui est construit sur le type du lithotriteur, qui saisit le corps au hasard, en plein travers ou obliquement, peu importe, puis qui, par la simple manœuvre de la roue qui actionne les mors, permet de redresser peu à peu la prise et arrive à placer la tige métallique par exemple juste dans le prolongement du grand axe de l'instrument. On n'a qu'à retirer celui-ci et le corps suit, tiré exactement par une de ses extrémités. C'est *l'extracteur dit à bascule*.

Si le corps métallique est trop long pour pouvoir être aisément tourné et retourné par les manœuvres précédentes, on pourra, au préalable, le sectionner avec l'ancien *litholabe incisif* de Civiale, où *le sécateur* de Caudmont.

Nous avouons, pour notre compte, que nous n'avons essayé que deux fois l'extracteur de Collin, sur le vivant. N'avons-nous pas bien su le faire manœuvrer? le corps étranger était-il trop long pour se prêter facilement à la manœuvre du redressement (dans un de ces cas, c'était un morceau de bougie de 6 à 7 centimètres de long environ)? Toujours est-il que nous avons échoué, et, sentant une assez vive résistance dans le col quand nous avons voulu retirer l'instrument, nous avons eu peur que le corps ne fût pas redressé complètement et nous n'avons pas osé tirer plus avant.

C'est qu'en effet, le redressement s'opère loin de l'œil du chirurgien. Est-il bien parfait? est-il bien complet quand on va retirer l'instrument? Question très délicate et grosse responsabilité, car les désordres d'une extraction faite de force avec le corps non redressé, seraient épouvantables.

Nous serions donc bien tenté de croire qu'avec les corps de cette dernière catégorie l'intervention la plus sûre, et la plus innocente, sera *la taille;* taille suspubienne de préférence si le corps étranger est de longue dimension, ou s'il est très offensif par sa nature, ses contours, etc., et risque de blesser la vessie ou l'urètre dans les manœuvres de traction par la taille périnéale ; taille périnéale dans le cas contraire, car elle est moins traumatisante pour le malade et guérit plus rapidement.

II. — Chez la femme.

La plupart des données établies précédemment sont applicables à l'extraction des corps étrangers de la femme. Chez elle cependant, la brièveté et la dilatabilité de l'urètre permettent, sans autre opération que la dilatation urétrale, de sentir le corps étrangers avec le doigt et de le ramener au dehors, avec les manœuvres instrumentales et en se guidant sur ce doigt, bien plus facilement que chez l'homme. Sans cystoscopie à eau, l'éclairage direct de la cavité vésicale peut même être réalisé, avec l'*instrument de Kelly* par exemple, pour se rendre compte de la nature et de la position du corps étranger, et même pour l'extraction de ce corps à travers le gros tube, ou la grosse canule qui, introduits dans la vessie par l'urètre, ont servi à faire passer l'éclairage (1).

En outre, chez la femme, on peut se servir d'une *taille vaginale* ou *vestibulaire* pour extraire un corps dont l'extraction serait rebelle aux manœuvres ordinaires. Nous préférerions pour notre part, dans ces cas, la taille vestibulaire à la vaginale, cette dernière pouvant trop facilement être suivie d'une fistule vésico-vaginale, quelque soin qu'on ait pris de faire une petite boutonnière et de la suturer exactement après l'extraction.

Chez la femme, enfin, la présence de la cloison urétro-vésico-vaginale, si facile à aborder par le vagin, permet certaines manœuvres d'exception pour quelques corps petits et pointus, des épingles, des aiguilles à cheveux par exemple. C'est ainsi qu'on a pu aisément et rapidement extraire de ces corps étrangers en piquant le cloison de l'intérieur de la vessie vers le vagin, et en la faisant traverser par la pointe ; celle-ci, une fois sortie par le vagin, a pu y être saisie et entrainer facilement le re   du corps étranger à sa suite.

(1) La malade est couchée sur le dos les cuisses fléchies et relevées. On vide la vessie à fond ; puis, après dilatation rapide du méat et de l'urètre avec un *calibrateur* spécial, on introduit une sorte du *spéculum vésical*, fermé par un mandrin. Celui-ci est ensuite enlevé ; l'air extérieur se précipite dans la vessie et la dilate, à l'aide d'un miroir frontal, on peut arriver alors à éclairer la surface interne de la vessie et à voir ce qui s'y trouve. On y découvrira bien un corps étranger, puisqu'on peut de la sorte arriver à voir et à cathétériser directement les orifices urétéraux.

Dans toute cette étude nous n'avons pas parlé de l'extraction *au moyen des cystoscopes* dits *opératoires*, car, 1° Cette extraction ne peut porter que sur des corps étrangers de petit volume ; 2° Les cystoscopes opératoires qui permettent ces interventions ne se trouvent guère à la portée du praticien, et, les eût-il, qu'il faudrait une longue éducation instrumentale préalable pour s'en servir utilement.

V

Cystalgies des femmes.

On observe assez fréquemment chez les femmes, entre trente et cinquante ans de préférence, certains accidents vésicaux, parfois très douloureux et rebelles au traitement, dont la particularité intéressante est de survenir sans raison bien nette, et de ne pourvoir, au moins en apparence, être aisément rattachés aux grandes causes ordinaires des cystites (blennorrhagie, tuberculose, etc.)

Ces accidents vésicaux, les gynécologistes les connaissent aussi bien que les urologistes, et ce sont même les premiers que les malades en question consultent tout d'abord.

Évidemment, les cas qui ont trait à ces accidents ne se ressemblent pas tous dans les détails, et ne descendent pas de la même origine, tant s'en faut ; mais ils présentent des allures et des symptômes communs qui peuvent les faire grouper sous la formule commode, parce que vague, de « cystalgies de la femme » quitte à essayer ensuite de les catégoriser suivant leurs causes réciproques probables.

Généralement, c'est une affection de l'âge mûr plutôt, ou de la seconde jeunesse, ou encore parfois d'un âge déjà avancé (nous en avons observé à soixante ans et plus), beaucoup plus rarement de la première jeunesse. Quand elle se montre chez des jeunes, l'étiologie est ordinairement facile à trouver ; c'est ici une blennorrhagie ou une tuberculose, là une infection puerpérale, etc.

Le début est parfois insidieux. Petit à petit s'installent des envies plus fréquentes d'uriner, avec légère cuisson, puis viennent les brûlures ou les épreintes, avec augmentation croissante de la pollakiurie. Le plus souvent, les accidents débutent assez brusquement, ou tout au moins, si depuis quelque temps déjà existaient de l'inflammation ou de l'infection vésicales, elles avaient passé presque inaperçues pour la malade, jusqu'au moment où éclatent les symptômes un peu bruyants.

L'affection revêt symptomatiquement la physionomie d'une cystite vraie. Les envies d'uriner sont rapprochées et impérieuses ; elle peuvent forcer la malade à uriner toutes les demi heures, tous les quarts d'heures, et à se lever souvent la nuit, dans les formes les plus accentuées. Il est bon de noter cependant que la pollakiurie et le besoin impérieux de la miction n'acquièrent jamais l'intensité qu'on note dans les cystites tuberculeuses par exemple et qui finit par créer l'incontinence fausse par mictions continues, une miction n'était pas finie que la suivante commence. La malade peut encore conserver son urine quelques instants après l'apparition du besoin d'uriner.

Les douleurs sont variables d'intensité et de caractère. Tantôt, c'est pendant la miction surtout que le sujet souffre de brûlure, comme si on cautérisait le canal ; tantôt, le plus ordinairement, c'est après la miction que la cuisson, que l'épreinte, plus ou moins vives, apparaissent et durent plus ou moins longtemps après elle. Ces douleurs ne persistent pas dans la majorité des cas, comme dans la tuberculose, pendant toute la durée qui sépare deux mictions en ne laissant guère de repos à la malade ; au contraire, la miction soulage, semble-t-il la malade, jusqu'à ce que le besoin d'une nouvelle miction réapparaisse.

Comme dans la cystite en général, il y a parfois des irradiations douloureuses ou cuisantes dans le périnée du côté de l'anus ; il existe une sorte de barre, de pesanteur pénible à l'hypogastre.

Les urines sont troubles dans la très grande majorité des cas, et par conséquent la vessie est infectée. Mais ce trouble de l'urine est très variable de degré. Il faut bien savoir cependant que, dans certains cas, l'urine souvent examinée et avec soin, ne présente aucun trouble apparent et reste toujours claire ; ces faits sur lesquels nous reviendrons forcent bien d'admettre des *cystalgies*, à côté des *cystites vraies* qui sont du reste de beaucoup les plus fréquentes.

Quand les urines sont troubles, elles le sont dans les trois verres, ce qui distingue de suite l'affection d'une urétrite aiguë ou chronique. Le dernier verre est le plus trouble.

Tantôt l'urine est simplement louche, opaline, ou contient des filaments plus ou moins gros et abondants qui indiquent la participation urétrale à l'inflammation, et laisse déposer, par le repos du verre, de simples nuages muqueux, emprisonnant des cellules desquamées et des leucocytes; tantôt, elle est d'aspect beaucoup plus sale, est opaque; le dépôt se forme plus ou moins crayeux au fond du verre et est constitué par du pus véritable. L'urine peut s'éclaircir complètement au-dessus du dépôt, ou rester toujours trouble.

Presque jamais, à notre connaissance, *on n'observe de sang* dans cette affection, même quand les douleurs sont particulièrement intenses (en dehors, bien entendu, de toute exploration et de toute manœuvre sur les voies urinaires). On voit de quelle importance est cette remarque au point de vue du diagnostic différentiel.

Histologiquement, le dépôt de ces urines ne diffère pas de celui des cystites ordinaires. Bactériologiquement, c'est aussi la flore microbienne qu'on rencontre dans la plupart des inflammations vésicales. Au point de vue chimique, nous avons souvent trouvé des urates en quantité considérable, et les caractères de l'urine sont alors ceux de l'urine goutteuse.

A l'exploration de pareils malades voici ce que l'on constate dans la plupart des cas.

Si on pratique le toucher vaginal, la pression sur l'urètre lui-même ne détermine même pas de douleur; quand on arrive avec le doigt sur la portion prévésicale du canal, la douleur et le besoin très pressant d'uriner apparaissent. Sur la face vaginale de la vessie, la pression détermine également ces effets.

Même douleur à la pression et même sentiment pénible du besoin d'uriner, quand on enfonce les doigts à l'encontre de la vessie au-dessus du pubis.

Le passage d'une boule exploratrice dans l'urètre, en même temps que cette boule, montre la liberté de sa lumière, devient nettement douloureux au niveau du col vésical; parfois même si douloureux qu'il arrache un cri au sujet. Dès qu'il a franchi le col, l'instrument est beaucoup mieux supporté. C'est donc bien au niveau de l'orifice urétro-vésical que siège ou que se rapporte le maximum de la douleur, dans toute cystite comme dans toute urétrite profonde (1).

(1) Même quand c'est surtout le corps vésical lui-même qui est le siège de la lésion, même quand il ne s'agit pas d'une urétrite postérieure. Cette réaction douloureuse du col, aussi bien quand c'est le corps de la vessie qui est en cause que quand c'est l'urètre profond lui-même, est un phénomène très curieux, soit dit en passant, et encore mal expliqué. On connaît encore si peu de chose de précis sur les relations nerveuses réciproques de la vessie, de l'orifice urétro-vésical, et de l'urètre postérieur! Est-ce parce que l'orifice urétro-vésical réagit douloureusement à distance, dès qu'un point, même éloigné, du corps de la vessie est irrité? Est-ce parce que le corps vésical ne peut pas être enflammé sans que l'urètre postérieur ne l'ait été au préalable! Réponses malaisées à l'heure présente.

Si on injecte du liquide dans cette vessie, on constate qu'elle est intolérante, bon caractère encore pour différencier de suite l'affection que nous étudions de l'urétrite postérieure simple ; intolérante à des degrés très divers d'ailleurs. Tantôt elle peut encore supporter 60, 80 grammes de liquide ; tantôt elle entre en contraction douloureuse sous l'influence de petites quantités, 30, 20 grammes par exemple. Mais il faut observer encore ici que l'intolérance n'est jamais aussi marquée que dans d'autres cystites douloureuses, la cystite tuberculeuse par exemple, et qu'on n'a jamais affaire à des vessies contractées et réduites au minimum comme capacité, ces vessies que nous avons étudiées à propos de la tuberculose et qui arrivent à ne plus guère avoir de dimensions supérieures à celle de l'intérieur d'une noisette par exemple.

Si on essaie maintenant de pénétrer *l'étiologie* de ces accidents dont le diagnostic et le siège se précisent assez aisément, comme nous venons de le voir par l'énumération des principaux symptômes, on éprouve alors de grandes difficultés. Les causes sont multiples ; il en est qu'on peut découvrir, cherchons donc à les mettre en relief et à étiqueter certains de ces cas, en attendant qu'on puisse le faire pour tous.

Il est bien entendu d'abord qu'il faut soigneusement éliminer tous les cas qui relèvent de causes connues, mais plus ou moins faciles à dépister en l'espèce. On se tromperait grossièrement si on omettait de rapporter à ces causes, quand elles n'apparaissent pas bien nettement, quand elles créent certaines formes frustes de cas qu'on rangerait trop à la légère dans ceux que nous étudions.

C'est ainsi, pour commencer par l'erreur la plus facile, qu'il faut bien se méfier des *formes un peu anormales de tuberculose vésicale*, de tuberculose rénale même. Combien sont fréquents les cas bien connus aujourd'hui, où la première manifestation de la tuberculose rénale est précisément la cystalgie! Après ces cas, c'est la tuberculose vésicale au début qui prête le plus à confusion avec ceux que nous envisageons, comme on le peut prévoir par l'identité de certains symptômes.

Ce sera donc par un examen minutieux, non seulement de la vessie mais aussi du rein, et en s'entourant de tous les renseignements possibles tirés de l'urine (examens directs, inoculations, etc.) qu'on éliminera la tuberculose. Mais nous avons vu déjà par l'énumération des principaux symptômes que, cliniquement, par l'analyse judicieuse des caractères de certains de ces signes, on pouvait voir déjà des différences notables avec ceux connus de la tuberculose.

Nous ne parlons que pour mémoire des calculs vésicaux, de certaines tumeurs, les polypes urétraux par exemple, qu'il est facile de constater et dont un examen complet de l'appareil urinaire inférieur permettra vite de ne pas confondre les effets propres avec ceux de l'affection qui nous occupe.

Il faut aussi éviter de confondre ces cas avec les

accidents vésicaux du prétabès ou du tabès confirmé sur lesquels nous avons insisté dans une autre étude. Le diagnostic sera alors plus délicat que pour les cas précédents, surtout s'il n'existe pas de signes encore bien confirmés de tabès, et il est probable que plusieurs de ces cas ont dû être pris pour des cystalgies de cause inconnue, à un examen un peu superficiel. La syphilis ne parait pas agir autrement que par la forme tabétique pour produire les cystalgies que nous étudions. Nous n'avons relevé son existence chez aucune des maladies que nous avons observés.

Il y a des *causes génitales*. Chez plusieurs de ces femmes on relève d'anciennes affections utérines, dont quelques-unes peuvent être encore incomplètement guéries d'ailleurs. Elles ont été soignées autrefois pour une métrite, pour une salpingite, pour un prolapsus etc. Souvent, c'est une déviation utérine qui est en cause, et celle qui agit le plus défavorablement sur la vessie parait bien être l'anté-version ou l'anté-flexion. Ailleurs, c'est un fibrome qui appuie sur la vessie et la tiraille, ou bien une autre tumeur de la sphère génitale interne. Dans la plupart de ces cas, la cause apparait tellement nette qu'il ne faut plus considérer les troubles vésicaux que comme des complications de l'affection génitale principale; ils ne survivent généralement pas à la suppression de celle-ci.

Il ne faudrait ranger dans la catégorie de ceux que nous étudions, que ceux dans lesquels les troubles vésicaux douloureux persistent après les opérations ou le traitement méthodique dirigé contre les lésions génitales. L'affection génitales sans être la cause directe et totale de la cystite douloureuse, peut en être seulement le prétexte sur un terrain nerveux spécialement préparé ; la névralgie vésicale persiste, une fois créée, à la suppression de cette affection.

C'est évidemment la tuberculose dont il faut le plus se méfier, mais il y a encore les infections *blennorrhagique* et *puerpérale* qu'il faut bien metre à part de nos cas, au moins dans leurs formes récentes aiguës ou subaiguées ; nous allons voir que leurs reliquats peuvent jouer au contraire un rôle important, comme prétexte à ces localisations douloureuses sur la vessie.

La blennorrhagie, avec son écoulement ou sa goutte urétrale, dans lesquels on peut déceler l'agent spécifique, et qui n'existent jamais du reste dans l'affection qui nous occupe ; avec les petites hématuries des dernières gouttes de la miction qui n'existent pas non plus dans nos cas, avec enfin l'amélioration rapide par le traitement approprié. Dans la forme chronique, c'est encore l'écoulement urétral, ou les filaments plus ou moins gros qui le représentent, qui vont aider pour le diagnostic de la cause ; mais il est certain qu'alors une question se pose qui touche au fond même du problème. La blennorrhagie ancienne de l'urètre et du col de la vessie, instillée chroniquement par négligence du malade, ou passée inaperçue une fois qu'elle a dépassé la période aiguë, qu'elle ne fait plus souffrir, et qu'elle ne se révèle guère qu'aux yeux du médecin, par certains troubles de l'urine émise, ne peut-elle pas, de même qu'elle crée un terrain favorable à l'éclosion tuberculeuse, servir à un moment donné, sous l'influence de conditions adjuvantes, fatigues, surmenage, excès, apparition d'une neurasthénie, etc., de prétexte à l'instillation d'une cystite douloureuse dans le genre des cas que nous étudions? Nous serions tenté de le croire, et beaucoup de ces cas ont probablement partie liée avec d'anciennes infections blennorrhagiques qui n'ont jamais guéri et qu'on n'a jamais soignées du reste. Chez la femme, il ne faut pas l'oublier en effet, la plupart des complications ennuyeuses ou dangereuses de la blennorrhagie chronique, pour l'appareil urinaire s'entend, n'existent pas du fait même de son urètre spécial, et de l'absence de la prostate chez elle : point de rétrécissements avec toutes les complications qui en dérivent, point d'abcès de la prostate, de prostatite, etc. Elle n'a donc guère d'intérêt à se soigner d'une lésion qui est silencieuse, et elle la porte indéfiniment en elle. Pas n'est besoin d'ailleurs de faire ressortir la fréquence de l'infection blennorrhagique chez la femme, même mariée et honnête.

Pareil raisonnement pourrait s'appliquer à l'infection vésicale d'origine puerpérale ancienne, elle aussi si fréquente, comme on sait. Comme pour la blennorrhagie, quand la femme a échappé aux gros accidents possibles du début (cystite aigüe, accidents rénaux, hématuries, etc.) et qu'on peut croire que tout est rentré définitivement dans l'ordre, l'épine reste, avec des urines plus ou moins troubles ou des filaments plus ou moins abondants, peut être même un peu de pollakiurie encore. Telle malade qui ne se levait jamais la nuit par exemple, est obligée désormais de conserver au moins une miction nocturne. Plus tard, sur ce fond chroniquement enflammé et jamais guéri, peuvent se greffer à nouveau des douleurs, des envies d'uriner fréquentes, et l'ancienneté de l'inflammation explique facilement aussi l'inefficacité des traitements qu'on essaie et qu'on est étonné de ne pas voir produire plus d'effet sur une affection considérée comme beaucoup plus jeune qu'elle n'est en réalité.

J'ai toujours été frappé de voir, quand par hasard, j'examinais les urines d'une *femme* (je ne dis pas d'une petite ou même d'une jeune fille), c'est-à-dire d'un sujet ayant pu être exposée aux grandes causes de contagion que nous venons d'étudier, et que je les examinais sans que rien pût me faire penser dans les symptômes à une affection vésicale, au point de vue de la simple recherche de l'albumine par exemple, de voir dis-je, qu'à ma grande surprise, des urines louches ou pleines de filaments, donnant facilement et rapidement un dépôt floconneux plus ou moins abondant. En interrogeant alors la femme, elle paraissait aussi surprise que moi-même et me disait ne s'être jamais aperçue de rien ; en poussant plus loin l'interrogatoire et la recherche de ses souvenirs, elle finissait parfois par se rappeler quelques petits accidents aux premiers temps de son mariage, par exemple ; ou bien elle avait été sondée et lavée après sa couche, etc.

Beaucoup de vessies féminines, en resumé, ne sont plus absolument saines depuis longtemps ; la cystalgie de l'âge adulte ou avancé que nous étudions reconnaît donc souvent de très anciennes causes, et l'affection apparaît chronique d'emblée, et d'emblée très rebelle, tandis qu'elle est depuis longtemps chronique et depuis longtemps rebelle ; seulement un symptôme nouveau est apparu en effet, qui a forcé l'attention, mais il n'y a que lui de nouveau, c'est la douleur.

Peut-on distinguer encore d'autres causes un peu précises, toujours sur le terrain clinique, bien entendu ? Car si nous en sortons, et si nous entrons dans la bactériologie des cystites, nous sommes un peu perdus et la bactériologie peut nous égarer ici plus encore que pour toute affection ; nous risquons de perdre toute chance de catégorisation un peu exacte, se rapprochant de la réalité des faits qu'on observe et nous réunirons peut-être sous le même microbe causal les formes les plus différentes de gravité et d'origine qui hurleront de se trouver ensemble.

L'étude devient ici de plus en plus délicate et difficile. Il nous semble cependant que, eu égard à des faits peu connus mais assez nombreux déjà et dûs à de sérieux observateurs, on pourrait encore distinguer deux autres catégories causales, *la cystite grippale* dont on a publié quelques cas authentiques, et surtout la *cystite goutteuse* qu'on observe chez certains malades, soit à la suite de décharges uriques intenses survenant dans les urines à certaines périodes, ou bien encore sous forme de poussées remplaçant des attaques de rhumatisme par exemple, ou alternant avec lui.

On peut donc trouver dans beaucoup de cas l'origine plus ou moins lointaine de ces cystalgies, le point de départ plausible des accidents ; mais nous nous empressons de dire que ce n'est pas la cause véritable que nous pénétrons ainsi. Les raisons intimes qui font que tel sujet réagit si douloureusement et de façon inopinée parfois, contre des causes d'irritation ou des lésions déjà anciennes qui l'avaient bien laissé tranquille jusque-là, qui font que ces mêmes lésions vont laisser d'autres sujets indéfiniment tranquilles, sans qu'ils réagissent jamais, nous les ignorons, de même que nous ignorons tant de choses du fonctionnement pathologique du système nerveux. Que sont les grandes névralgies rebelles et tenaces, gros troncs nerveux comme le sciatique ou le trijumeau ? Que sont les grandes névralgies sympathiques viscérales ?

Nous ne le savons pas encore, et les névralgies vésicales féminines que nous étudions font partie du même problème.

Il ne faut pas oublier non plus, que certaines formes, ainsi que nous le disions déjà au début, ne s'accompagnent d'aucun trouble appréciable de l'urine. L'envie d'uriner est aussi impérieuse et aussi répétée, la brûlure est aussi vive, et l'urine reste limpide ; l'analyse la plus minutieuse n'y révèle ni pus, ni filaments. Voilà bien la véritable névralgie, trouble fonctionnel nerveux dans toute sa pureté. Et alors, souvent, on apprend chez de tels malades sur lesquels on n'a pu relever d'ailleurs aucun des prétextes que nous avons étudiées plus haut, aucune blennorrhagie, aucune affection génitale antérieure. etc., que c'est à l'occasion d'un grand chagrin, de gros soucis, d'un surmenage prolongé, que sont apparus les premiers symptômes. C'est donc le système nerveux seul qui est en cause ici, comme cause et comme effet, et c'est d'une influence centrale que la névralgie périphérique est née.

Ce qu'il faut donc retenir de toute cette longue étude étiologique, c'est que, chez la femme, plus encore que chez l'homme, les prétextes sont nombreux à l'éclosion de ces cystalgies et que c'est chez elle qu'on les observe le plus souvent, et à l'état le plus schématique, le plus typique. Sans doute elles se voient chez l'homme aussi, mais plus rarement et dans des conditions moins nettes, moins dégagées de toute autre raison apparente.

Chez la femme. en effet, les conditions favorisantes sont nombreuses. C'est l'infection blennorrhagique si facile de la vessie par un urètre court qui le met en communication presque directe avec l'extérieur : c'est la possibilité de garder longtemps sans s'en douter de l'infection chronique de cet urètre dépourvu de prostate, non sujet aux rétrécissements et qui ne force pas l'attention comme l'urètre masculin ; c'est l'infection puerpérale si fréquente, avec ses formes atténuées et sournoises, ce sont les affections si variées de l'appareil génital interne. etc. ; c'est enfin *le système nerveux féminin* réactif si sensible, et qui sous l'influence de causes minimes ou à l'occasion de fortes secousses, fait si aisément ces localisations douloureuses viscérales, estomac, intestin, reins, ovaires, dont la névralgie vésicale vraie. alors qu'on ne peut relever aucune infection de l'organe ou aucune cause de voisinage, n'est qu'une manifestation particulière.

Il y a du reste des cas plus complexes encore que ceux passés déjà en revue. Ce sont ceux dans lesquelles la *névralgie* est aussi bien et plus peut-être. *périnéale que vésicale.* Le corps de la vessie lui-même ne parait pas beaucoup touché, le cavité vésicale n'est pas infectée du tout, les urines sont claires, la vessie supporte encore à l'injection une quantité importante de liquide : c'est du côté de l'urètre lui-même à sa portion juxta-vésicale que la douleur, que le spasme existe, et l'exploration du canal à la boule montre celle-ci serrée douloureusement dans l'urètre, alors que les manœuvres intra-vésicales elles-mêmes sont assez bien supportées.

En outre, l'orifice vulvaire est le siège de cuissons. de brûlures, et est plus ou moins contracturé ; la malade a parfois en même temps du prurit douloureux de toute la région vulvaire. L'orifice anal lui-même participe aux mêmes symptômes ; il présente des phénomènes analogues à ceux de la fissure anale vraie. Ce sont des troubles complexes de cystite du col, de vaginisme, de fissure anale, comme si tous les nerfs sensitifs et moteurs du périnée superficiel et profond étaient en souffrance ; soit qu'il y ait des lésions matérielles, mais qu'on ne peut pas objectivement apprécier, des muqueuses urétrale, vulvaire ou anale comme point de départ de la réaction nerveuse ; soit que ce soit là une névralgie *sine materia* et dépendant du système nerveux central ; et de fait, les malades correspondant à ces cas sont en général de grandes névropathes, avant même que les douleurs locales dont ils souffrent aient pu retentir sur le système nerveux général pour le déséquilibrer.

Ce sont là les cas les plus sérieux, ceux qui conduisent le plus facilement aux conséquences graves que nous avons indiquées, et qui sont ordinairement les plus rebelles aux moyens thérapeutiques courants.

Le *pronostic* de l'affection est, comme on peut le prévoir, très variable, suivant que les circonstances qui le provoquent sont passagères (décharges uriques par exemple), ou durables ; suivant que le fonctionnement du système nerveux général, dont le rôle en pareil cas domine souvent toute la scène, est plus ou moins altéré, suivant surtout l'intensité des troubles urinaires et des symptômes de cystalgie, qui, dans les cas graves, sont poussés à une limite extrème et peuvent, à leur tour, réagir très défavorablement sur le système nerveux général et finir de le détraquer complètement par les douleurs, l'insomnie, etc. qu'ils provoquent. On voit de ces femmes dont l'état de santé général reste très satisfaisant extérieurement, qui supportent fort bien, depuis longtemps, leur malaise, que personne même ne soupçonne dans leur entourage. On en voit d'autres qui arrivent vite à l'amaigrissement, à l'altération des traits et qui apparaissent, même aux yeux les moins exercés, comme de vrais malades. On en voit qui souffrent modérément, quoique de façon ancienne et chronique, et on en voit d'autres qui réclament n'importe quel traitement chirurgical pour être débarrassées de leurs tourments. On en voit enfin qui, après avoir souffert plus ou moins longtemps, sentent leurs malaises s'en aller, brusquement parfois, comme ils étaient venus, sans raison bien nette, à la suite d'un traitement insignifiant par exemple, ou se transformer en manifestations douloureuses d'autres organes ; cela s'observe de préférence chez de vraies névropathes ou chez celles qui appartiennent à la catégorie de ce qu'on est convenu d'appeler « les rhumatisants », « les rhumatisants goutteux », etc. D'autres, au contraire, ont leur épine obstinément au même endroit pour bien longtemps, pour toujours quelquefois, avec des alternatives d'amélioration et d'aggravation.

Peut-on mourir, dans les formes graves d'une pareille affection et du fait seul de celle-ci ?

Il est assez difficile de repondre à ce sujet, car il faudrait suivre longtemps ces malades, même pendant de longues années, pour assister au dénouement de ces cas ; or, malheureusement, les sujets vous échappent au bout d'un certain temps ordinairement. Rebutés de n'en rien obtenir par le traitement conseillé, séduits par les promesses de médecins ou de médicastres plus ou moins consciencieux, ils vont ailleurs et essaient de tout sans se fixer nulle part, de sorte que les étapes finales de la maladie échappent souvent au médecin qui en a observé les débuts. On peut inversement observer les malades à leur période de déclin, quand ils viennent vous consulter après avoir tout essayé déjà. Mais, à ce moment, on est mal placé pour juger de l'influence propre de l'affection initiale sur l'état actuellement observé. Tant de choses ont été faites ! Tant de traitements tentés ! et dans ce qui a été ainsi fait par l'un et par l'autre, que d'éléments d'aggravation à la maladie première ! A cette période, le système nerveux, l'état général, sont profondément ébranlés ; la morphine, la cocaïne, ont souvent fait leur œuvre aussi ; on voit devant soi alors parfois, des demi-aliénées ou bien des malades devenues tuberculeuses par exemple, par défaut prolongé d'alimentation et de repos. Comment se reconnaître au milieu de cette confusion apportée au tableau primitif ?

N'empêche que si certaines de ces cystalgies féminines peuvent créer, par elles-mêmes, certaines conditions, sinon toutes, certains facteurs nécessaires à la production de pareilles conclusions, il faut leur reconnaître une grosse gravité, et ne pas négliger, ne pas abandonner trop vite ces malades sous prétexte que ce sont des nerveuses, des détraquées, etc.; vous risquez, en ne faisant rien pour elles, de les voir passer entre moins bonnes mains que les vôtres et de les laisser glisser sur la pente indiquée plus haut.

On peut, du reste, et c'est le point consolant à mettre en relief, beaucoup plus qu'on ne pense sur de pareilles malades, dans toutes les formes, sévères ou bénignes de l'affection, à toutes ses périodes aussi.

Il faudra d'abord tâcher de démêler l'origine, le prétexte de ces manifestations douloureuses sur la vessie.

Cette origine vous parait-elle être dans une vieille infection blennorrhagique ou puerpérale passée inaperçue, restée jusque-là silencieuse en clinique ? Il faudra essayer la désinfection vésicale ou urétro-vésicale par un traitement approprié.

Des instillations, de grands lavages vésicaux avec les solutions classiquement employées en pareil cas, nous ont donné parfois de prompts et brillants résultats.

On peut combiner ce traitement local avec les remèdes internes ordinaires à ces cas, le salol, le santal, l'urotropine, etc.

A-t-on affaire à des cas de cystalgie chez de francs uricémiques ou goutteux ? La désinfection vésicale n'est pas de mise ici, car les urines sont ordinairement absolument claires à l'émission. De légères cautérisations du col vésical avec du nitrate d'argent à 1/50 ou 1/100 réussissent cependant bien dans beaucoup de cas, comme nous avons pu le constater, à titre de revulsif local. Mais c'est sur le traitement médical de l'affection générale qu'il faut surtout compter.

L'origine semble-t-elle d'origine grippale ? La désinfection locale est encore ici de mise, mais le sulfate de quinine méthodiquement administré (et en pareil cas c'est à petites doses, 0.20 centigrammes matin et soir par exemple pendant huit jours ; puis suspension de huit jours et recommencer, qu'il nous a paru le mieux réussir) est le véritable médicament interne à employer. Là aussi, on a des guérisons rapides et inattendues, si c'est bien sur la véritable origine qu'on a mis la main.

Si on trouve, chez la malade, une affection de l'appareil génital interne encore en activité, ce sera le traitement gynécologique qui devra être mis tout d'abord en œuvre ; on soignera la métrite, ou l'affection essentielle ; on s'adressera au prolapsus ou à la déviation. Cela fait, si les troubles vésicaux persistent et agissent seuls désormais pour leur propre compte, on devra traiter directement la vessie, soit par la désinfection, si les urines sont troubles, soit par les cautérisations légères du col, si l'élément infection ne paraît pas en cause.

Quelque soient les origines probables des cas observés, et les traitements particuliers à ces différents cas que nous avons essayé de catégoriser, il faut savoir qu'on se trouvera bien de certains petits moyens locaux applicables indistinctement à tous ces malades. Nous voulons parler des suppositoires vaginaux, ou rectaux même, quand les douleurs sont périnéales en même temps que vaginales (belladone, morphine, etc.) ; et des injections rectales ou vaginales chaudes. Nous nous sommes particulièrement bien trouvé, à titre palliatif tout au moins, dans beaucoup de cas, de ces dernières. Il faut faire prendre ces injections à la malade couchée ou assise sur un large bidet, injections à 40 ou 45°, à 2 ou 3 litres chaque fois, abondantes par conséquent, et faites très lentement ; ce dernier point est certainement important, pour qu'elles soient efficaces et soulagent vraiment le sujet. Le robinet de la canule vaginale, bien enfoncée jusqu'au fond du vagin, sera très peu tourné, de façon à laisser couler l'eau chaude très lentement, très doucement, en mettant plusieurs minutes pour aller à l'épuisement du seau ; les tissus de la cloison urétro-vésico-vaginale subiront une véritable imprégnation chaude, de cette manière, et les modifications décongestives ou anesthésiantes de la chaleur seront alors obtenues au maximum et pour un temps durable. On doit faire ainsi au moins deux injections par jour.

Enfin, et ceci est de toute première importance, dans tous les cas précédents, quels qu'ils soient et, concurremment avec les autres moyens employés, à plus forte raison si l'affection ne paraît reconnaitre aucun point de départ bien précis et si le système nerveux général paraît seul en cause, on traitera médicalement la névropathie. Nous l'avons vu en effet, même avec des altérations locales qui expliquent dans une certaine mesure la localisation douloureuse, le système nerveux joue un rôle des plus importants pour entretenir ou aggraver les symptômes. L'hygiène générale, la suppression des fatigues ou des causes de soucies, l'hydrothérapie, etc. d'une part, d'autre part les bromures ou valérianates sagement administrés à l'intérieur, rendront les plus grands services, et s'ils ne guérissent pas, au sens vrai du mot, les cas nerveux qui nous occupent et qui sont les vrais cas rebelles, ils permettront sûrement d'atténuer lesréactions, et à cette malade de vivre de façon supportable sans jamais arriver aux états graves que nous avons esquissés plus haut. Seulement il faudra de la patience, une patience tenace même, de la part du médecin aussi bien que du sujet pour ne pas se laisser rebuter et ne pas laisser dériver la maladie à un degré où on ne pourrait plus rien, médicalement du moins, pour elle.

Voici maintenant des cas, où, pour une cause ou pour une autre, (temps perdu par faute du médecin ou de la malade, gravité spéciale du cas, etc.), l'affection est vraiment insupportable et ne peut même plus être soulagée. Ne nous décourageons pas. La chirurgie offre maintenant les plus précieuses ressources, et c'est elle qui, souvent, va guérir le cas apparu inguérissable.

Les objections classiques sont ici les mêmes que celles qui s'adressent aux cystites douloureuses en général, c'est-à-dire en allant du moins au plus, les *dilatations urétrales* et les *tailles*.

La dilatation compte à son actif de beaux résultats, elle est à la portée de tout praticien, même placé dans un milieu non favorable à d'autres interventions, et elle est innocente, aseptiquement faite. La malade étant endormie, on dilate progressivement et extemporanément avec les bougies d'Héger, jusqu'au très gros numéros ; on peut dilater sans danger de produire de trop grosses déchirures jusqu'au volume d'un petit doigt ordinaire, tout au plus de l'index.

Pour les cas pas trop anciens et d'intensité moyenne, cette dilatation suffit souvent. Généralement, nous adjoignons à cette dilatation, dans les cas plus graves et invétérés, les *sections internes du sphincter* que nous décrirons bientôt et qui donnent une sédation bien plus marquée encore, bien plus immédiate, et bien plus durable surtout. Nous avons dû à cette méthode de très beaux succès et des guérisons dans des cas qui paraissaient désespérés. Nous nous expliquerons ailleurs sur l'innocuité de cette méthode, et ferons ressortir qu'elle ne crée même pas (malheureusement pour certains cas où on le voudrait), l'incontinence d'urine définitive. Au bout d'un certain temps, pas très longtemps même parfois, cette incontinence disparaît.

C'est pour toutes ces bonnes raisons que nous

n'arriverons jamais qu'à contre-cœur et en dernier ressort, aux autres opérations, aux tailles.

La *taille sus-pubienne*, simple, sans tentative de fistulisation, crée d'abord une cicatrice bien mal placée pour la femme et beaucoup moins bien supportée par elle que par l'homme ; ensuite elle risque dans certains cas de ne pas donner de résultats plus définitifs que la méthode précédente ; une fois qu'elle est guérie les douleurs reparaissent ; va-t-on tailler à nouveau en plusieurs fois ces malheureux sujets ? Inversement, si on réussit à fistuliser, cette fistule sera intolérable pour bien des femmes.

La *taille vaginale* est sûrement un excellent moyen de faire cesser les douleurs de façon rapide; d'autre part, si elle est faite à titre temporaire, par un orifice pas trop large, de façon à avoir l'espérance d'une réparation aisée de la fistule (1), et de la suppression de l'infirmité créée, quand on le jugera à propos, elle est plus facilement acceptable que la précédente. Elle aussi a rendu les plus grands services entre les mains de tous les chirurgiens, et dans un nombre de cas qui ne se comptent plus. Il est vrai de dire néanmoins que les inconvénients qui résultent de la fistulisation vaginale, même temporaires, sont très appréciables, et qu'on ne proposera cette opération que lorsque la méthode précédente n'a décidément rien donné.

(1) Ces fistules d'ordre chirurgical sont bien plus aisées à réparer que les fistules vésico-vaginales ordinaires ; il n'y a pas eu de sphacèle autour d'elle, qui a mangé les tissus, pas de perte de substance à proprement parler, et les bords de la fistule avivée se rapprocheront beaucoup plus aisément.

Après les dilatations forcées, après les incisions sphinctériennes, mais plus rarement cependant avec ces dernières, on observe des récidives des crises douloureuses, au bout d'un temps plus ou moins long, quand l'anneau sphinctérien a repris sa continuité circulaire, et sa contracture. Pour éviter ces récidives, dans les formes spécialement graves et tenaces, et pour éviter aussi la ressource extrême d'une fistulisation vaginale ou hypogastrique, nous avons pensé à tenter des *excisions sphinctériennes partielles*, en enlevant sur un point donné un segment plus ou moins limité de l'anneau sphinctérien.

L'idéal serait ici de faire porter l'incision uniquement sur le tissu musculaire lui-même, sans inciser la muqueuse vésicale ou la muqueuse vaginale qui recouvrent immédiatement en haut et en bas la bague sphinctérienne de l'orifice urétro-vésical. En raison de l'adhérence intime de la première avec le tissu musculaire sous-jacent, il ne faut guère y songer.

On peut aborder cet anneau, soit du côté de la vessie, soit du côté du vagin. Du côté de la vessie, il faudrait une taille hypogastrique préalable pour arriver sans trop de peine sur la face vésico-urétrale de l'orifice du même nom, et exciser un coin de cet orifice, à base vésicale plus ou moins large, en s'arrêtant sur la face supérieure de la muqueuse vaginale qui le double en bas, mais sans ouvrir celle-ci. Mais cette voie est compliquée, ne fût-ce que par la taille préalable qu'elle nécessite.

Du côté de la cavité vaginale la voie est plus directe

et bien plus simple, si l'on veut exciser une certaine largeur de la demi circonférence inférieure de l'anneau urétro-vésical, en passant directement par la muqueuse vaginale incisée à ce niveau. Mais cette façon d'agir aura l'inconvénient de créer une fistule urétro-vaginale directe, au niveau même du point opéré, car il serait bien difficile d'arrêter l'excision partielle de l'anneau sphinctérien juste sous la muqueuse de l'orifice urétro-vésical, et à l'exclusion d'elle ; en effet, elle est trop intimément adhérente aux fibres musculaires sous-jacentes.

Pour éviter cet inconvénient, on pourrait, comme nous l'avons fait une fois, procéder comme suit. Une incision transversale de 1 cm. 1/2 à 2 centimètres est faite sur la muqueuse vaginale à un travers de doigt environ en arrière du méat. Cette incision ne comprend que la muqueuse et n'ouvre pas l'urètre repéré par une sonde rigide préalablement introduite en lui. A bout de doigt, ou avec une sonde cannelée, on décolle ensuite d'avant en arrière cette muqueuse vaginale de l'urètre sous-jacent, jusqu'à ce qu'on soit arrivé au siège supposé de l'orifice urétro-vésical ; en ce point on aura ainsi, après avoir fait écarter en arrière et en bas la muqueuse vaginale dé-collée, la face inférieure de l'anneau sphinctérien sous les yeux. Il sera aisé alors, à découvert, d'en exciser la largeur qu'on jugera nécessaire, sans se préocuper même du tout de la muqueuse urétro-vésicale.

Dans les premiers temps après l'opération, l'urine coulera évidemment par la plaie vaginale, mais pas par une fistule directe, c'est-à-dire par une fistule d'emblée définitive ; les deux plaies vésicale et vaginale étant assez distantes l'une de l'autre, la plaie du vagin se cicatrisera assez vite ; il restera alors la discontinuité de l'anneau sphinctérien. Celui-ci se réparera plus tard, mais, pendant un temps assez long, le col vésical sera largement ouvert à l'urine du côté de l'urètre, les crises douloureuses auront le temps de se calmer, et le système nerveux local et général de la malade pourra s'assagir aussi grâce à ce répit.

L'incontinence d'urine durable suivra aussi ces excisions sphinctériennes, et c'est là sans doute un inconvénient ; mais cette incontinence par la voie naturelle, n'est pas aussi désagréable, tant s'en faut, que celle d'une fistule vésico-vaginale ; elle n'irrite pas le vagin, d'une part, et d'autre part elle n'est jamais absolue que celle d'une fistule ; la vessie peut continuer à jouer dans une certaine mesure un rôle de réservoir, et se vider même sous forme de quelques mictions.

Dans le cas dont nous avons parlé, le résultat a été très satisfaisant, et il s'agissait d'une malade souffrant de cystalgie intense depuis plusieurs années. Le soulagement fut immédiat, sans cependant aller jusqu'à la disparition complète de la douleur et des crises de ténesme. Au bout d'un mois le soulagement obtenu était plus grand encore, et se maintint, avec de l'incontinence, pendant plusieurs de l'urètre profond, du périnée, d'une partie du sphincter anal lui-même.

mois. Malheureusement nous n'avons pu revoir la malade et savoir si la guérison était survenue et comment la fonction urinaire s'accomplissait longtemps après l'opération.

Il y aurait peut-être lieu de reprendre cet essai de sphinctérectomie partielle, en perfectionnant au besoin l'opération, ou en variant le siège de l'excision, etc.

Dans les formes où le corps de la vessie lui-même ne paraît pas bien en cause, où c'est surtout le spasme douloureux de l'urètre, et même du périnée et de l'anus, qui domine, quand, en un mot, on a affaire à ces cas de névralgie périnéale qui tiennent à la fois de la cystite douloureuse, du vaginisme, et de la fissure anale, cas qui sont souvent les plus douloureux du reste, les plus intolérables, et qui transforment les malades qui en souffrent longtemps, en véritables martyrs, les opérations urétro-vésicales ne peuvent suffire à elles seules. Il faut leur donner, comme complément nécessaire ou à leur place, d'autres interventions rationnelles.

C'est alors que la *dilatation forcée* de l'anus comme pour les fissures anales vraies, pourra donner des résultats inespérés au point de vue de la cessation des douleurs du côté de la partie profonde du périnée et de l'anus. C'est alors aussi que *la résection de la branche périnéale des nerfs honteux internes*, suivant le procédé que nous avons proposé en 1899, donnera de réels succès en coupant les nerfs blancs qui animent les muscles douloureusement contractés

VI

Taille hypogastique modifiée pour voir et explorer facilement les orifices urétéro-vésicaux.

Dans beaucoup de circonstances, correspondant d'ailleurs à des cas cliniques très différents les uns des autres, il sera très utile pour le chirurgien de pouvoir explorer *de visu* l'orifice uretéro-vésical, et, au besoin, d'agir sur l'extrémité inférieure de l'uretère ; soit pour pratiquer le cathétérisme simple du conduit urétéral, soit pour enlever un calcul qui y serait resté enclavé, soit pour reséquer une portion plus ou moins grande du conduit envahi par un néoplasme vésical, par exemple.

Le moyen le plus simple pour le malade, mais le moins facile pour le chirurgien non spécialisé à la pratique des voies urinaires, est le cathétérisme uretéral par les voies naturelles, quand il s'agit seulement *d'explorer*. Bien entendu, il ne peut plus rien quand il s'agit *d'intervenir* sur l'extrémité inférieure de l'urètère, et il faut avoir recours alors aux procédés chirurgicaux conseillés pour découvrir les orifices urétéro-vésicaux et la partie inférieure de l'uretère et agir sur eux.

Les meilleurs sont encore ceux qui se servent de l'intermédiaire de la vessie ouverte au préalable par l'hypogastre.

Il y a d'abord la *taille longitudinale ordinaire*, à laquelle on pourrait penser dans ce but; mais elle n'offre guère de facilité.

Le cathétérisme des uretères par la vessie ouverte au moyen de la taille sus-pubienne longitudinale, peut se faire à la rigueur, et on en conçoit théoriquement la possibilité; pratiquement, il est très malaisé, parfois même impossible, à réaliser de la sorte. On arrive très difficilement à voir clair et, par conséquent, à distinguer les orifices urétéro-vésicaux, au fond du puits vésical entr'ouvert à la partie inférieure de l'incision verticale. On a bien cherché à amener la vessie un peu à l'extérieur par des fils tracteurs passés sur les lèvres de l'incision vésicale (Guyon) ; ou à éclairer mieux l'intérieur de la vessie par des écarteurs appropriés (valve de Bazy, écarteur de Legueu, etc.), par de petites lampes électriques placées dans sa cavité, etc.

Dans beaucoup de cas cependant, malgré ces manœuvres adjuvantes, le plancher de la vessie et la région du trigone restent trop loin de l'œil et du doigt de l'opérateur. La vue nette et durable des orifices urétéro-vésicaux, le cathétérisme facile des urètères, et, à plus forte raison, l'action chirurgicale précise et aisée sur le bout vésical de l'uretère, ne peuvent pas être sûrement obtenus. Une fois, par hasard, on peut réussir (1), le reste du temps on échoue.

La taille de Trendelenburg, c'est-à-dire faite *transversalement* au-dessus du pubis, dans la position renversée du même chirurgien, et avec section transversale des muscles droits, a constitué un énorme progrès pour l'abord facile des régions basses de la vessie, et pour l'aisance des manœuvres faites à son intérieur. La vessie dont on suture provisoirement, par quelques fils espacés, la lèvre supérieure à la lèvre correspondante de l'incision cutanée, et la lèvre inférieure à la lèvre inférieure de la plaie cutanée, se trouve très largement exposée à l'extérieur, surtout si on a fait l'incision transversale de la peau et de la vessie elle-même sur une assez grande largeur (6 centim. et plus), et si on a coupé totalement les droits en travers,

C'était comme cela qu'on procédait dans les premières opérations de ce genre, et il ne faut pas s'étonner qu'avec cette façon de faire, on ait eu souvent des éventrations post-opératoires, malgré la précaution essentielle qu'on prenait de faire une suture soigneuse des droits divisés, après l'intervention. Nous verrons qu'on peut agir avec beaucoup

---

(1 Ce n'est pas pas à dire encore une fois qu'on ne puisse pas cathétériser les uretères après cette taille : des opérateurs (Albarran, etc., l'ont fait dans plusieurs cas. Nous-mêmes, dans quelques cas, avons pu assez aisément, par la simple taille longitudinale, voir les uretères et les cathétériser. Mais ce sont là des exceptions.

plus de parcimonie dans l'incision des muscles *droits* et de *la vessie*, et avoir cependant un jour bien suffisant.

D'autres opérateurs que Trendelenburg d'ailleurs, avaient pensé à se donner du jour dans la vessie, mais de façon toute différente, et au moyen d'opérations complexes, ayant pour but de supprimer tout ou partie de la muraille pubienne qui surplombe le trigone et le col vésical et empêche d'arriver jusqu'à eux. C'était le temps des *sections* ou *résections osseuses* préliminaires (symphyseotomie simple, résection médiane incomplète du pubis, comme la conseillaient, avec des variantes particulières, Helferich et Heydenreich ; volet ostéoplastique latéral et temporaire de Niehans, etc.)

Outre que ces opérations osseuses compliquent singulièrement l'ouverture de la vessie : 1° en allongeant l'opération de façon notable ; 2° en créant une voie d'absorption facile, pour une urine qui peut être septique au milieu d'un foyer osseux ouvert directement à son contact ; 3° en compromettant la solidité de la ceinture osseuse du bassin, ce qui constitue déjà de sérieux reproches, on peut dire tout simplement qu'avec la position renversée de Trendelenburg, elles deviennent inutiles. La muraille pubienne surplombe et gène de toute sa hauteur au-dessus de l'attache urétro-vésicale, c'est entendu, mais surtout quand on suppose le sujet couché sur le dos *dans la position horizontale*. Si vous lui mettez la tête en bas et les pieds en l'air, sans changer votre situation par rapport à lui, en restant toujours *à côté* de lui, vous constatez immédiatement que la partie inférieure de la vessie et même l'origine de l'urètre (les manœuvres préparatoires du décollement péritonéal pré-vésical étant supposées faites, bien entendu) se dégagent nettement de leur connexion étroite avec la face postérieure de la symphyse, de leur « plaquage » serré derrière et sous la paroi osseuse ; elles glissent en bas avec le poids des autres viscères et la face antéro-inférieure de la vessie apparaît tout entière dégagée de ses rapports intimes avec le derrière de la muraille pubienne. Derrière cette muraille apparaît un espace vide et large qui permet au doigt de manœuvrer aisément sur la vessie décollée d'elle en quelque sorte.

Malgré tous les avantages de la taille de Trendelenburg, il y a encore des cas où on a une certaine gêne à voir distinctement, et surtout à manœuvrer avec aisance sur le plancher vésical, à plus forte raison si on ne veut pas couper toute la largeur des droits, et se borner à la section des faisceaux les plus internes de ces muscles, suivant le conseil donné par Roser, ce qui facilite singulièrement la suture et la réunion post-opératoire des parties musculaires divisées, et prévient presque à coup sûr les éventrations ultérieures.

Nous avons cherché M. Ruotte et moi (1) à obtenir plus de jour encore, et avec le minimum de section musculaire des droits, en modifiant certains temps de taille de Trendelengurg, et en y adjoignant certaines manœuvres, peu importantes en apparence.

(1) *Ann. génito urinaires.* Paris, 1901.

mais d'intérêt capital en réalité pour le but que nous cherchons.

Voici d'abord ce que les essais cadavériques, tentés dans ce but, nous ont montré. Lorsqu'on décolle la vessie de haut en bas, le doigt qui suit la symphyse pubienne ne tarde pas à être arrêté dans sa marche ; il s'arrête sur un obstacle qui change sa direction et le conduit vers l'extrémité inférieure de la face correspondante de la vessie. Cet obstacle est cons- titué par les ligaments pubio-vésicaux, très résistants au doigt et très reconnaissables à la vue, lorsque l'opéré est convenablement disposé ; en exerçant un certain effort avec le doigt, nous ne sommes pas arrivés à rompre ces ligaments, mais le doigt traver- sait la paroi vésicale comme si à ce niveau il existait un véritable point faible, et tombait immédiatement sur l'orifice vésical de l'urètre. Le point de repère est absolument fixe, on peut sans aucune hésitation porter le bistouri à ce niveau juste au-dessus des ligaments, et sans qu'il soit nécessaire de distendre la vessie ou de se guider sur une sonde introduite par l'urèthre ; on tombe directement dans sa cavité à l'endroit précis qui correspond à l'urètre, dont la coloration blanchâtre tranche nettement avec la colo- ration rouge du reste de la muqueuse. Si à ce moment on élargit l'ouverture vésicale dans le sens trans- versal, et sur une étendue de 3 centimètres environ, et si on rétracte la lèvre supérieure de la plaie vési- cale par en haut, on découvre nettement le plancher vésical, et on aperçoit le trigone.

Guidés par les renseignements fournis par nos recherches anatomiques, voici maintenant la façon dont nous avons procédé dans nos opérations sur le vivant.

Le malade est mis dans la position inclinée, à 45° environ,

L'incision cutanée sus-pubienne dessine une sorte de petit lambeau à base supérieure, de forme quadrilatère. Le bord inférieur est taillé horizontalement sur le pubis senti dans la profondeur, et cette incision transversale va d'un orifice inguinal externe à l'autre. Les bords latéraux sont dessinés par des incisions verticales ou légèrement obliques en dehors et en haut, partent de chaque extrémité du bord inférieur et mesurent 3 ou 4 centimètres de hauteur suivant l'épaisseur des plans abdominaux et la profondeur probable de la vessie. On verra à quoi sert la taille de ce petit lambeau remplaçant la simple incision transversale ou légèrement concave en haut de la taille de Trendelenburg.

Ce lambeau cutané étant bien dessiné sur tout son pourtour et dans toute l'épaisseur de la peau, on incise les muscles droits transversalement, à un centimètre environ au-dessus de leur attache pubienne (afin de laisser une sorte de bout inférieur pour leur suture ultérieure), à petits coups de bistouri, jusqu'à ce qu'on arrive sur le tissu graisseux sous-péritonéal (1).

(1) Pas n'est besoin d'inciser toute la largeur du droit : on entaille seulement le muscle sur une largeur de 1 centimètres à 1 centi-

On procède ensuite comme pour la taille hypogastrique ordinaire, décollement du cul-de-sac péritonéal, etc. ; mais on se dirige d'emblée *sur l'origine de la vessie même*, vers le bord inférieur de la symphyse pubienne, en suivant la face postérieure de cette symphyse, de façon à arriver avec le doigt jusque sur les ligaments pubio-vésicaux. En outre, comme on a, de par le fait de la section des droits, un large jour, on dénude la partie inférieure de la vessie sur une surface transversale large (5 ou 6 centimètres, et plus si besoin pour des vessies un peu profondes).

Cette dénudation effectuée, on ponctionne la vessie au bistouri, *directement au-dessus de l'attache de l'urètre*, et on agrandit l'orifice latéralement, dans l'étendue qu'on veut ; plus le sujet est gras, plus la vessie est profonde, plus la taille transversale doit être large.

A ce moment, on suture provisoirement, à l'aide de quelques gros fils de soie ou de catgut, la lèvre supérieure de l'incision vésicale à la partie horizontale du lambeau cutanée. *La vessie est ainsi extériorisée* pour ainsi dire : la profondeur du puits dans lequel on agissait est considérablement diminuée ; non pas que la vessie, très peu mobile dans sa partie basse, remonte beaucoup du côté des plans superficiels, mais parce que ces plans descendent vers elle

mètre et demi au plus et on on laisse intacts ses faisceaux les plus externes. On a ainsi un jour très suffisant, à moins que l'on ait affaire à un sujet très obèse et à vessie très profonde.

pour ainsi dire, et diminuent d'autant la hauteur de l'entonnoir dans lequel on agit. En outre, la peau ainsi suturée à la vessie masque et refoule derrière elle le cul-de-sac péritonéal et tous les tissus qui pourraient venir flotter au-devant du champ opératoire.

Dès maintenant, on aperçoit (une fois la plaie bien asséchée, l'hémostase bien faite, les petits caillots enlevés, etc., toutes conditions indispensables pour bien voir les détails du plancher vésical) très bien le plancher vésical et l'orifice urétro-vésical ; on aperçoit encore bien mieux ce dernier s'il est repéré par une saillie prostatique par exemple. Mais les orifices urétéraux ne se voient pas encore, dans la plupart des cas. C'est que la muqueuse vésicale vivante d'une vessie ouverte est fortement mamelonnée, ridée par suite de l'évacuation vésicale elle-même, et les uretères sont cachés au fond de ces plis. Il ne faut pas s'attendre non plus à leur voir l'aspect un peu blanchâtre qu'ils ont sur le cadavre, ou les apparences de raie noire qu'ils présentent sur le fond d'une image cystoscopique. Ici la muqueuse est uniformément rouge vif ou foncé, et les orifices urétéraux n'apparaissent sur elle, sans changement de teinte presque comme deux petites fentes obliques, en coup d'ongle, et pour les voir, il faut étaler, étirer en quelque sorte la muqueuse du plancher.

On s'aide pour cela de la manœuvre d'une large valve plate, coudée à angle droit, dont le bec, placé derrière la symphyse, va accrocher l'orifice urétral et tire en avant la muqueuse du plancher en la déplissant. Cette valve, en même temps qu'elle déplisse, sert en outre de *miroir* placé derrière la symphyse.

On aperçoit alors très bien le trigone et on peut : 1° voir couler l'urine des uretères; 2° les cathétériser si on veut.

Une fois l'inspection faite, on enlève les fils provisoirement placés entre la peau et la vessie; on rétrécit par quelques points de suture l'ouverture transversale un peu large de la vessie, en la limitant à ce qu'il faut pour laisser passer les tubes de drainage; on suture enfin *avec soin* les extrémités des droits qu'on rapproche en allant tirer sur leur bout supérieur remonté. On procède, en un mot, comme après une taille de Trendelenburg ordinaire.

Les conditions sont, du reste, plus ou moins favorables suivant la conformation des sujets, suivant les cas pathologiques pour lesquels on intervient sur la vessie; mais, à moins de circonstances exceptionnellement difficiles, et avec plus ou moins de peine suivant les cas, le chirurgien pourra toujours arriver à apercevoir les uretères.

Il y a des cas très faciles, où le temps de recherche des orifices est très court, et où la durée de l'opération ordinaire de la taille n'est pas sensiblement augmentée. On tombe dessus, de suite pour ainsi dire, une fois la vessie incisée. Ce sont les cas de sujets amaigris, à parois abdominales minces et flasques, et chez lesquels la vessie, même dans sa portion basse, n'est pas loin de ces parois; ou bien encore ceux de sujets petits, à squelette menu, chez lesquels la muraille pubienne est peu haute et la région du col vésical pas très loin au-dessous du bord supérieur du pubis ; ce sont enfin ceux où la vessie saigne peu, dont le plancher n'est pas semé de végétations fongueuses ou papillaires, ou couvert d'ulcérations (comme dans certaines cystites bacillaires par exemple) qui ont modifié profondément l'aspect de la muqueuse et ont pu même manger le pourtour des orifices urétéraux, comme il nous est arrivé de le voir chez un de nos opérés où nous sommes resté longtemps à chercher l'orifice urétéral gauche, car il y avait une large ulcération anfractueuse qui modifiait complètement l'aspect de l'orifice urétéral normal.

Par contre, chez un autre (prostatique distendu), les orifices urétéraux apparurent très vite et très facilement reconnaissables, en raison de la dilatation ascendante qui avait déjà considérablement agrandi l'orifice urétéral et le rendait presque béant à la vue.

Inversement, il y a des cas difficiles, qui relèvent de conditions exactement opposées à celles que nous venons d'énumérer rapidement ; ce sont les cas de sujets obèses, à parois abdominales très tendues, peu dépressibles, à gros squelette pubien, à muqueuse vésicale facilement saignante, et que le simple contact du tampon fait suinter, etc.

Chez la femme les résultats obtenus par cette taille transversale modifiée nous ont paru tout aussi favorables que chez l'homme.

En somme c'est par la taille de Trendelenburg modifiée de la façon que nous venons d'indiquer qu'on obtient *aisément* et *constamment* tous les résultats qu'on se propose. Les modifications se résument dans le points suivants :

1° Dessin systématique d'un lambeau cutané pris sur la lèvre supérieure de l'incision de la peau, et assez long pour pouvoir s'enfoncer profondément du côté de la vessie, en le suturant provisoirement à la lèvre supérieure de l'incision vésicale, il servira à *extérioriser momentanémènt* l'intérieur de la vessie.

2° Incision *très basse* de la vessie, juste au-dessus de l'attache urétrale, de façon à tomber directement sur le trigone ;

3° Eclairage et déplissage de la muqueuse vésicale par une large valve rétro-pubienne qui éclaire tout le plancher de la vessie.

Le but qu'on se propose en agissant ainsi est varié suivant les cas.

Tantôt on profite d'une taille sus-pubienne, faite d'ailleurs dans un tout autre but que l'action sur l'uretère lui-même, pour explorer très facilement les orifices uretéraux au cours de cette taille, voir l'urine qui s'en échappe, et au besoin les cathétériser. Les avantages de ce genre sont particulièrement précieux dans les cas si fréquents en clinique, où on est forcé d'intervenir sur la vessie, mais où on soupçonne néanmoins des lésions rénales au-dessus d'elle ; il sera alors tout naturel de profiter de cette taille pour explorer les reins.

Tantôt, on pourra faire délibérément la taille transversale modifiée, soit pour aller extraire un calcul qu'on soupçonne arrêté à l'extrémité inférieure de l'uretère, soit pour extirper un néoplasme vésical malin qui envahit souvent l'uretère correspondant, ou un néoplasme bénin, voisin de l'orifice urétrovésical, et dont l'extirpation demande du jour et des précautions pour ne pas emporter l'uretère avec lui.

Tantôt enfin, on pourra faire cette taille pour réaliser des abouchements nouveaux de l'uretère dans la vessie, comme dans certaines fistules uretéro-vésicovaginales, ou encore à la suite de blessures opératoires accidentelles ayant séparé l'uretère de la vessie (hystérectomie pour fibromes, carcinomes, etc).

VII

Des opérations qui s'adressent au sphincter urétro-vésical

Quels que soient les détails de la musculature qui les compose, quelles que soient les idées que les différents anatomistes ont eues sur ce sujet tant débattu, il est indéniable qu'il y a deux sphincters de la vessie :

1° Le sphincter de l'orifice urétro-vésical lui-même, situé sur l'attache même de l'urètre à la vessie, formé de fibres lisses et en forme d'anneau de 8 à 10 millimètres de haut, dû à l'épaississement à ce niveau, d'une part, des fibres circulaires propres à l'urètre ; d'autre part, des fibres transversales les plus inférieures de la vessie ;

2° Le sphincter strié, qui entoure tout l'urètre postérieur comme un étui, mais un étui continu seulement dans la région membraneuse, incomplet et inégalement réparti autour du canal dans la portion prostatique.

Le premier sphincter est innervé exclusivement

par le sympathique ; le deuxième est innervé par le nerf blanc du périnée (honteux interne).

Ces deux sphincters sont distincts anatomiquement et physiologiquement. Ils le sont aussi pathologiquement, quoique ce soit là une question encore bien obscure et bien mal connue ; et bien que souvent ils soient pris tous les deux ensemble, leur pathologie peut cependant assez bien se dissocier dans certains cas : ce serait là, soit dit en passant, une étude soignée à faire et qui serait du plus haut intérêt.

Au sphincter lisse paraissent appartenir plus volontiers les crises douloureuses chroniques de certaines cystites rebelles, les cystalgies bizarres de certaines femmes, certaines manifestations douloureuses difficiles à classer, sans causes bien nettes et que les anciens désignaient sous le terme vague de « névralgies du col ».

Au sphincter strié appartiennent plutôt les spasmes, les incoordinations motrices, qu'on voit chez certains nerveux, avec leur cortège fréquent de faux rétrécissements, de troubles mictionnels variés, parfois même de véritables rétentions incomplètes ou complètes à origine spasmodique.

L'échec des traitements médicaux ou des petits traitements chirurgicaux, joint à l'intensité des phénomènes observés dans certains cas peut conduire à l'intervention chirurgicale directe sur le sphincter lui-même.

Cette intervention directe se résume soit dans la

dilatation forcée, soit dans l'incision du sphincter ; elle a pour but d'amener la détente, le repos du sphincter lésé (1). Pour nous, si on se décide à ces interventions directes, *c'est à l'incision qu'il faut donnée la préférence sur la dilatation forcée*, ou tout au moins, pour avoir des résultats complets et durables, si on fait la dilatation, il vaut mieux la faire suivre de l'incision.

La dilatation est plus brutale que la section nette : elle contusionne, elle traumatise et irrite parfois les nerfs des tissus au lieu de les calmer ; elle ne donne pas la détente franche de l'incision et est souvent suivie de recrudescence des douleurs au bout d'un certain temps. Le bénéfice de l'incision elle-même sera bien plus grand et plus durable si on fait plusieurs incisions (2 ou 3) au lieu d'une seule.

Voyons maintenant comment on peut aborder les sphincters vésicaux pour les inciser, avec ou sans dilatation préalable. Pour le sphincter utéral profond, le sphincter strié, nous aurons vite fait en disant que la voie d'approche pour lui, est connue en pratique depuis bien longtemps. C'est la voie périnéale qui permet aisément de fendre l'urètre membraneux et même prostatique. Les cas ne se comptent plus de ce genre d'interventions.

Pour le sphincter lisse de l'orifice urétro-vésical

---

1. Nous ne parlons ici que de l'intervention directe sur le sphincter lui-même, laissant de côté d'autres opérations qui visent le même but, mais de façon indirecte ; telles sont les sections nerveuses faites à distance ou les élongations, sur le sympathique, les nerfs honteux, etc.

(sphincter qu'on pourrait appeler *orificiel*), les interventions sont déjà moins aisées et de pratique bien moins courante, et nous avons déjà noté que, bien plus souvent qu'on ne le pense, c'est le sphincter qui est le siége véritable des phénomènes douloureux, des névralgies rebelles. Si on ne l'attaque pas, lui, rien n'est fait avec la dilatation ou la section du sphincter urétral profond, et inversement le malade peut guérir par l'intervention limitée à lui, sans toucher au précédent. Et l'intervention de choix sera ici l'incision de cet anneau irritable, incision non pas unique, mais faite en deux points au moins de sa circonférence et comprenant toute sa hauteur et toute son épaisseur.

On peut, pour ces sections du sphincter orificiel, procéder soit par voie interne (de dedans en dehors), soit par voie externe (de l'extérieur à l'intérieur.

Voyons encore pour la *section interne*. Chez l'homme, on commence d'abord par faire la boutonnière périnéale, puis on introduit dans la vessie un lithothome double, et on retire l'instrument avec ses lames écartées de façon à avoir une section assez profonde pour couper largement toute l'épaisseur du sphincter (1). On peut compléter, comme nous l'avons souvent fait, cette incision bilatérale, par une troisième incision sur la paroi supérieure de l'anneau, au moyen d'un long bistouri boutonné enfoncé

---

(1) Avant de retirer l'instrument, on le retourne sur lui-même, concavité en haut, pour que les lames dirigées obliquement alors, en haut et en dehors, n'aient pas chance de blesser les canaux éjaculateurs.

dans la plaie périnéale. On a ainsi une triple incision périnéale sphinctérienne en forme de T.

Chez la femme, mêmes manœuvres, pour ces sections internes, sauf qu'une taille préalable n'est pas nécessaire ici ; on peut seulement, si l'on veut, les faire précéder d'une dilatation de tout l'urètre.

A ces sections internes multiples qui coupent la bague sphinctérienne en trois tronçons pour ainsi dire, la détente est rapide et complète.

Par voie externe, chez l'homme, on peut tailler directement le sphincter orificiel en passant par le périnée, une fois le rectum décollé, comme pour une prostatectomie. On pousse le décollement rectal un peu haut, au-dessus de la base de la prostate, et là on fend, en sentant avec le doigt un conducteur métallique cannelé, celui de Syme, par exemple, de suite au-dessus de cette base en descendant à un travers de doigt au-dessous de ce niveau, et en passant à travers la partie supérieure de la prostate, bien entendu ; c'est une sorte de prostatotomie périnéale faite très haut et en empiétant sur la vessie elle-même. Au lieu de faire une simple incision médiane, on peut, si l'on veut, et comme pour la section par la voie interne, faire deux incisions latérales séparées l'une de l'autre par 1 centimètre ou 1 centimètre et demi.

On peut tailler ce sphincter par la voie haute, au contraire. En se servant de l'attitude renversée et de l'incision transversale de la taille de Trendelenburg, et en décollant la face antérieure de la vessie très bas derrière le pubis, ce que permet de faire facilement cette taille, on arrive à sentir et même à voir sous l'arcade pubienne l'attache urétro-vésicale. Sur un conducteur métallique introduit dans l'urètre et la vessie on incise alors directement l'extrémité tout à fait inférieure de la vessie, l'orifice urétro-vésical lui-même et l'origine de l'urètre.

On peut faire encore ici deux incisions au lieu d'une, séparées par une largeur d'un doigt environ.

Cette façon d'opérer par voie haute ne saigne pas beaucoup, contrairement à ce qu'on pourrait penser à cause du voisinage des plexus veineux antévésicaux, si on a soin de serrer de près le décollement vésical rétro-pubien et de bien exposer l'origine de l'urètre avant de l'inciser. L'absence de prostate en ce point, l'absence de conduits à ménager, comme les canaux éjaculateurs par le périnée, l'attaque plus directe du sphincter vésical à ce niveau, nous font préférer cette voie haute à la précédente.

Les résultats de sédation des douleurs, des épreintes, en sont remarquables, et l'incontinence durable par l'urètre à la suite de ces sections internes n'a jamais été notée par nous.

Chez la femme les sections externes du sphincter orificiel peuvent se faire évidemment par voie vaginale et de façon très aisée, en incisant directement par le vagin sur la fin de l'urètre et le commencement de la cloison vésico-vaginale. Mais nous pensons qu'en raison des fistules, si ennuyeuses à supporter et guérir, qui peuvent en résulter, il ne faut guère employer cette voie.

Chez elle, la voie haute est tout aussi aisée que chez l'homme pour l'incision de l'orifice urétro-vésical, et en outre, si on veut encore faire mieux et éviter la cicatrice hypogastrique, on a à sa disposition les avantages de la voie de la taille vestibulaire, sur laquelle M. Legueu est revenu récemment insister avec raison ; par cette voie, on aborde très bien et par un décollement assez facile, sans beaucoup de sang même, l'attache urètro-vésicale par sa face supérieure, et on peut y pratiquer, comme par en haut, sur conducteur métallique, une simple sonde cannelée même, les incisions sphinctériennes.

L'hémorragie ne nous a jamais inquiété. Elle est facile, du reste, à arrêter par un gros drain entouré d'un manchon de gaze et introduit à frottement dans le col incisé. Je le laisse trois ou quatre jours en place.

L'incontinence d'urine, qui suit cette opération pendant quinze jours ou trois semaines, ne nous a jamais paru définitive. Les choses se réparent très bien au bout d'un certain temps.

En admettant même que l'incontinence dure longtemps, elle n'a jamais les inconvénients graves d'une fistule urinaire, siégeant à l'hypogastre, ou même au périnée, chez l'homme tout au moins. La fistule urinaire permanente est une infirmité toujours très pénible, difficilement acceptée et tolérée, pour plusieurs raisons dont nous avons déjà rapidement parlé ailleurs et qu'il est aisé de comprendre. L'incontinence par les voies naturelles, par la voie urétrale, est infiniment moins ennuyeuse. Elle peut se masquer d'abord plus aisément. et, chez l'homme, le port d'un urinal très simple pendant le jour pare bien à son inconvénient. La nuit, l'inconvénient de l'incontinence reparaît par la souillure des draps et du lit, car le type pratique de l'urinal nocturne est difficile à réaliser ; l'appareil se dérange facilement pendant les mouvements inconscients du sommeil ; des pressions involontaires exercées sur le caoutchouc de l'appareil empêchent le fonctionnement du réservoir ou du tube qui y amène l'urine, etc.

Chez la femme, le problème du bon urinal est encore plus difficile à résoudre, et pendant le jour, comme pendant la nuit, l'infirmité est malaisée à pallier.

Malgré tout, cette incontinence par les voies naturelles a de gros avantages sur la fistule. L'irritation souvent considérable de la peau autour de celle-ci, avec l'érythème chronique, les fissures mêmes qu'elle finit par produire, le dépôt, sans cesse renouvelé, des sels de l'urine sur les poils de la région, la suppuration qui se fait toujours plus ou moins à l'orifice ou dans le trajet fistuleux lui-même, l'engorgement possible de temps à autre de ce trajet par des fongosités, par de petites concrétions calcaires, etc., n'existent pas ou sont réduites au minimum dans l'incontinence sans fistule.

Chez l'homme, il est vrai ,un peu d'érythème, du pénis ou du scrotum qui baignent dans l'urinal, mais qu'on peut combattre ou atténuer par des soins de propreté, par des poudres ou pommades appropriées ; mais rien autre. Chez la femme elle-même, dont l'incontinence urétrale se masque moins bien aisément, il n'y a encore aucune comparaison à établir avec la fistule, je ne dis pas hypogastrique laquelle est vraiment insupportable pour elle, car elle n'est point cachée, mais même avec la fistule vésico-vaginale, qui ne paraît pas plus grave à première vue que l'incontinence par le méat, qui est cependant bien différente comme ennuis qu'elle comporte. La vaginite douloureuse, végétante ou ulcéreuse, qu'elle entraîne au bout d'un certain temps, car la muqueuse vaginale n'est pas faite pour le contact de l'urine, la dermite étendue de la région périnéale et périanale qui résulte des décharges urinaires abondantes, tombant par paquets de l'orifice vaginal, à la suite d'un effort, ou quand la malade se met debout, par exemple, ne sont pas des ennuis négligeables.

Avec l'incontinence urétrale, certains d'entre eux existent sans doute, mais beaucoup plus facilement supportés par la femme ; la muqueuse vestibulaire ou vulvaire est habituée au contact fréquent de l'urine et réagit peu quand ce contact devient permanent ; en outre, l'écoulement urinaire se fait librement et de façon continue au dehors, sans s'accumuler auparavant dans une cavité, où elle peut être retenue un certain temps, comme dans le vagin, par exemple. Avec des linges, avec de petits bandages appropriés, et souvent renouvelés bien entendu, qui absorbent l'urine à mesure qu'elle coule, la femme peut mieux masquer son infirmité que lorsque l'urine vient s'écouler à flots par gros paquets, qui inondent brusquement le périnée et les cuisses, comme il arrive dans certaines fistules vésico-vaginales avec vulve étroite et contracturée retenant l'urine un certain temps derrière elle.

Encore une fois, du reste, il est rare d'observer l'incontinence totale et durable après les opérations dont nous avons parlé. Quand le sphincter tarde à se réparer, c'est une sorte de *faiblesse sphinctérienne* qu'on voit, plutôt qu'une incontinence véritable. L'urine ne s'écoule pas au fur et à mesure de son arrivée dans la vessie ; elle peut encore s'y accumuler sous un certain volume, puis, sous l'influence d'un effort, d'une quinte de toux, etc., elle passe

A côté des *sphinctérotomies* (internes et externes) que nous avons décrites, on pourrait essayer des *sphinctérectomies*, au moins partielles, comme nous le disions dans un précédent chapitre à propos des cystalgies de la femme.

Le sphincter une fois abordé par telle ou telle des voies passées en revue plus haut (voie basse, voie haute, voie vestibulaire), on en réséquerait une largeur et une hauteur plus on moins considérables, soit en cherchant à conserver, par dessous les fibres musculaires sphinctériennes, la muqueuse urétro-vésicale qui les recouvre, soit en emportant cette muqueuse avec ces fibres dont il serait bien difficile de la séparer en certains points.

Nous avons vu, précédemment comment on pourrait procéder chez la femme, pour le sphincter orificiel. Chez l'homme, le manuel opératoire sera singulièrement compliqué par la présence de la prostate, si on abordait le sphincter par le périnée; mais, par la voie haute comme pour une taille transversale, modifiée suivant notre procédé, on pourra aborder le sphincter orificiel par sa face antérieure, en un point où la prostate n'existe pas, et y pratiquer, même sans ouvrir au préalable la vessie, en découvrant simplement l'attache urétro-vésicale, une excision plus ou moins large et plus ou moins profonde, de la partie antérieure de l'anneau sphinctérien.

C'est un moyen à tenter, mais que nous n'avons pas mis en œuvre encore, et sur la valeur pratique duquel nous ne pouvons par conséquent donner encore aucun renseignement.

VIII

De la séparation intra-vésicale des urines rénales.

Dans ces dernières années, la clinique urinaire s'est enrichie de procédés tout nouveaux et de très haute portée, permettant d'étudier avec une assez grande précision le fonctionnement rénal, soit des deux reins pris en bloc et avec leur sécrétion réunie dans les urines vésicales, soit des reins pris séparément et avec leur sécrétion recueillie isolément pour chacun d'eux.

Ces procédés sont ceux du cathétérisme du urétéral, de la séparation de l'urine des deux reins, et de la division intra-vésicale des urines rénales.

Il serait puéril d'énumérer les cas où la division des urines peut servir au chirurgien ; presque toutes les affections chirurgicales des reins bénéficient de ses ressources. Mais, si cette division vésicale peut donner les renseignements les plus importants pour l'état des voies urinaires supérieures au *point de vue chirurgical*, elle peut servir au *point de vue médical* aussi. C'est ainsi que certaines albuminuries unilatérales peuvent être constatées, et que cette constatation peut conduire à une thérapeutique locale, (saignée, révulsion, etc.) dirigée exclusivement du côté du rein malade. De même pour certaines hématuries dites essentielles et non liées à un calcul du rein, à un néoplasme, etc. De même encore pour les pyélo-néphrites gravidiques, etc.

Elle peut même donner des renseignements très utiles pour les *lésions exclusivement vésicales*.

Nous passerons d'abord en revue rapide les méthodes principales, dont nous pouvons disposer, à l'heure actuelle, pour faire la récolte séparée des urines rénales, et en ferons la critique, montrant ce qu'on peut en attendre pour aider l'exploration médicale et indiquant enfin celles qui sont pratiques pour le médecin non spécialiste et dans quelles conditions elles le sont.

Je ne parlerai pas longtemps du *cathétérisme de l'uretère*. Prendre l'urine unilatérale, à sa source même, sans mélange possible avec celle du côté opposé, n'est-ce pas cependant l'idéal ? Oui certes ; mais dans la pratique que d'inconvénients. C'est d'abord la longueur de l'apprentissage ; il faut des essais de plusieurs mois pour acquérir l'habitude de la cystoscopie d'abord, du cathétérisme urétéral ensuite. Souvent, en outre, il est très difficile, parfois impossible, d'employer cette méthode ; ce sont les hémorrhagies qui troublent le liquide vésical, ce sont des vessies intolérantes à la cystoscopie, ce sont des vessies où les orifices urétéraux ne peuvent se voir, etc. Enfin, reproche plus grave, il y a le danger d'inoculation d'un uretère et d'un rein sains, par la sonde urétérale qui s'est infectée dans la vessie, et vient les inoculer directement.

I. — LES PRINCIPAUX APPAREILS DE SÉPARATION.

De ces difficultés, de ces inconvénients du cathétérisme urétéral, est née la vogue des moyens plus simples et plus inoffensifs, de *la séparation des urines dans la vessie même.*

La méthode actuellement en faveur est la division vésicale artificielle en deux compartiments en quelque sorte, droit et gauche, et dans chacun d'eux, en s'arrangeant de façon que le mélange ne soit pas possible d'un côté à l'autre, on fait la récolte de l'urine descendue de chaque uretère. Cette méthode est réalisée par deux appareils, qui constituent d'énormes progrès sur les ébauches de séparateurs qu'on avait tentées auparavant, et qui méritent toute l'attention des praticiens ; ce sont ceux de Luys et de Cathelin, bien connus à l'heure actuelle, et que je ne m'attarderai pas à décrire ici.

A côté de cette méthode en existe une autre, *c'est la récolte de l'urine descendue d'un uretère, pendant qu'on comprime provisoirement son congénère,* de façon à prévenir dans la vessie tout mélange possible. Depuis longtemps, on avait cherché la solution de ce problème, par simple compression manuelle ou digitale de l'un des uretères, soit dans son trajet abdominal, soit dans son trajet pelvien, en se servant de la voie rectale ou vaginale; c'étaient là des moyens très douloureux, surtout très infidèles, et où la chance seule permettait de faire porter la compression précisément sur l'uretère. A l'heure actuelle, et après les recherches multiples que j'ai entreprises sur ce sujet, avec mon ancien interne, M. Pellanda, je suis persuadé que la méthode a avancé d'un grand pas par la construction de l'*appareil compresseur* des orifices uretéro-vésicaux dans la vessie même, que nous avons décrit, il y a quelques annéess (1), et que M. Lépine, le constructeur bien connu, a fabriqué avec beaucoup d'ingéniosité. Avec cet appareil, la compression d'un orifice uretéro-vésical, s'exerce sûrement et sans danger pour l'uretère, sans risque de la blesser, de traumatiser la partie vésicale de l'uretère, car cette compression se fait au moyen d'un petit ballon de caoutchouc, qu'on gonfle dans la vessie et qui vient s'appliquer dans la zone de l'orifice urétéro-vésical ; on recueille en même temps l'urine qui tombe dans la vessie de l'autre uretère non comprimé, et on est bien sûr de n'avoir alors que cette urine du côté laissé libre, puisqu'on ferme solidement le débouché vésical de l'autre conduit urétéral.

Voyons maintenant ce qu'il faut penser des méthodes de séparation ou de division, de leurs instruments de leurs indications, contre indications, et résultats enfin.

L'appareil de Luys est difficile comme introduction

(1) *Gazette hebdomadaire*, décembre 1902.

chez l'homme, surtout avec une prostate un peu volumineuse, à cause de sa courbure terminale avec convexité inférieure très saillante, puisqu'elle doit déprimer le plancher vésical et créer dans le voisinage de chaque embouchure uretérale une sorte de puits où la sonde correspondante vient recueillir l'urine. Les deux puits sont séparés l'un et l'autre par le rideau vertical que l'on peut élever ou abaisser à volonté, au-dessus de la concavité de la courbure, et qui est le véritable séparateur de l'instrument. Mais qui empêcherait l'urine pendant une forte contraction vésicale, de passer par-dessus le bord supérieur de cette cloison et de venir se mélanger à celle du côté opposé ? Il faut reconnaître, d'ailleurs, que le mélange n'est guère possible que de cette façon, car la convexité de la courbure se moule bien sur le plancher déprimé et, à moins de déplacement inattendu de l'appareil, empêche certainement le passage de l'urine d'un côté à l'autre *par-dessous* l'appareil. Toutefois, cette convexité appuie assez douloureusement sur le plancher d'une vessie enflammée, et le toucher rectal ou vaginal, témoigne facilement par la saillie considérable qu'on y sent, de la forte pression exercée sur la paroi inférieure de la vessie. Les gouttières fonctionnent bien, du reste, car elles sont largement trouées, et l'écoulement de l'urine se fait régulièrement par elles, malgré les caillots ou les grumeaux purulents de la vessie.

L'appareil de Cathelin ne présente pas de courbure terminale gênante comme le précédent ; il est donc

plus facile comme introduction à ce point de vue.
Mais il ne faut pas croire que, chez l'homme tout au
moins, il soit toujours aisé pour qui n'a pas l'habitude de l'urèthre. Il est de gros volume, en effet. Il
ne déprime pas non plus douloureusement le plancher, puisque, d'après son principe même, si bien
mis en relief par son auteur, il ne cherche nullement
à faire de fossette, de puits où vienne se loger l'urine,
et que le jeu des sondes qui y sont annexées, recueille
pour ainsi dire directement l'urine à sa sortie de chaque uretère. Le principe si original de *graduation de
la capacité vésicale* sur lequel il repose, permet de
ne pas offenser la vessie, de ne pas lui imposer de
distension au-dessus de ce qu'elle peut supporter,
et en fait encore un instrument mieux toléré par la
vessie que le précédent. Cependant, il nous a paru que
le barrage qu'il établissait entre les deux moitiés de la
vessie, était faible ; la membrane qui constitue la
cloison séparatrice est très souple, c'est vrai, mais
très mince aussi, et sous l'influence d'une contraction vésicale un peu forte, elle peu se tordre sur elle-
même, et parfois nous avons constaté son enroule-
ment en cornet dans les vessies un peu intolérantes.
A ce point de vue, l'appareil de Luys serait peut-être
plus réellement séparateur que celui, très remarquable, du reste, de Cathelin (1).

(1) L'appareil de Cathelin est d'ailleurs construit, il est juste de le
dire, pour la *division* et non pour la *séparation* endo-vésicale.

II. — Du fonctionnement, bon ou mauvais, des appareils séparateurs ou diviseurs.

L'appareil est-il véritablement *cloison étanche* parfaite, et ne laisse-t-il pas passer de l'urine d'un côté à l'autre?

Les inventeurs disent hardiment que oui, et leurs raisons sont les suivantes.

Pour Luys, son séparateur est étanche, et cela de façon absolue, si on a soin de l'appliquer dans la position assise normale. Il a vérifié l'étanchéité sur le cadavre de son séparateur mis en place comme il vient d'être indiqué, par l'injection de liquide dans les uretères découverts au-dessus de la vessie ; aucune goutte de liquide ne passe au-dessous de la cloison. Au-dessus de cette cloison, le liquide peut passer et se mélanger d'un côté à l'autre, si on injecte par uretère plus de 5 centimètres cubes d'eau. Mais si on se rappelle que l'uretère ne déverse que *quelques gouttes* d'urine à chacune de ses éjaculations et que cette urine ne peut être accumulée dans les puits que creuse l'appareil de Luys sur le plancher vésical qu'en très faible quantité avant d'être emportée par les gouttières lattérales de l'instrument, quantité très inférieure à 2 centimètres cubes, on verra qu'elle ne pourra jamais être accumulée en quantité suffisante pour passer au-dessus de la cloison.

Cathelin affirme lui aussi l'étanchéité absolue de son diviseur, mais par des preuves cliniques, et non par des preuves tirées d'une expérimentation toujours grossière et imparfaite sur le cadavre. Pour lui, le seul fait que, dans la division des urines, en puisse obtenir, d'un côté une urine rouge, sanglante, et de l'autre une urine absolument claire, limpide, est suffisante pour la démonstration : le sang n'a pas coloré les deux côtés, donc l'appareil est étanche. Autre fait. Dans les cas de néphrectomie avec ligature de l'uretère, on fait la division. Du côté opéré, pas une goutte d'urine; la preuve est faite. Si l'urine se mélangeait d'un côté à l'autre, on n'aurait pas ce résultat.

Il y aurait à objecter de suite quelque mots à cette argumentation. Vous dites que dans tous les cas, nombreux c'est vrai. que vous avez observés et vérifiés plus tard par l'opération, le mélange ne s'est pas fait ; s'ensuit-il que dans d'autres il n'a pas pu se produire, et que, par exemple, dans des cas où vous avez observé nettement de l'urine sanglante des deux côtés, un des côtés n'était pas sain et n'avait pas été coloré par l'autre? N'y a-t-il pas eu, en regard des cas de néphrectomie dont vous parlez, des cas où un rein dont l'uretère a été reconnu plus tard comme absolument bouché, a été noté comme donnant de l'urine de son côté? Nous allons revenir avec plus de détails sur ces points d'interrogation, et cela sans critique de parti pris, et en reconnaissant avec éloges les gros efforts et les grands mérites des promoteurs de la méthode.

Il existe évidemment de mauvaises conditions et

même des contre-indications manifestes à l'emploi des diviseurs ou séparateurs.

Une vessie enflammée, en défense contre l'introduction de n'importe quel instrument, même d'une quantité faible de liquide, à plus forte raison contracturée, et tétanisée pour ainsi dire, comme dans certaines cystites très douloureuses, est un très mauvais terrain pour l'emploi des séparateurs, même pour celui de Cathelin, bien calculé cependant pour se prêter à de faibles capacités. De même encore une vessie qui saigne obstinément.

De même la présence d'une grosse prostate très saillante dans la cavité vésicale et créant un bas-fond très marqué sur lequel le séparateur ne peut guère appuyer et mouler sa cloison étanche.

De même encore l'existence de rétrécissements, ou l'âge trop jeune du sujet dont l'uretère est trop étroit, même pour le passage du petit modèle que Luys a fait construire pour les enfants précisément.

Tout n'est pas parfait c'est évident, et même dans l'intérêt de la méthode et de son avenir, de ses perfectionnements à chercher, etc., il faut dire toute la vérité.

Les appareils se sont trouvés en défaut dans certain cas, entre les mains d'opérateurs habitués cependant aux manœuvres intra-vésicales, et ont donné des renseignements erronés que le cathétérisme urétéral ou une opération ultérieure ont montrés inexacts. Parfois on a recueilli des deux côtés des urines teintées de sang ou purulentes, et la lésion rénale cependant était unilatérale. Parfois l'instrument n'a donné de l'urine que d'un côté, et a pu faire croire à tort à un défaut de fonctionnement de l'un des reins ou à une imperméabilité uretérale. Inversement, l'appareil a donné de l'urine des deux côtés, alors que l'un des reins ou son uretère ne fonctionnaient absolument pas.

Certains de ces faits ne prouvent rien du tout contre la méthode, et ne prouvent même rien contre les instruments employés.

Et d'abord, l'opérateur peut avoir commis une faute dans l'application de l'appareil; celui-ci a pu se déplacer, permettre le mélange de l'urine d'un côté à l'autre ; la vessie a pu saigner d'un côté et faire croire à une hémorrhagie rénale du même côté, etc.

Il y a, en outre des causes d'erreur dans l'interprétation des résultats fournis par la séparation et dont il faut éviter de faire des arguments contre l'efficacité de l'instrument. Il peut arriver que l'urine ne sort pas d'un côté, et cependant le rein du côté correspondant sécrète, et son uretère est perméable. Il faut alors soulever le rein qui ne donne rien, du côté du diaphragme, et l'on voit l'urine venir alors en abondance. Cela se voit particulièrement dans les hydronéphroses intermittentes avec néphroptose et coudure de l'uretère. On redresse l'uretère par la manœuvre sus-indiquée, et alors l'urine s'écoule.

D'ailleurs, comme l'ont très bien fait remarquer Luys et Cathelin, le rein ne fonctionne parfois qu'à de longues intermittences, surtout s'il est malade ;

les reins donnent quand ils veulent et non quand on leur demande. On peut avoir des éjaculations urétérales séparées par des intervalles de plusieurs minutes. Avec les séparateurs, même celui de Cathelin, il faut attendre un certain temps et une certaine quantité de liquide avant que ce dernier s'écoule ; avec le cathéter urétéral qui va chercher directement l'urine dans le bassinet, on peut l'avoir immédiatement ; la différence de temps est mesurée par la capacité du bassinet et de l'uretère qui doivent se remplir avant que l'urine ne s'écoule du séparateur, et qui n'entre pas en compte pour le cathétérisme urétéral.

N'empêche que, dans certains cas, l'appareil étant bien placé et bien manœuvré, des renseignements erronés ont été fournis par lui. Et alors la cause presque unique de ces erreurs parait être la non-étanchéité absolue de l'appareil, au moins dans certaines conditions.

Supposons une tumeur, des concrétions calcaires, etc., placées juste sur le milieu du plancher vésical ; la cloison étanche ne se moulera plus exactement sur la surface interne de la vessie, il y aura des creux, des hiatus qui permettront le passage de l'urine d'un côté à l'autre. De même, la présence d'une grosse hypertrophie prostatique saillante dans la vessie et d'un d'un gros bas-fond derrière ; là encore la cloison ne pourra guère se modeler sur le plancher, elle divisera la grande vessie mais pas le bas-fond lui-même, et le même accident que précédemment se reproduira. De même la présence de grosses irrégularités sur la surface interne de la vessie, de grandes cellules et de fortes colonnes par exemple.

Enfin, une contraction un peu énergique de la vessie peut faire déplacer l'appareil, et dans certaines vessies, dont la capacité avait été bien relevée cependant au préalable, nous avons vu survenir des contractions telles que la membrane du diviseur, une fois l'instrument retiré, paraissait avoir été froissée et comme roulée sur elle-même en faussant plus ou moins son armature.

Son rôle de membrane séparatrice avait donc dû être annihilé, quand elle était déployée dans la vessie.

Malgré tout, des faits importants et de très nombreuses observations sont à l'appui de l'efficacité du séparateur. C'est ainsi que couramment dans la pratique, on peut constater le fait suivant, par exemple : lorsque par la division des urines au moyen du séparateur, un rein ne donne pas, c'est toujours le rein malade cliniquement, et jamais le rein soupçonné sain (1).

Dans quelques cas, plus précis encore comme preuve, on a pu récolter d'un côté de l'urine alcaline, de l'autre, de l'urine acide, et par conséquent aucun mélange des deux urines n'avait pu être effectué dans la vessie.

Notre *compresseur urétéral* dans la vessie a l'avantage sur les précédents de la légèreté et du volume sensiblement moindre. Il est sûrement plus facile

____

(1) LEGUEU et CATHELIN : Congrès d'urologie, 1901.

comme introduction chez l'homme que les précédents.
La compression sur l'orifice urétéro-vésical qu'il réalise est sûre et ne peut pas permettre le mélange des
urines ; toute l'urine qui sortira de la vessie vidée
au préalable, et après 8 ou 10 minutes d'attente,
viendra évidemment et exclusivement du côté non
comprimé. Des contractions vésicales un peu énergiques ne peuvent qu'appuyer le ballon davantage
sur l'orifice urétéro-vésical qu'il est destiné à com-
primer.

Les objections qu'on peut lui faire sont les suivantes. D'abord le danger de la compression uretérale, fût-elle momentanée, pour la sécrétion du rein
correspondant, danger mis en avant par M. Cathelin
lui-même. Évidemment, cette compression provisoire peut, peut-être, congestionner le rein ou troubler
un peu sa sécrétion ; mais ce retentissement rénal
sera bien innocent dans ses conséquences ultérieures ;
si la compression devait durer longtemps, on pourrait
s'en inquiéter, mais comme elle est très passagère,
elle ne pourra pas produire de troubles bien profonds ni durables. En tout cas, la compression si
douce du ballon ne peut absolument pas léser
l'orifice urétéro-vésical.

Un inconvénient plus sérieux, c'est l'impossibilité
de recueillir simultanément les urines de chaque
rein ; il faut, un des uretères ayant été obturé un
certain temps, recommencer la manœuvre pour
l'autre ensuite. On ne recueille donc pas simultanément et dans le même temps les urines des deux

reins « seule façon de juger par comparaison et de saisir ainsi des nuances» dit Cathelin. C'est là évidemment une infériorité sur les méthodes de division ou de séparation, et cela a suffit pour faire condamner notre procédé presque sans appel.

Il faut pourtant distinguer. Évidemment, on a raison si on veut obtenir avec la compression urétérale dés résultats précis sur le mode même de fonctionnement du rein, sur la comparaison de son débit avec celui de son congénère dans le même temps donné, sur la façon dont les reins alternent ou combinent leur sécrétion aux différentes périodes d'observation, etc. Mais si on se place à un point de vue plus grossier, disons le mot, mais très pratique dans maintes affections chirurgicales des reins ou de l'urétère, et si l'on veut savoir si un rein est oui ou non fermé, si les deux reins donnent du pus ou du sang ou de l'urine claire, ou, si l'un d'eux seulement donne ces mêmes éléments, le procédé de la compression unilatérale est excellent et élimine presque sûrement la cause d'erreur qui entache parfois les autres procédés de séparation, je veux dire le mélange possible des urines rénales dans la vessie.

Je dis presque sûrement et non sûrement, car, même avec notre compresseur, on peut avoir un déplacement ou un dégonflement du ballon dans la vessie, qui permettent le mélange d'un côté à l'autre.

III. — INTERPRÉTATION DES RENSEIGNEMENTS FOURNIS PAR LA SÉPARATION

Au point de vue *microscopique*, ils ne sont pas toujours très importants, à moins que l'un des reins ne soit absolument sain et que la vessie elle-même ne soit pas enflammée du tout ; on peut trouver, par exemple, des globules de pus ou même de sang dans les urines des deux côtés, et cependant l'un des reins peut être considéré comme sain. C'est un peu d'urétérite commençante du côté sain ; c'est une suppuration ou une éraillure de la vessie qui, en dehors de toute origine rénale, a fourni les éléments constatés.

De même, au point de vue *bactériologique*. Dans le cas de tuberculose notamment, on peut trouver des bacilles dans l'urine de chaque côté ; mais s'il existe déjà quelques lésions bacillaires de la vessie, on ne peut pas en conclure que les deux reins sont pris ; la vessie du côté du rein sain, si elle est malade elle-même, a pu fournir les éléments anormaux.

Au point de vue *chimique* les renseignements sont très importants, au contraire. *Des différences considérables entre les taux d'urée éliminée par chaque rein, doivent sérieusement fixer l'attention ;* et on ne compte plus maintenant les cas où le diagnostic de lésion rénale grave tiré de l'abaissement considérable du taux de l'urée sécrétée par ce rein a été vérifié par l'évolution ultérieure de l'affection, ou par une intervention directe sur le rein lui-même. D'autre part, si le chiffre d'urée est très faible pour chaque urine séparée, l'envahissement bilatéral des reins est à redouter. Toutes choses égales d'ailleurs, et on doit tenir compte de la qualité d'alimentation du malade, de la régularité dans la nature des aliments absorbés, et aussi, des variations physiologiques si déconcertantes parfois de l'excrétion de l'urée, etc. Il faut d'ailleurs, nous le répétons, des différences de taux très accusées (1), pour qu'elles soient significatives.

Mêmes remarques pour l'excrétion des chlorures, des phosphates, mais avec plus d'éléments d'incertitude encore.

L'élimination du bleu de méthylène donne également d'importants renseignements, dans chaque tube de diviseur. Le rein sain donne de l'urine bleu foncé et limpide ; le rein altéré de l'urine sans couleur, ou avec quelques traces de vert et troublé (Luys).

On peut encore tirer d'autres indications de l'examen cryoscopique des urines séparées.

C'est au point de vue *macroscopique* surtout, que les résultats de la séparation sont les plus frappants. Des urines absolument claires d'un côté, et de l'autre troubles et sanglantes, commandent l'attention de l'observateur. Des urines recueillies uniquement d'un côté, alors que le côté opposé n'en donne pas, quel que soit le temps qu'on attende, quel que soit le

______

(1) C'est ainsi par exemple que si on trouve, comme cela se voit, des différences de 5 ou 6 grammes ou moins encore, contre 25 ou 30 par exemple, le doute n'est plus permis.

nombre des tentatives pour renouveler l'expérience, quelles que soient les manœuvres externes de pression ou de redressement employées du côté de ce rein, qui ne donne rien ou ne donne que quelques gouttes, conduisent naturellement et à juste titre vers l'idée d'un rein fermé ou détruit, d'un uretère imperméable ou comprimé, etc. Si les urines sont troubles des deux côtés, une lésion bilatérale est à craindre, et si, dans l'espèce, ces urines montrent en même temps un abaissement notable du taux de l'urée, on peut redouter une désorganisation déjà assez avancée du rein (une tuberculose le plus souvent).

Bien entendu, si les urines sont claires des deux côtés, cela prouve que les reins ne sont pas infectés et ne suppurent pas, mais cela ne prouvera pas qu'ils sont sains. Une tumeur non hémorrhagique, un kyste, etc., peuvent exister et ne pas se traduire par le séparateur. S'il s'agit d'un néphrite médicale, l'urine ne donnera rien macroscopiquement non plus, mais c'est l'analyse chimique qui renseignera (présence d'albumine, etc.).

La question de la quantité respective d'urine fournie par chaque rein, dans un temps donné, n'a pas toujours une importance capitale, à moins que les mêmes constatations ne se reproduisent identiques pendant plusieurs examens. En effet, les reins fonctionnent de façon assez capricieuse, chacun pour son compte, et le résultat peut varier énormément pendant le même examen, ou pendant les suivants.

Tel rein qui semble ne donner que le tiers ou la moitié de la quantité fournie pendant le même temps par son congénère, va tout d'un coup se mettre à fonctionner activement, tandis que l'autre va s'arrêter, au contraire. Il ne faut donc nullement se hâter de déclarer que l'un des reins a sa sécrétion diminuée ou augmentée par rapport à l'autre ; on pourrait facilement à ce sujet, faire de colossales erreurs. Le fait n'aurait une réelle importance que s'il se reproduisait invariablement à chaque examen et après un nombre important de ces examens.

Dans une vessie suspecte de tumeur, par exemple, si l'urine d'un seul côté renferme du sang ou mieux encore entraine avec elle des débris que l'examen histologique montre formés de fragments néoplasiques, le diagnostic du siège de la tumeur vésicale du côté correspondant à cette urine est singulièrement facilité.

Résumé des avantages de la séparation intra-vésicale des urines.

La division intra-vésicale des urines, a les avantages suivants, incontestables, sur le cathétérisme des uretères.

C'est une méthode beaucoup plus simple et qui peut devenir aisément de pratique courante, tandis que la seconde, demandant un assez long temps d'études préalables, de l'habileté et une grande habitude, ne peut guère être employée avec fruit que par les spécialistes.

Elle donne des renseignements, là où le cathétérisme urétéral ne peut pas être employé, dans des cas
d'hématuries intenses ou faciles à produire, empêchant la cystoscopie, dans des vessies intolérantes à
une faible quantité de liquide, avec des voies uri·
naires d'enfant ne pouvant admettre les plus petits
cystoscopes à cathétérisme, ceux-ci devant forcément avoir un certain volume.

Elle présente enfin moins de dangers, car elle ne
peut pas, comme le cathétérisme urétéral, pratiqué
dans une vessie infectée, risquer de contaminer un
rein sain par une sonde urétérale poussée jusqu'à lui,
et allant, en quelque sorte, l'inoculer.

Le cathétérisme urétéral, avec ses contre-indications et ses dangers, n'en reste pas moins comme
la méthode la plus riche en ressources et donnant, sur
l'état du rein, par l'urine recueillie directement dans
son conduit, des renseignements d'une précision rigoureuse que ne peuvent encore avoir les séparateurs actuels. Lui seul peut aussi permettre d'affirmer l'existence d'un obstacle sur un des points précis
du trajet de l'uretère.

On voit donc que, dans cette question si intéressante et très à l'ordre du jour, de la récolte séparée
des urines rénales, tout n'est pas parfait encore, et,
malgré les énormes progrès réalisés dans ces derniers
temps, nous ne sommes pas encore en possession
d'une méthode exempte de tout reproche.

La séparation des urines rénales pourra se faire
assez facilement dans un grand nombre de cas,

même par un médecin non exercé à la pratique des voies urinaires *chez la femme*. La brièveté de l'urèthre féminin, l'absence d'une filière rigide comme la traversée prostatique, la dépression facile de la paroi inférieure de la vessie du côté du vagin, rendront très supportable pour la malade, l'introduction et la mise en place de n'importe lequel des instruments passés en revue, même celui de Luys.

Chez l'homme, les conditions sont toutes différentes ; la longueur du canal à traverser, la multiplicité des obstacles échelonnés normalement ou pathologiquement le long de son parcours (étroitesse congénitale fréquente du méat, rétrécissements si fréquents aussi de l'urèthre pénien, présence enfin de la prostate dans le fond du canal, déviant ou resserrant l'urètre en cet endroit, dans les cas fréquents où elle est enflammée ou hypertrophiée) font que l'introduction de gros instruments métalliques, comme le sont tous les séparateurs, est souvent malaisée, pénible pour le malade, et demande une certaine habitude de l'urètre et de la vessie. Sauf certains cas donc, l'exploration chez l'homme ne sera pas très pratique pour le médecin non exercé.

Si le médecin voulait cependant choisir entre les instruments pour essayer quand même la séparation chez l'homme, je lui conseillerais l'instrument de Cathelin, moins difficile à introduire que celui de Luys, moins compliqué comme manœuvre que le mien. Il peut échouer, du reste, même avec l'instrument de Cathelin, si le canal de son sujet n'est pas bien disposé pour le cathétérisme.

Il faut bien savoir aussi, que *l'anesthésie* employée pour aider les manœuvres est plus nuisible qu'utile. Les mouvements désordonnés du malade anesthésié, les contractions parfois violentes de sa vessie et de sa paroi abdominale peuvent chasser les instruments introduits, ou fausser leur fonctionnement.

Il faut donc, pour la réussite de l'opération, un certain calme qu'on ne peut guère obtenir qu'en encourageant en raisonnant un malade éveillé. Sinon, il faudrait faire une très profonde anesthésie, et indépendamment de la complication que cette nécessité entraine pour une simple exploration, il faut se souvenir que la vessie est un des derniers organes à s'endormir, et peut réagir vigoureusement même sous anesthésie profonde. (Guyot)

PROSTATE

I

Infection blennorrhagique chronique de la prostate. et catarrhe prostatique post-blennorrhagique.

Cette infection peut succéder à une prostatite aiguë n'ayant pas entièrement rétrocédé, ou naître directement et se développer peu à peu sans avoir été précédée d'une inflammation aiguë appréciable. Ce dernier mode d'installation, chronique d'emblée pour ainsi dire, est bien plus fréquent qu'on ne le croit généralement.

Evidemment, il s'agit bien toujours dans le fond, d'une inflammation, et l'infection chronique crée fatalement un état inflammatoire dans le vrai sens du mot, mais l'expression de « prostatite » éveille trop l'idée inflammation. Or, celle-ci est en quelque sorte plus anatomique que clinique dans les cas que nous envisageons ; ce qui s'observe en clinique dans ces cas, ce sont surtout des sécrétions exagérées ou déviées, c'est l'aspect trouble de l'urine que créent les produits sécrétés anormalement; c'est du catarrhe. Peu ou pas de douleurs, pas de signes de réaction générale ou locale comme dans une inflammation véritable.

Le mode d'infection est très aisé à concevoir. On sait aujourd'hui le rôle considérable que joue l'infection des glandes, petites ou grandes, disposées le long de la paroi d'un conduit organique quelconque, dans la persistance et la ténacité de l'inflammation de ce conduit, dans la résistance à la thérapeutique aussi.

Le long de l'urèthre, ces glandes sont extrèmement nombreuses, et, à elles, est particulièrement imputable le rôle néfaste que nous venons d'indiquer. La prostate, la plus grosse de beaucoup des glandes annexées à l'urèthre n'échappe pas à cette loi, et ce qui a lieu de surprendre, c'est qu'on ait si longtemps méconnu le rôle énorme qu'elle joue dans les sécrétions pathologiques de l'urèthre.

La suppuration urétrhale aiguë de la blennorrhagie aiguë peut gagner les glandes acineuses de la prostate dont les conduits excréteurs s'ouvrent largement dans l'urèthre prostatique ; c'est la prostatite aiguë, terminée ou non par suppuration. Si la résolution de cette inflammation reste incomplète, le malade n'est pas guéri, alors même que les gros symptômes de la prostatite aiguë sont passés et qu'il peut se croire débarrassé, parce qu'il ne ressent plus les douleurs, les épreintes, les troubles mictionnels de l'état aigü. Le catarrhe prostatique avec les signes que nous étudierons est installé.

Sans fracas au contraire, et d'une façon très sournoise, il s'établit peu à peu ou très progressivement, sans réaction clinique presque, chez un sujet peu soigneux ou peu observateur de lui-même, lorsque, en dehors et bien loin souvent des accidents aigüs ou même suraigüs de la blennorrhagie, le catarrhe même léger de l'urèthre atteint jadis de blennorrhagie mal guérie, s'est propagé petit à petit aux glandes prostatiques.

L'anatomie pathologique de la glande atteinte de catarrhe prostatique est à peu près inconnue, cette affection ne faisant pas mourir et ne s'opérant pas chirurgicalement.

La glande est grosse, mollasse : les orifices des canaux prostatiques et tout leur trajet sont élargis, disent les auteurs qui ont été assez heureux pour observer par hasard à l'amphithéâtre un cas de ce genre. La description d'un cas remarquable signalé par Le Dentu est reproduite partout. Le tissu prostatique normal était remplacé par un tissu aréolaire contenant par places des lacunes assez grandes pour loger un grain de chénevis ou même un pois. Ces cavités étaient remplies d'un liquide visqueux de la couleur du gros miel, et quelques-unes de muco-pus. Thomson y a même trouvé du vrai pus, et des abcès assez larges communiquant avec l'urèthre, et d'allure tout à fait froide et chronique. Etait-ce bien alors toutefois de la prostatite blennorrhagique chronique véritable, ou de la tuberculose méconnue ?

Que deviennent à la longue pareilles prostates ? Comment guérissent-elles ?

Les petites collections peuvent-elles, en se réunissant les unes aux autres, aboutir à la destruction progressive du tissu prostatique, et transformer la glande en une ou plusieurs vastes cavernes ? Le fait est possible, mais les véritables abcès, même chroniques, ne nous semblent guère admissibles dans l'affection décrite ici et ils rentrent vraisemblablement dans les cas de tuberculose méconnue de la prostate.

L'inflammation chronique peut-elle guérir sous forme de sclérose déformant plus ou moins la glande, étouffant peu à peu les acini, oblitérant ou déviant les canaux prostatiques, et les canaux éjaculateurs ? C'est possible aussi, mais non prouvé non plus.

Dans quelles proportions de fréquence les lésions guérissent-elles, après évacuation de tous les foyers intra-prostatiques, petits ou grands, avec *restitutio ad integrum*, sans laisser de traces ? Encore une question à laquelle on ne peut pas répondre avec certitude à l'heure actuelle. Mais il est bien probable que c'est là la terminaison ordinaire de la prostatite catarrhale qui ne s'est pas compliquée par des traitements maladroits ou brutaux, ne s'est pas infectée d'autre façon, ou ne s'est pas accompagnée d'autres lésions comme un rétrécissement par exemple.

Peut-elle enfin plus tard, quand elle est restée installée pendant des années, aboutir, ou tout au moins prédisposer, à la formation de l'hypertrophie dite sénile de la glande ? Cette théorie, soutenue déjà par de vieux auteurs et reprise dans ces dernières années, par Eraud, de Lyon, notamment, est tout à fait soutenable pour expliquer certaines formes glandulaires et molles, non fibromateuses de l'hypertrophie sénile; on ne peut pas dire qu'elle soit prouvée cependant.

Les symptômes accusés par les malades sont assez identiques. Et d'abord, il n'y a pas de douleurs à proprement parler. C'est une sensation difficile à définir du côté du périnée profond, comme une pesanteur sourde, et un peu chaude; il y a, en effet, *de la pression* et *de la chaleur* en même temps. Plus rarement, c'est un véritable sentiment de brûlure, de cuisson plus ou moins vive dans le fond du canal et le rectum lui-même, toujours dans la périnée; presque jamais de sensation anormale dans la région hypogastrique ou rétro-pubienne, comme quand la vessie est elle-même en cause. De temps en temps, surtout quand l'affection n'est pas encore de date bien ancienne, de véritables piqûres soudaines et de très courte durée, sont ressenties par la malade; « il me semble, dit-il, qu'on vient de me traverser le fond du canal avec une épingle ». D'autres fois encore, c'est plutôt une sensation de démangeaison, de prurit désagréable qu'accuse le malade dans le fond du périnée.

Dans quelques cas, enfin, on note de la rachialgie légère sur la partie inférieure de la colonne vertébrale, du côté du sacrum, quelques douleurs dans les aines; mais c'est plutôt dans la prostatite aiguë ou subaiguë qu'on les observe.

Tous ces symptômes subjectifs divers se combinant d'ailleurs plus ou moins pendant l'évolution de la maladie, se succèdent ou se remplacent les uns les autres. Leur ensemble constitue pour le malade, non pas encore une fois un état douloureux, mais un état d'agacement local, d'inquiétude, qui finit à la longue par l'énerver, et ne contribue pas peu, en lui rappelant souvent qu'il a là quelque chose d'installé à demeure, d'obstinément fixé. à le rendre, de concert avec les autres symptômes, que nous allons décrire, neurasthénique et hypocondriaque.

Les *troubles mictionnels* sont très peu marqués et passent même inaperçus de certains malades. Ils sont réels cependant et sont, eux aussi, assez constamment identiques à eux-mêmes. En urinant, pas de douleurs, peut-être un peu de chaleur et de picotements parfois quand le malade a fait excès de coït ou de régime. Pas de besoins plus fréquents d'uriner; le malade peut rester la nuit 7, 8, 9 heures sans uriner; le jour il peut rester longtemps de même, mais il peut y avoir cependant un peu de pollakiurie diurne et voici pourquoi. Le besoin d'uriner, surtout si le sujet pense à accomplir l'acte et s'y prépare est pressant; il peut être facilement réfréné, mais il ne faut pas que le sujet hésite; il doit refouler délibérément le besoin, sans plus y penser; et cela est particulièrement facile si une forte distraction par exemple, vient l'arracher à son idée de miction. La nuit, à moins que le malade n'ait un rêve mictionnel, ou ne soit tourmenté. comme il arrive souvent dans cette affection, par des érections prolongées, qui mettent en éréthisme tout l'appareil génito-urinaire, le besoin d'uriner n'est pas plus pressant que normalement, car le sujet repose son système nerveux ou est distrait de la miction par d'autres rêves. De jour, si son attention n'est pas portée ailleurs, il a souvent occasion de penser à la miction et celle-ci devient très impérieuse au moment même où il s'apprête à la satisfaire. Il semble alors au malade qu'il ne pour- rait pas tarder une seconde de plus, alors que s'il avait été distrait par autre chose, à ce moment même, il aurait pu encore attendre une heure avant d'uriner. C'est plutôt, comme on le voit, une miction très hâtive et suivant de très près une pensée miction- nelle, qu'une miction impérieuse et obligatoire dans le vrai sens du mot; il y a là une analogie avec l'éjaculation hâtive qu'on observe fréquemment dans la même affection.

Le malade est souvent tourmenté la nuit par des *érections prolongées* et *pénibles*. Ces érections sont ordinairement suivies de pollutions chez les sujets jeunes, et nous verrons quelle importance prennent ces pollutions pour les malades qui y voient ce qu'ils appellent « leurs pertes séminales ».

Chez les sujets d'âge mûr, les pollutions suivent beaucoup moins facilement l'érection prolongée. Quoi qu'il en soit, le malade se réveille le matin dans un état d'énervement ou de lassitude extrêmes; l'érec- tion cesse du reste dès qu'il est debout; mais comme elle a été prolongée, toute la durée de la nuit parfois, et intense, très ferme, très active (en rien comparable avec la demi-érection des sujets qui ont la vessie pleine et qui traduisait purement et simplement cette réplétion vésicale) elle est suivie d'une recrudescence des symptômes d'irritation prostatique, recrudescence dans les brûlures ou pesanteurs dans l'urètre profond et le périnée, dans l'ardeur de l'urine, dans l'importance des produits de sécrétion, mélangés à cette dernière. Si l'éjaculation a eu lieu, il n'y a pas non plus cette détente qui la suit à l'état normal, et, le plus souvent, elle a été plutôt pénible et presque douloureuse au moment de sa production.

Le coït est souvent accompagné de sensations anormales aussi. Beaucoup de sujets se plaignent que l'éjaculation est trop hâtive au cours cet acte; à peine l'intromission a-t-elle eu lieu que le spasme final arrive; parfois même il a lieu avant cette intromission et dès le premier contact. D'autres troubles existent; certains prétendent que non seulement l'éjaculation est trop rapide, mais qu'elle ne s'accompagne plus des sensations ordinaires voluptueuses; ou bien ces sensations sont très atténuées, ou même elles n'existent pas, pour ainsi dire, et le sperme s'écoule après une secousse voluptueuse très faible et de durée très courte; ou bien la sensation agréable est remplacée par un sentiment de brûlure et de cuisson plus ou moins marqué au moment de l'expulsion spermatique. Après le coït, comme après la fausse-couche nocturne, se montrent pen-

dant quelques heures, des signes d'irritation prostatique plus accentuée, chaleur dans le périnée, brûlure
plus marquée au passage de l'urine, etc.

Il est rare d'observer du sang dans le sperme,
comme cela arrive si souvent dans la prostatite
aiguë ou subaiguë, et surtout dans la spermatocys-
tite; mais il est fréquent de trouver dans le sperme
de gros grumeaux ou de petites glaires muco-puru-
lentes, et si on recueille ces produits sur une lame
de verre, on reconnaît facilement là de gros et de
longs filaments absolument semblables à ceux qu'on
voit dans les urines. La présence de ces produits du
catarrhe des canaux prostatiques peut même, s'ils
sont abondants, communiquer au sperme d'ordinaire blanc laiteux, une couleur grisâtre ou gris jaunâtre: il n'a plus la couleur blanche, il a la couleur
de la glace sale. Ce caractère est souvent signalé au
médecin par les malades eux-mêmes ; « mon sperme
n'est plus blanc, disent-ils, il ressemble à de la colle
grise ». Cela ne contribue pas peu, du reste, à augmenter leurs transes et à aggraver leur hypocondrie; de là à croire que leur sperme ne vaut plus rien
il n'y a qu'un pas en effet, et les troubles du coït et
de l'éjaculation que nous avons passés en revue sont
encore là pour corroborer cette opinion.

Nous n'avons guère vu de ces malades se plaindre
d'impuissance, sauf ceux cependant qui sont profondément neurasthénisés, ou qui sont épuisés par des
excès antérieurs, l'onanisme surtout; et alors cette
impuissance ou prétendue impuissance n'est pas,

bien entendu, sous la dépendance du catarrhe prostatique.

Les érections nocturnes prolongées, sans se terminer par pollution complète, peuvent s'accompagner de l'issue d'un liquide prostatique plus ou moins abondant qui vient mouiller le méat, apparaître sous forme de goutte d'apparence spermatique, et tacher la chemise ou les draps du malade de petites tâches blanc-jaunâtres, ou grisâtres, légèrement empesées, que le malade prend pour du véritable sperme. Nous allons parler en détail de cette hypersécrétion prostatique.

Ce qui effraie en effet le plus les malades dont nous parlons, c'est l'apparition au méat, au moment de la défécation, de gouttes blanches, analogues comme aspect à du sperme, et qui viennent de l'expression de la prostate, par le passage des matières fécales et les contractions des muscles du périnée pendant la défécation.

Parfois c'est une simple goutte opaline qui vient perler au méat ; parfois c'est un liquide blanchâtre assez abondant qui vient sortir de l'urètre et que le malade sent très bien traverser le canal au moment de l'acte ; le malade qui le voit alors tomber au dehors en gouttes plus ou moins épaisses, est convaincu de la réalité de ses pertes séminales. Le liquide est légèrement gommeux, mais n'a ni l'odeur ni la viscosité caractéristique du sperme.

On peut reproduire artificiellement la sortie de ce liquide par l'urètre, en appuyant sur la prostate par toucher rectal ; pas n'est besoin alors d'un véritable massage, une simple pression sur les lobes prostatiques latéraux ou sur l'urètre prostatique suffit. Le malade reconnaît de suite l'identité de ce liquide avec celui qu'il voit s'écouler au moment des selles.

Ce liquide, dans les cas où l'infection de la prostate n'est pas encore de date bien éloignée, et où une recrudescence des symptômes inflammatoires a eu lieu, sous l'influence d'une cause quelconque, peut présenter un aspect un peu jaunâtre ; c'est qu'il y a alors du pus véritable mélangé à la sécrétion ordinaire.

Parfois même, du liquide prostatique s'écoule en dehors de la défécation et des érections nocturnes, pendant le jour même ; généralement alors, c'est peu de chose ; le malade après une érection diurne ou une excitation génésique un peu forte, produite par la présence auprès de lui d'une femme qu'il désire, ou sous l'influence de pensées érotiques, sent son canal humide et voit le méat mouillé d'une sécrétion opaline plus ou moins abondante, ou bien il trouve plus tard son linge souillé d'une tâche grisâtre, formant empois. Ce phénomène, normal chez beaucoup de sujets, dans les conditions d'excitation génitale dont nous venons de parler, l'inquiète au plus haut point, et confirme encore pour lui l'existence de pertes séminales, puisqu'alors il n'y a eu ni rapport, ni éjaculation véritable.

Les urines de ces malades sont très variables d'aspect et de teneur, d'abord suivant les différents individus, ensuite suivant les divers moments où on les observe chez le même individu. Il y a aussi à considérer :

1° L'urine qui vient d'être émise, 2° l'urine qui s'est reposée.

1° *Urine qui vient d'être émise.* — Ce qu'il y a de constant, c'est la présence des fameux « *filaments* » grands ou minces, légers ou lourds, longs ou courts, qu'on trouve dans le premier verre d'urine. Nous verrons ce qu'il faut penser de ces filaments au point de vue anatomique et bactériologique ; nous ne les envisagerons, pour le moment qu'en clinique. tels qu'ils apparaissent à l'œil nu.

Il y a de très longs filaments (2, 3 centimètres de longueur et plus); s'ils sont légers, minces, ils nagent longtemps dans le liquide du premier verre, avant de venir se déposer au fond de celui-ci ; et alors ils donnent l'aspect de petits serpents. Le malade les contemple avec terreur et, dans la pensée des malades naïfs ou ignorants, il y a là une analogie avec des bêtes, avec des vers qui seraient inclus dans leur corps, nouveau motif à préoccupations hypocondriaques. Quand ces longs filaments se déposent au fond du verre, ils s'enroulent ordinairement en paquet, et ne restant guère allongés suivant la forme qu'ils ont lorsqu'ils nagent.

D'autres, moins long, conservent toujours la forme d'anguillules ; plus petits, ils se présentent dans le liquide ou au fond du verre comme de petits croissants ou de petits U ; plus petits encore, c'est plutôt une série de grains plus ou moins épais, ou de petites pelures minces et très plates, souvent transparentes, semblables à de petites coupes très minces et étroites de moëlle de sureau. Ces dernières formes nagent très longtemps dans le liquide urinaire avant de se déposer au fond du verre ; elles sont très légères.

D'autres fois, on a affaire à une véritable poussière dont les grains très petits, mais très visibles cependant à l'œil, se sont disséminés en nombre incommensurable dans tout le liquide et qu'on fait tournoyer comme un tourbillon d'atômes, avec un agitateur par exemple. Enfin ces grains peuvent être si ténus qu'ils s'aperçoivent difficilement à l'œil nu ; on ne les voit bien que dans leur masse pour ainsi dire, et quand on les fait tourbillonner dans le verre, en éclairant fortement celui-ci, en le plaçant devant une lampe par exemple. On dirait qu'on a alors mélangé à l'urine une poudre impalpable, non dissoute et en suspension dans elle.

Cette forme, en petits grains et en poudre, de la sécrétion catarrhale, peut être combinée avec les filaments des premières variétés ; mais alors elle masque un peu ceux-ci et on peut les étudier moins bien que dans l'urine claire. Parfois, il n'y a pas de filaments, ou très peu, et tout se résume dans ces grains et cette poudre.

Ce qu'il faut bien retenir, c'est que, d'abord, ces grains et cette poudre correspondent aux urines les plus louches, et que quand on les observe, c'est que l'urine est à peu près uniformément trouble ; pas trouble sans doute, comme de l'urine vraiment purulente, mais non transparente ; la présence des seuls filaments n'implique pas du tout au contraire le trouble général de l'urine, on les voit nager dans des urines très limpides. En second lieu, quand on observe cette forme granuleuse et poussiéreuse, elle existe un peu moins peut être dans le dernier verre que dans le premier et le deuxième, mais elle existe dans les trois verres, et aucun des verres n'est limpide. Dans la forme filamenteuse pure au contraire, le premier verre seul possède les filaments, les autres contiennent de l'urine absolument claire.

2° *Urines qu'on a laissé déposer.* — Ce qu'on observe dans les urines qu'on a laissé un certain temps déposer dans le verre, c'est, indépendamment de la petite poussière fine qui oscille dans le dépôt, mélangée ou non à des filaments plus ou moins volumineux, un amas de mucus de volume variable, formant ce que quelques malades appellent « les nuages » de leur urine. Ces amas ressemblent à de gros nimbi, ou sont fragmentés parfois sous forme de petites boules nombreuses, isolées les unes des autres, et restant en suspens à l'état diffus dans le liquide urinaire. Ils ne sont constitués que par du mucus.

Dans quelques cas les urines émises par le malade sont légèrement louches, sans contenir de filaments, un ou deux peut être seulement. On n'obtient pas de résidu appréciable par la centrifugation de ces urines non transparentes, et les filtrations successives de ces urines fraiches, avant qu'elles aient déposé, ne les éclaircissent guère ; c'est que le mucus y est uniformément dissous, et ne s'en séparera que par le repos et le dépôt spontané.

Or, ce mucus dissous est suffisant, à lui seul, indépendamment de la présence de cellules de pus, pour donner aux urines de ces malades atteints de catarrhe prostatique, une teinte opaline qui leur enlève tout à fait l'aspect de la limpidité normale. Cela est très important à savoir, parce que le médecin non prévenu peut se tromper et se trompe souvent en réalité à ce sujet ; il voit des urines louches, et il en conclut à des lésions beaucoup plus graves que celles qui existent ; il peut même songer à des urines rénales, car, ce qu'il faut retenir encore, c'est que ces urines opalines contenant une certaine quantité de mucus dissous, 1° s'observent dans tous les verres aussi bien dans le dernier que dans le premier ; 2° ne s'éclaircissent pas complétement par le repos, même prolongé, du liquide ; une partie du mucus peut rester encore dissous, quand les flocons muqueux sont déjà formés dans le verre.

On peut créer ces urines muqueuses pour les étudier, par le massage de la prostate. On fait par exemple uriner le malade, mais très peu, de façon à balayer simplement le canal ; on a alors un peu d'urine plus ou moins chargée de filaments, et plus ou moins muqueuse elle-même ; puis, on pratique l'expression rectale de la glande et on fait de nouveau uriner le malade ; on a alors des urines beaucoup plus louches et opalines que les premières et dans lesquelles le dépôt muqueux sera plus tard abondant et facile à observer.

Si le mucus s'observe aussi bien dans le dernier verre que dans les premiers, c'est que, dans l'intervalle des mictions le liquide catarrhal de la prostate ne reste pas tout entier dans l'urètre, il refoule dans la vessie même, et le liquide vésical s'en imprègne. Cela est si vrai que, en dehors des cas où la sécrétion du mucus est très rapide et très abondante — ce sont les cas encore récents et très rapprochés de la période inflammatoire du début, de la période de prostatite vraie, dans lesquels les urines se chargent vite et abondamment de cette sécrétion et où, à chaque miction, même si celle-ci a lieu à intervalles très rapprochés, on retrouve ces urines louches — c'est ordinairement, quand le catarrhe est peu accusé et qu'on est loin de la période aiguë, uniquement dans les urines venant de mictions très espacées qu'on retrouve ce mucus, dans les urines de la nuit par exemple. Dans les urines diurnes et a fortiori dans celles qui viennent de mictions très rapprochées, on ne trouve le mucus que dans le premier verre ; l'urine vésicale n'en a pas, car la sécrétion prostatique n'a pas eu le temps de remonter dans la cavité vésicale.

Parfois même, si le catarrhe est déjà un peu ancien et de moins en moins accusé, ce n'est que de temps en temps qu'on observera ces urines uniformément louches, par intermittences. Ce qui dominera dans ces formes souvent très anciennes, où la sécrétion est de moins en moins intense, c'est la petite poussière grenue dont nous avons parlé, ce sont les filaments, de plus en plus rares, et plus petits.

A mesure, en effet, que le catarrhe devient plus ancien, il devient moins abondant, et cela montre en somme qu'il tend à guérir de lui-même, en dehors de toute réinfection bien entendu, et tous les signes que nous avons étudiés ne se montrent plus que par intermittence. Pendant plusieurs jours ils disparaissent et le malade peut se croire guéri ; puis spontanément, ou a l'occasion d'un excès, d'une imprudence, ils réapparaissent. Ces rechutes successives, et souvent inattendues, inquiètent du reste plutôt le malade qu'elles ne le rassurent ; mais pour le médecin elles n'ont pas la même signification. Il ne faut pas se hâter de se réjouir quand les urines sont redevenues limpides. quand les filaments ont disparu, ou se bornent à un ou deux flocons ; tout peut réapparaître pour un certain temps ; mais c'est déjà beaucoup que tout soit disparu pendant un certain temps aussi, et cela permet l'espérance qu'après un certain nombre de rechutes, qui peuvent être nombreuses il est vrai, l'affection guérira.

Elle ne guérit jamais tout d'un coup pour ainsi dire ; sans des rechutes plus ou moins nombreuses. de moins en moins fortes aussi, on n'en est pas débarrassé, même après le traitement le mieux compris.

l'hygiène la plus rigoureuse ; l'affection guérit sans nul doute, mais par oscillations descendantes en quelque sorte, après des rechutes de moins en moins fortes et longues.

Les *troubles nerveux* jouent un rôle capital dans l'histoire des malades atteints de catarrhe prostatique.

Tous les auteurs ont noté l'état de neurasthénie et d'hypocondrie où sont fréquemment plongés les malades atteints de cette affection, ou plutôt les malades qui *s'en savent* atteints.

Beaucoup finissent par être plongés dans les idées les plus noires ; ils ne pensent qu'à leur goutte ou à leur prétendue spermatorrhée. Ils croient leur rôle terminé, se croient impropres au mariage, à la fécondation, ou se considèrent comme indéfiniment contagieux ; ou bien encore se croient voués aux plus graves accidents urinaires, quand ils seront plus âgés et que « l'affection aura empiré petit à petit » disent-ils. Certains d'entre eux maigrissent, perdent l'appétit ou deviennent dyspepsiques de l'estomac ou de l'intestin ; se plaignent de douleurs vagues, de faiblesse générale, d'inaptitude au travail, etc. ; enfin deviennent de vrais et graves neurasthéniques.

Les troubles sécrétoires de la prostate peuvent-ils, comme quelques médecins seraient disposés à le croire, agir directement sur le système nerveux du malade, et produire la neurasthénie, la mélancolie, ou des troubles fonctionnels divers, des troubles intestinaux ou stomacaux rebelles par exemple, comme on en a signalé plusieurs cas ? Peuvent-ils agir pour produire ces effets, non plus en effrayant le malade, et en lui donnant prétexte à une véritable obsession déprimante, en troublant le sommeil, l'appétit, etc., ce qui finit par retentir sur la nutrition et sur les grands appareils, mais en créant une sorte d'intoxication nerveuse, due à la sécrétion morbide elle-même, ou bien encore en soustrayant peu à peu une partie de l'énergie vitale et virile par le flux longtemps prolongé de l'hypersécrétion prostatique?

Voilà des questions auxquelles il est bien difficile de répondre *scientifiquement* à l'heure présente.

Et d'abord, il faudrait, comme première base à une réponse solide, connaître exactement le rôle normal et complet de la sécrétion prostatique. Indépendamment du rôle qu'elle exerce sur les éléments fécondants eux-mêmes, sur le sperme, la prostate n'a-t-elle pas aussi un rôle de sécrétion interne agissant sur l'énergie générale, sur la virilité du sujet ? C'est fort possible et même très probable, si on réfléchit aux troubles de dépression nerveuse, d'asthénie qui sont si souvent associés, sinon liés, à certaines lésions même minimes en apparence, de la glande, comme dans les cas que nous étudions.

A côté de cette influence, il ne faut pas négliger cependant, chez de pareils malades, la question *du terrain*. On a souvent affaire en pareil cas, en effet, à des sujets déjà tarés au point de vue nerveux, présentant des phobies, des obsessions, ou encore épuisés par des excès antérieurs, par des veilles prolongées, par l'onanisme, par des habitudes de coït incomplet, etc.

Pour se reconnaître aisément dans les très nombreuses variétés de ce genre de malades, et pour pouvoir les éclairer, les conseiller utilement, les diriger vers le meilleur traitement applicable à leurs cas particuliers, il est bon de les diviser de suite en deux grandes catégories principales.

1° Ceux qui s'inquiètent surtout de la question *blennorrhagie*, et de la persistance indéfinie de l'écoulement ou des sécrétions anormales, au point de vue contagion.

2° Ceux qui parlant de leurs pertes séminales et croient être atteints de *spermatorrhée*, qui ont des troubles de neurasthénie plus ou moins accentuée, etc.

1° Malades de la première catégorie (qu'on pourrait appeler blennorrhéo phobes).

Tout en exagérant considérablement leurs malaises et tout en se torturant d'anxiétés non justifiées pour l'avenir, ces malades ont cependant une part de raisons valables à leur inquiétude.

La sécrétion si tenace qui les obsède sous toutes ses formes (filaments dans l'urine, légère goutte matinale, trouble muqueux de leur urine, etc.) est une réalité. On peut leur en expliquer le peu d'importance, mais enfin elle existe, et elle peut résister pendant fort longtemps à tous les traitements possibles, et causer bien des surprises de retour imprévu aux malades et même à leurs médecins.

La première chose à faire, c'est d'abord, ici comme partout ailleurs, pour se sentir sur un bon terrain et pouvoir avancer des affirmations rassurantes au malade (ce qui est la bonne moitié du traitement) mais sans crainte d'être démenti plus tard par les évènements, *d'établir un bon diagnostic du siège réel de l'affection et de sa véritable nature*, éliminant en l'espèce une série de maladies beaucoup plus graves que le simple catarrhe prostatique post-blennorrhagique, qui pourraient en imposer pour lui, à un examen un peu superficiel, et dont le malade aurait, si elles existaient vraiment, le droit de s'alarmer.

On ne manquera pas donc, et cela est de toute première importance, de bien s'assurer qu'on se trouve en face d'un véritable catarrhe prostatique post-blennorrhagique, et non d'une *urétrite chronique* simple sans invasion prostatique, ou encore d'un écoulement chronique lié à un *rétrécissement*, on évitera de se méprendre sur une autre variété de prostatite, bien autrement grave, *la prostatite tuberculeuse*. Cette affection, qui paraît très fréquente à l'heure actuelle, peut être parce quelle est mieux étudiée depuis quelques années, se présente en effet, à son début avec des signes qui ne sont guère différents du catarrhe prostatique simple.

Voyons rapidement à différencier ces différentes affections.

La blennorrhagie simplement urétrale est souvent confondue avec le catarrhe prostatique, et souvent du reste ces deux affections coexistent. Mais alors,

quand elles coexistent, les caractères que nous avons
donnés du catarrhe prostatique isolé, sont modifiés.
Ils sont d'abord amplifiés en quelque sorte. L'écoulement urétral est bien plus abondant : le matin, au
lieu de la simple humidité des lèvres du méat ou d'un
petit suintement opalin, légèrement jaunâtre, qui est
venu pendant la nuit, dans l'urètre antérieur, en
forçant le sphincter urétral, on a une goutte véritable,
épaisse, franchement jaune, et dans laquelle l'analyse
bactériologique révèle l'existence de nombreux leucocytes et même de gonocoques ; dans la journée
l'écoulement peut être assez abondant pour tacher
le linge.

Ensuite, comme cette inflammation blennorrhagique étendue à la totalité de l'urètre, et non encore
limitée à l'urètre profond et à la prostate, représente
somme toutes, un état encore très voisin de l'état aigu
ou subaigu, et pas encore très éloigné de l'infection
initiale, il y a, pour ce qui concerne la prostate elle-
même, plutôt des signes de prostatite vraie que de
catarrhe simple, plutôt des signes vraiment inflammatoires que des signes de simple hypersécrétion. C'est
à dire que la chaleur pendant la miction ou après elle,
la pollakiurie, les mictions impérieuses, les urines
troubles, les érections pénibles, etc. se présenteront
alors avec des caractères beaucoup plus accentués que
ceux que nous avons décrit pour le simple catarrhe.

Si, d'autre part, il n'y a pas d'infection prostatique concomitante à la blennhorragie urétrale chronique, et que celle-ci soit évidemment limitée à

l'urètre antérieur, ou à ses glandes propres, il est certain que tous les signes que nous avons décrits à propos du catarrhe prostatique n'existeront pas (troubles de la miction, de l'érection, fausse spermatorrhée etc.); et ensuite, l'examen de l'urine tranchera tous les doutes. Le premier verre contiendra des filaments plus ou moins nombreux; les autres seront limpides absolument.

Au cas où la blennorrhée aurait son origine dans l'urètre profond, le diagnostic serait plus délicat déjà, puisque certains troubles de miction, certaines brûlures ou cuissons pendant l'érection où l'éjaculation pourraient exister, mais, l'absence de la goutte du catarrhe prostatique pendant la défécation, ou par le simple appui rectal sur la glande, l'absence de filaments dans la miction qui suit l'expression rectale de la glande, alors que le canal a déja été débarrassé par une miction incomplète faite immédiatement avant cette expression, viendra préciser le diagnostic.

La question de l'infection prostatique chronique liée à des rétrécissements sera très vite et très facilement élucidée par l'exploration olivaire du canal. Si le rétrécissement est compliqué de prostatite par derrière lui, l'importance de cette dernière prise pour le malade, au second plan, par rapport aux troubles dans l'émission de l'urine; et nous savons cependant aujourd'hui que c'est là une coexistence clinique assez fréquente (par les travaux de Le Fûr notamment).

Évidemment, rien n'empêche qu'une prostate s'infecte derrière un rétrécissement, il y a même des conditions très favorables à cette infection. Pour ma part, j'ai fréquemment trouvé en les cherchant, les signes du catarrhe prostatique chez des rétrécis ; et si on ne le note pas plus souvent dans les observations, c'est peut-être parce que l'attention du malade et même de son médecin se porte ordinairement tout entière sur le rétrécissement et les troubles dysuriques plus ou moins marqués qui l'accompagnent.

Tout ce travail éliminatoire une fois fait, on examinera, avec le plus grand soin et à différentes reprises, soit la goutte urétrale matinale, soit les produits d'expression spontanée ou artificielle de la prostate, au point de vue *du gonocoque.*

Celui-ci, le fait est bien connu maintenant, ne se rencontre guère dans le catarrhe prostatique un peu ancien, même quand c'est nettement la blennorrhagie qui en a été le point de départ. Si on n'en trouve pas, il faudra rassurer franchement le malade, lui démontrer l'inanité de ses craintes, au point de vue de la contagion conjugale par exemple, s'il désire se marier et n'ose le faire.

Si on trouve le gonocoque, il faudra en avertir franchement le sujet, et l'engager à suivre un traitement rationnel, en lui affirmant la possibilité de la guérison. Trop de ces malheureux malades deviennent la proie de charlatans qui les exploitent de la pire façon, parce que le médecin n'a pas suffisamment prêté l'oreille à leurs doléances, les a congédiés sommairement en leur disant : cela n'est rien, vous êtes des malades imaginaires, etc. Or, ces malades n'ont pas une affection bien grave, c'est entendu ; ils exagèrent leurs malaises souvent, c'est encore entendu ; mais ils ont quelque chose, ils ont des symptômes qui n'existent pas à l'état normal, cela n'est pas douteux : et vouloir leur soutenir le contraire, pour les rassurer, va directement à l'encontre du but : ils perdent confiance dans leur médecin et vont faire aggraver leur état dans de louches officines.

Ce qu'il importe surtout pour de pareils malades, c'est de leur faire comprendre que la thérapeutique peut parfaitement venir à bout de leur affection, en temps que virulence et danger de contagion. On peut leur affirmer que leur sécrétion deviendra, si elle ne l'est déjà au moment où ils vous consultent, stérile. Que la sécrétion elle-même réduite au minimum par une hygiène et un traitement appropriés, persiste plus ou moins longtemps, cela n'a aucun danger pour le malade ni pour ses relations féminines, voilà ce que vous devez lui faire comprendre, tout en lui promettant de vous efforcer de la faire disparaître complètement. Mais ne donnez pas de date à cette disparition complète : le malade ne vous en voudra pas si vous l'en avertissez, et, voyant plus tard la longue durée de l'hypersécrétion, rendra au contraire hommage à votre prévoyance.

Citez-lui aussi des exemples, armi vos malades, parmi ceux qu'il peut con:, et qui sont guéris et mariés maintenant.

*2° Malades de la deuxième catégorie (qu'on pour-
rait appeler les spermatorrhéophobes).*

Ils sont encore plus malades généralement que les
précédents au point de vue mental. Les précédents
s'hypnotisent sur des lésions chroniques de peu d'importance relativement à celle qu'il leur attribuaient,
mais enfin il y avait un substratum réel à leur phobie,
la constatation d'un écoulement chronique par l'urètre et la crainte parfois justifiée qu'il ne soit dangereux pour eux-mêmes ou pour les autres. Ici rien
de semblable ; l'écoulement existe de même, mais
ce n'est pas sur sa constatation, indéniable, qu'ils
s'inquiètent et se torturent l'imagination, c'est sur
une erreur absolue d'interprétation de l'origine et de
la source de cet écoulement.

En outre, si les précédents étaient aussi des obsédés, sur un point très particulier, leur état général
se maintenait bon ordinairement, ils mangeaient, ils
digéraient bien, ils ne souffraient nulle part ailleurs
que de leur affection locale, conservaient leurs forces,
faisaient courageusement leur métier ; les derniers
au contraire sont parfois très-profondément touchés
dans leur système nerveux tout entier. Ils maigrissent, ils ne mangent plus guère, car souvent ils sont
névropathes dyspeptiques, ils se plaignent de toutes
les douleurs vagues et mobiles d'un organe à l'autre
des neurasthéniques, ils arrivent à une dépression
générale qui les rend incapables de l'effort. Et le
le point de départ de tout cela, c'est leur prétendue
spermathorrhée, c'est la conviction qu'ils se font peu

à peu (et qui est soigneusement entretenue par la lec'üre des traités dits spéciaux qui s'y rattachent, œuvres de médecins très suspects ou malades eux mêmes), que leur santé, leur énergie, leur vie s'en va, petit à petit par ces pertes séminales. Nous avons vu ce qu'il faut penser des troubles de fonctionnement de la glande prostate, ou de sa sécrétion comme cause directe de la neurasthénie, et des troubles viscéraux divers qui s'y rattachent.

À ces malades, il faudra surtout un traitement médical, souvent même exclusivement médical, quand le diagnostic serré aura éliminé toute lésion réelle, objective, des voies génito-urinaires. Ce traitement s'adressera bien entendu à la neurasthénie, et à l'excitation ou à la dépression générale qui en résultent.

Le médecin s'adressera en même temps à l'état mental du sujet. On le raisonnera, ou plutôt on lui apprendra à raisonner sainement, s'il en a perdu l'habitude. On lui demandera à vous montrer quels livres il a lus au sujet de sa maladie, et sans chercher longtemps, on lui mettra le doigt sur les erreurs anatomiques ou cliniques grossières, sur les contradictions dont ces livres fourmillent.

On lui montrera, par l'expression rectale de sa prostate, l'identité d'aspect de sa prostatorrhée réelle avec sa prétendue spermatorrhée: et toujours en voyant sourdre ce liquide au méat, ils s'écrient eux-mêmes : c'est bien cela, c'est bien le même liquide que je vois couler au moment des selles !

Allant plus loin, on lui recommandera de faire analyser le liquide de ses pertes diurnes, à plusieurs reprises et à différents examinateurs (mais examinateurs sérieux s'entend), et quand il aura vu que dans aucune d'elles, on ne trouve les vrais éléments du sperme, il sera déjà bien rassuré.

Quant à ses pertes nocturnes, on s'attachera à lui en faire préciser le mode de production et on lui fera comprendre qu'elles se réduisent à deux catégories très distinctes : 1° Des pollutions ou fausses-couches suite de rêves érotiques, et de celles-là le malade en a réellement conscience; c'est du véritable sperme mais ce n'est pas de la spermatorrhée ; 2° Des écoulements prostatiques analogues à ceux de l'état de veille, assez abondants parfois pour faire tache sur le linge, mais se bornant souvent à une goutte opaline et un peu visqueuse apparue le matin à l'extrémité antérieure de l'urètre, en humidifiant simplement les lèvres du méat; le malade peut la trouver aussi la nuit, si comme certains de ces obsédés, il se réveille parfois au cours d'une érection prolongée, pour presser sur son canal et voit s'il ne perd pas sa liqueur séminale. Mais, de ceux-là, le malade n'en a souvent pas conscience la nuit et c'est le matin, au réveil, qu'il constate leur trace. *Jamais ils ne s'accompagnent des sensations habituelles de l'éjaculation,* à l'inverse de ceux de la première catégorie, le sujet l'avoue parfaitement, et c'est ce qui l'inquiète; il vous dit même souvent : je perds sans m'en apercevoir, ou : je n'ai plus de sensations voluptueuses pendant la sortie du sperme. Dans ce cas-là encore, expliquez bien ce qui se passe à ce pauvre malade; faites analyser la sécrétion qui a taché son linge ou qu'il recueille lui-même après une érection, et vous le rassurerez en lui démontrant l'absence des spermatozoïdes.

II

Traitement du catarrhe prostatique
post-blennhorrhagique.

Nous venons de voir l'importance capitale, parfois
exclusive même, du traitement moral chez les malades
atteints de catarrhe prostatique ; a côté il y a le traitement effectif de l'affection. Il est médical ou chirurgical.

I. — TRAITEMENT MÉDICAL

Et d'abord *l'hygiène sexuelle*. La continence absolue, prolongée pendant des semaines, des mois, chez
un sujet jeune ou même mûr, n'est guère à conseiller
quand le catarrhe est établi et qu. . . est déjà loin de
la prostatite qui a débuté. La prostate a besoin de
fonctionner régulièrement et normalement : le coït est
le moyen naturel de détente génitale en même temps
que d'expression et d'évacuation prostatiques ; la
rétention prostatique prolongée et l'évacuation trop
incomplète qui se fait par la prostatorrhée, en dehors

du coït, laissent les acini et les canaux prostatiques trop longtemps encombrés par les produits d'une glande qui sécrète déjà trop. Les pesanteurs périnéales, les érections nocturnes prolongées, traduisent souvent cet état de réplétion, et la congestion passive de la glande, qui en résulte aussi, ne fait qu'entretenir un certain état d'inflammation chronique.

Mais le coït ne sera avantageux qu'avec des réserves importantes. Il devra n'être pas trop fréquent (une fois, deux fois par semaine, une fois par mois même seulement, selon l'âge et le tempérament du sujet); il devra rester autant que possible physiologique, c'est-à-dire qu'il ne sera pas précédé d'excitations voluptueuses variées; il devra être court, complet, sans artifices de prolongation ou de suspension; cela est un point très important. car la congestion intense qui accompagne et suit pareilles pratiques est tout ce qu'il y a de plus funeste pour la prostate et le coït, incomplet ou suspendu peut créer à lui seul, quand cette pratique est habituelle au sujet, des lésions sub-inflammatoires de la glande et de l'urètre postérieur; il devra enfin être pratiqué *in vas debitum*. La congestion génitale sera ainsi réduite au minimum et une détente locale très nette sera réalisée, au lieu de l'aggravation dans l'état inflammatoire qui succéderait à une continence ou à un éréthisme trop prolongés.

Nous ne parlons pas de la recommandation expresse. cela va de soi, qu'on fera aux tristes onanistes, d'avoir à cesser définitivement leurs manœuvres.

Le mariage, en permettant de pratiquer l'acte sexuel avec une femme saine, d'une façon réglée, en mettant dans de bonnes conditions pour la guérison de l'onanisme, en réalisant en un mot, la plupart des préceptes que nous venons de passer en revue, a guéri maints sujets jeunes, tourmentés de leur goutte ou de leur spermatorrhée.

S'ils ne sont plus très jeunes, et qu'on ait affaire à à des sujets plus âgés, obsédés surtout de leurs troubles d'éjaculation, et même d'un commencement d'impuissance vrai ou faux, dû soit à leur affection, soit à leur phobie, soit à une vie génitale antérieure déjà longue et mouvementée, il faut au contraire se garder d'engager dans le mariage de pareils sujets. Ce serait les exposer à de cruels mécomptes, et ne pouvant guère faire honneur à leur nouvelle situation, ils se créeraient de nouveaux soucis, plus graves que les précédents.

La *régularisation des selles* a une certaine importance. Laisser le sujet constipé, c'est entretenir encore un état de congestion chronique dans le petit bassin, c'est augmenter par conséquent la stase veineuse dans la prostate et exagérer les symptômes qui en dépendent ; c'est aussi perdre le bénéfice des évacuations prostatiques qui accompagnent la garde-robe et dégorgent d'autant la glande.

A ces malades, on défendra, pendant tout le temps nécessaire à la durée de la guérison, l'exercice du cheval et de la bicyclette même avec des selles spéciales pour cette dernière ; s'ils ne peuvent, par profession ou nécessité, s'en passer absolument, on leur en permettra le strict minimum, et encore ce sera là une condition très défavorable à la guérison. Evidemment, on pourrait soutenir, *à priori*, que ce sont de bons moyens de massage prostatique et d'expression de la glande ; mais les faits sont là qui démontrent que les aggravations et les récidives de la prostatite chronique ne se comptent plus, à la suite de tels exercices, et on conçoit aisément que ce mode de massage prostatique est trop brutal et est plutôt traumatisant ; en outre, il dure souvent plusieurs heures, et, à tous ces points de vue, ne réalise nullement ni les conditions, ni les bons effets du massage digital doux et tout à fait momentané.

On recommandera, même aux gens de profession sédentaire, de ne pas rester trop longtemps assis ; s'ils ont à écrire, pendant une partie de la journée, qu'ils s'organisent un matériel pour écrire debout de temps en temps, et sortir du fauteuil ou de la chaise ; s'ils sont absolument obligés de rester assis (cordonniers, tailleurs, etc.), ils mettront sous le siège un rond de caoutchouc ou de cuir qui laisse porter le périnée à faux.

Le traitement par les drogues nous paraît très peu efficace.

Les balsamiques ordinairement employés dans la thérapeutique des voies urinaires, ne nous ont jamais semblé avoir grande action sur les symptômes de l'affection (goudron, térébenthine, santal, arrhéol, etc.).

Ce qui nous a paru réussir le mieux, c'est le *benzoate de soude*. L'urotropine et le salol nous ont semblé bien inefficaces en pareil cas.

Le *benzoate de soude* calme certaines sensations pénibles de pesanteur, de brûlure dans le fond du périnée. Deux prises de 0.50 centigr. à 1 gr. par jour sont suffisantes pour produire l'effet voulu.

Parfois, d'ailleurs, il est inefficace lui aussi.

Les *grands bains généreux* n'ont pas d'efficacité sur la lésion locale, mais ils ne sont pas nuisibles. Les *bains de siège*, tièdes tout au moins, sont plutôt nocifs, au contraire, par la congestion passive qu'ils amènent dans tout le petit bassin. Nous signalerons les bons effets, au contraire, *des irrigations rectales très chaudes*, faites avec notre canule rectale à double courant (1) permettant l'issue du liquide au dehors, presque au fur et à mesure de son injection, et réalisant ainsi le bénéfice d'une irrigation rectale, aussi longue qu'on le veut, sans laisser le liquide remonter dans le gros intestin et distendre celui-ci. Ces injections chaudes intra-rectales ont de grands avantages sur les bains de siège. D'abord, l'action de l'eau chaude se fait sentir directement sur la prostate dont elle n'est séparée que par la barrière insignifiante de la paroi rectale, au lieu d'être séparée d'elle par toute l'épaisseur du périnée ; ensuite, elle se fait sentir très précisément sur le point voulu et ne se diffuse pas à tout le siège ; enfin et surtout, cette

(1) Fabriquée chez Lépine, à Lyon.

eau très chaude qui vient envelopper la glande, la congestionne, c'est vrai, mais de façon active, en la faisant contracter d'une part, en dilatant ses vaisseaux artériels aussi bien que veineux d'autre part, c'est-à-dire en activant ses échanges nutritifs, et par conséquent favorisant la résorption de certains exsudats intra-glandulaires, en modifiant en un mot les tissus chroniquement enflammés. Quelle différence avec la stase passive, diffusée à toute l'étendue du bassin, du bain de siège à peine chaud ou difficile à maintenir tel, qui agit même très défavorablement sur la glande par la répercussion stasique de tout le bassin !

Ces irrigations rectales peuvent se pratiquer tous les jours, tous les deux jours, suivant les cas, ou même seulement de temps en temps, pendant deux ou trois jours de suite, quand les symptômes de l'affection, essentiellement sujette à des hauts et des bas, comme nous l'avons vu, repiquent et inquiètent à nouveau le malade.

Les douches périnéales chaudes avec un jet de vapeur simple, ou d'eau chaude) plus ou moins fort, nous ont aussi donné parfois de bons résultats. Elles sont meilleures que les bains de siège, mais bien inférieures aux irrigations rectales, à cause toujours de manque d'action directe et précise sur la prostate. Le malade aura bien soin de tenir ses testicules relevés avec les deux mains en les prenant étendu sur une table à douche.

Les douches périnéales froides nous ont paru agir

au contraire mieux que les précédentes chez certains sujets. Tout cela est affaire de terrain et de réaction individuelle.

Les *suppositoires calmants* (morphine, belladone, jusquiame, etc.) peuvent être utiles, mais ne trouvent ici leur application que lors de certaines poussées inflammatoires greffées sur l'état chronique que nous étudions, et pour calmer les brûlures, les cuissons, quand celles-ci sont un peu intenses ou durent un peu trop.

Les suppositoires, dits *résolutifs* ou *fondants*, sont à notre sens, d'une efficacité des plus contestable. On a conseillé, comme pour les précédents, un nombre considérable de substances (iodure de potassium, onguent napolitain, glycérine, ichthyol, etc.) ; nous n'avons jamais constaté d'effets bien nets de leur usage, même prolongé, sur la résolution du catarrhe prostatique ou sur la diminution de la glande elle-même. De même encore pour les suppositoires *astringents*, dont l'effet, théorique plus que pratique, serait de faire contracter la glande, la faire revenir sur elle-même, et d'aider à l'évacuation de ses canalicules et acini. Tels sont les suppositoires avec l'extrait de ratanhia, le tannin, l'ipéca, l'ergot de seigle, etc... De même enfin les suppositoires *antiseptiques* dont la substance active (phénol, iodoforme, salol, airol, etc.) serait censée pénétrer dans la prostate ou l'urètre postérieur, soit par absorption locale directe, soit après absorption générale.

Tous ces suppositoires qu'on peut varier et qu'on

a variés à l'infini, ne sont pas d'ailleurs de mauvais moyens, si, scientifiquement, leur action n'est pas du tout démontrée. Ils contentent le malade, apaisent parfois ses malaises, et ne sont pas à dédaigner dans une affection ou le moral est très atteint en général, et où il ne faut pas surtout que le médecin ait l'air désarmé. Et parmi eux, au point de vue de l'effet réel produit, c'est encore les premiers, les suppositoires calmants qui sont les plus précieux. Ceux là même peuvent se remplacer avantageusement, si on ne cherche que l'apaisement momentané de certains malaises locaux, par de petits lavements que le malade gardera et dans lesquels on incorporera un peu de laudanum, de chloral, d'antipyrine, etc.

Les *applications révulsives* locales, sur le périnée région le plus directement en rapport avec la prostate, ne peuvent pas rendre de grands services dans la forme froide et chronique que nous avons en vue ; ils sont au contraire applicables aux formes aiguës ou subaiguës de prostatite. Telles sont les applications de sangsues, de ventouses, scarifiées ou non, de pointes de feu, etc.

II. — TRAITEMENT CHIRURGICAL

Par lui, on essaye d'agir sur la prostate, soit par la voie urétrale, au moyen de sondages, de lavages et de cautérisations, soit par la voie rectale, au moyen du massage isolé ou associé aux moyens précédents.

Par la voie urétrale, on a eu parfois de bons résultats, rien qu'avec le passage de grosses bougies (25 à 30 de la filière Charrière), régulièrement pratiqué une fois ou deux par semaine, pas davantage pour éviter l'inflammation réactionnelle, pendant une période de plusieurs semaines. Ces grosses bougies métalliques, laissées en place pendant dix à quinze minutes, exercent une sorte de *massage interne* sur les acinis glandulaires qui avoisinent l'urètre ; ils en expriment mécaniquement les produits de sécrétion et en même temps modifient la muqueuse urétrale prostatique, chroniquement enflammée, tomenteuse et fongueuse parfois, changent les conditions de sa nutrition, émoussent sa sensibilité pathologique et excitent sa réparation épithéliale. En raison de leur nature métallique, ces sondages peuvent être faits parfaitement aseptiques et sont innocents, maniés par une main expérimentée, et, à condition de ne pas être renouvelés trop souvent ou de ne pas être faits trop près de la période aiguë de la prostatite, ils ne déterminent pas d'accidents inflammatoires nouveaux ; c'est au chirurgien à se baser du reste, sur la réaction qui suit leur emploi, et à calculer d'après elle les intervalles qui doivent les espacer, la durée de leur application, etc.

On peut aussi se servir, au lieu des simples bougies, de dilatateurs. spéciaux à l'urètre profond, ceux d'Oberlander ou de Kaulmann par exemple, dont l'effet masseur et expresseur sur la prostate est encore plus marqué.

On peut enfin associer à ces sondages, l'action de

pommades astringentes ou antiseptiques dont on enduira la bougie métallique, et qui agiront sur l'urètre prostatique et les orifices des glandules prostatiques toujours dilatés en pareil cas. Une pommade dont nous avons retiré de bons effets est composée de :

Vaseline	5
Lanoline	20
Ichthyol	3
Airol	2

La lanoline est précieuse comme excipient, car elle est très adhérente, et tapisse la muqueuse urétrale d'un enduit qui résiste à plusieurs mictions.

On a aussi employé l'iodoforme, le sulfate de zinc, de cuivre, l'alun, etc. ; cela est laissé bien entendu au gré et à l'expérience personnelle du chirurgien traitant.

Nous déconseillons formellement toutes *les bougies dites médicamenteuses*, très conseillées par certains auteurs, et dont certains industriels ont voulu par trop généraliser l'emploi.

Elles sont d'abord difficiles à introduire dans l'urètre postérieur, et, quand elles y sont, elles occupent aussi bien entendu l'urètre antérieur ; donc, leur action n'est pas localisée au point précis voulu. En outre et surtout, on n'est jamais sûr de leur asepsie, et ce sont des agents qui apportent encore une flore microbienne nouvelle dans l'urètre profond. Que de blennorrhées tenaces et rebelles, dues à ces infections surajoutées. ont été la conséquence de l'emploi de ces bougies !

Quand au *traitement uréthroscopique*, très perfectionné au point de vue instrumental, dans ces dernières années, directement appliqué sur la muqueuse prostatique, il n'est guère pratique, et la raison en est que le tube uréthroscopique, qui a franchi l'urètre antérieur et est entré dans l'urètre profond, ne reste pas étanche et facile à utiliser pour l'inspection minutieuse ou la cautérisation directe des points suspects ; de temps en temps, de l'urine vésicale s'y écoule et vient éteindre la lampe, gêner les manœuvres, etc.

Grünfeld cependant a pratiqué ainsi la cautérisation directe de la muqueuse prostatique autour du verrumontanum avec de petits tampons fins chargés de teinture d'iode à 1 p. 5, de chlorure de zinc à 1 p. 10, de nitrate d'argent à 1 p. 15 et 1 p. 20, etc., et a obtenu de véritables succès.

On a employé aussi l'*électricité*, sous forme de courants continus surtout. On se sert pour cela d'une bougie métallique dont toute l'étendue est enveloppée d'un manchon isolant, et dont les extrémités seules laissent le métal à découvert ; l'extrémité vésicale laissée à découvert, représente une petite olive ou un petit embout cylindro-conique, de 1 centimètre de longueur environ ; l'extrémité externe de la sonde est formée d'une armature métallique sur laquelle se visse ou s'enfonce à frottement le métal d'un des rhéophores. On adapte généralement à cette sonde le rhéophore négatif, le pôle positif étant placé dans le rectum sous forme d'une sonde rectale à manchon isolant également, et laissant seulement à découvert une grosse olive métallique terminale qui vient se mettre derrière la prostate. On peut aussi, simplement, appliquer une plaque sur le périnée pour remplacer l'application intra-urétrale directe, et en effet la méthode n'est pas sans danger pour l'urètre ; même avec de faibles courants, l'électricité urétrale peut être très mal supportée de l'urètre prostatique infiniment moins tolérant que l'urètre antérieur, et même des escharres peuvent se former à son niveau. Il faudra, en tous cas, se servir de 10 milliampères au plus, et la séance ne devra pas excéder huit à dix minutes de durée.

A propos de l'électrolyse urétrale, nous avons déjà insisté sur les bons effets du courant continu sur la nutrition de la muqueuse urétrale fongueuse et chroniquement enflammée.

Janet (1) a proposé pour réaliser le massage électrique digital de la prostate un appareil à courant faradique, dont une des électrodes est constituée par un doigt de caoutchouc muni d'une plaque métallique.

Les *grands lavages urétraux sans sonde* sont ils avantageux dans les cas qui nous occupent ? On les voit recommandés, même dans ces cas, par la plupart des classiques, et avec les médicaments usuels, permanganate de potasse à 1 p. 5 ou 6.000, nitrate

(1) Congrès d'Urologie. — Paris 1899.

d'argent à 1 p. 1.000 ou 2.000, sublimé à 1 p. 10.000.
Mais il faut bien s'entendre. S'il s'agit d'infection
blennorrhagique relativement encore récente, et dans
laquelle on soupçonne qu'indépendamment de l'urètre
prostatique et de la prostate, le reste du canal est
encore plus ou moins pris, évidemment ils seront
utiles, sinon pour agir bien efficacement sur la prostatite, au moins pour désinfecter tout le canal et se
mettre dans de bonnes conditions pour le traitement
efficace de la prostate elle-même, en évitant sa réinfection et sa réinflammation par des retours offensifs
partis de l'urètre. Mais si l'affection est nettement
cantonnée à la prostate et à l'urètre profond, ils ne
pourront pas servir à grand chose.

On pourrait, plus rationnellement, les limiter alors
à l'urètre prostatique par une sonde poussée jusqu'à
ce niveau, et spécialement construite pour l'irrigation
du canal sur toute sa périphérie (sonde à boule terminale en pomme d'arrosoir, sonde à canelures et à
jets rétrogrades de Pousson, etc.). Mais alors, dès
l'instant qu'on se sert de sonde et qu'on porte l'agent
médicamenteux sur les points précisément malades,
mieux vaut substituer aux lavages abondants de solutions médicamenteuses faibles, qui refluent vite
dans la vessie et que le malade est obligé d'évacuer
rapidement, qui ne font que traverser momentanément l'urètre malade, l'imprégnation énergique et
durable de cet urètre à l'aide d'une solution qui soit
1° d'un volume liquide assez faible pour pouvoir
rester en grande partie sur la région où on l'a déposée,

sans qu'une quantité notable reflue dans la vessie ou s'échappe vers l'urètre antérieur, si le sphincter vient à s'ouvrir, et soit perdue pour l'action sur l'urètre. 2° suffisamment concentrée pour que la portion déposée sur l'urètre et restée sur lui y agisse immédiatement et vigoureusement, malgré la fuite et la perte de la partie échappée loin du point touché.

C'est-à-dire que les *lavages urétraux*, même localisés à l'urètre prostatique, doivent céder le pas aux *instillations*, méthode que nous devons, tout entière, avec l'idée qui les a inspirées, avec la technique précise qui en a réglé définitivement l'application, au professeur Guyon (1).

Les instillations que nous ne décrirons pas ici dans leur manuel opératoire, connu de tous les chirurgiens, se pratiquent le plus ordinairement avec des solutions de nitrate d'argent variant entre 1 p. 100 et 1 p. 30.

On en a employé de plus faibles et de plus fortes, tout cela dépend des indications particulières tirées de la réaction du sujet à l'action du nitrate, de l'ancienneté et de la ténacité du cas, etc. Nous croyons cependant pouvoir dire qu'en forçant trop la dose et en allant par exemple au-dessous de 1 p. 30 et 1 p. 20, on n'obtient guère de bons résultats ; si on est obligé d'aller aussi loin (et il ne faut pas commencer d'em-

---

(1) Nous ne parlons pas des anciens porte-caustiques de Lallemant, de Mercier, dont le but était le même, mais qui sont abandonnés, comme beaucoup moins précis que les instillations, pouvant être dangereux s'ils viennent à se détraquer au moment de leur application, et qui ne permettent pas l'asepsie parfaite.

blée par ces doses élevées) et si des solutions plus faibles, bien administrées et à intervalles bien calculés, n'ont pas abouti, c'est que le nitrate ne convient pas au terrain visé, et nous doutons fort qu'alors les solutions concentrées fassent merveille.

Il y a, en effet, des sujets sur lesquels le nitrate d'argent ne réussit guère. Ou bien ils réagissent trop vivement, souffrent de brûlures insupportables, de suite après l'instillation, de ténesme intense qui les empêche de garder seulement deux ou trois minutes le liquide injecté, et saignent même dans les premières mictions qui suivent l'instillation ; ou bien le nitrate va directement à l'encontre du but cherché, et détermine la réapparition d'un écoulement véritable, fait redevenir les urines sales, augmente la chaleur du périnée, le nombre des mictions, etc., et cela non seulement de façon transitoire, pendant les premières vingt-quatre heures, comme on l'observe très couramment et ce dont il faut du reste prévenir le malade, mais pendant plusieurs jours, et sans amener d'amélioration bien notable par la suite.

Sur ceux chez lesquels l'agent en question réussit, l'amélioration est au contraire très nette dès la première instillation et au bout de quelques heures, d'une demi-journée ou d'une journée au plus.

Les inquiétudes cuisantes du périnée disparaisse, les filaments se réduisent à quelques petits gra ou fils très ténus, très peu nombreux, et transparents au lieu de leur aspect franchement jaune et purulent d'autrefois ; les urines s'éclaircissent et ne laissent plus déposer de nuages de mucus, et le malade peut se croire guéri.

Il n'en est rien cependant, et l'affection, sauf quelques cas légers ou spécialement heureux, repique au bout d'un certain temps, soit petit à petit, soit brusquement, à la suite d'un écart de régime, d'excès génitaux, d'une fatigue, d'une veille, etc.

Déception profonde alors du sujet, et aussi du médecin qui n'a pas l'expérience de pareils retours, qui ne sait pas que cette affection ne guérit que par étapes décroissantes, et qu'ayant mis des mois à s'installer sournoisement, elle peut mettre des années à disparaître, même très convenablement traitée, et sur un sujet jeune.

Il ne faut pas se décourager cependant; on recommencera l'instillation, autant de fois qu'il sera nécessaire, et dès qu'on aura constaté la réapparition clinique de la plupart des symptômes antérieurs, surtout des symptômes cuisson ou brûlures, et urines troubles des trois verres, avec grands filaments purulents dans le premier.

La question de la prostatorrhée pendant les selles, des troubles génitaux, etc., a beaucoup moins d'importance pour l'indication à agir comme nous l'entendons ici ; elle passe aussi un peu au second plan pour les malades de la seconde catégorie que nous visons surtout dans ce premier chapitre thérapeutique, les blennorrhéophobes. Nous verrons plus tard à la traiter aux yeux des spermatorrhéophobes.

Si nous recommandons de renouveler les instilla-

tions patiemment, et pendant le nombre de semaines
ou de mois qu'il sera nécessaire pour arriver à guéri:
complètement l'affection, ou à la rendre si mitigée
qu'on peut la laisser ensuite sans danger évoluer
elle-même vers la disparition spontanée, c'est à une
double condition cependant; à condition que :

1° Ces instillations soient faites chaque fois avec
la plus rigoureuse asepsie (ébullition suffisante après
savonnage soigneux de la sonde à boule, huile stérilisée, seringue à instillation modèle Roux, stérilisée
chaque fois, lavage à grand jet de l'urètre antérieur
à l'eau boriquée ou bouillie avant l'instillation). Rien
n'est plus dangereux qu'une seule instillation faite
sans ces précautions; bien mieux vaudrait n'en
jamais faire. Que de complications, recrudescence
imprévue de l'écoulement, même dans l'urètre antérieur, retour de la prostatite aiguë, ou poussée de
cystite véritable, apparition d'une orchite, urines
rendues beaucoup plus troubles qu'auparavant, et de
muqueuses simplement, autrefois devenues franchement purulentes, etc., et qui ne sont dues qu'à une
instillation malpropre !

2° Ces instillations ne seront jamais faites à des
époques et suivant un nombre systématiquement
préétabli. « Venez me voir tous les cinq jours ou tous
les huit jours, par exemple, dira un médecin à son
malade, et en tant de séances je vous guérirai ».
Paroles imprudentes et mauvais jugement. Surveillez
vous même l'état de votre malade après la première
instillation ; laissez passer la période réactionnelle

un peu bruyante qui suit toute injection argentique ; voyez le bénéfice que vous avez acquis, si vous en avez acquis. Si vous le jugez suffisant pour attendre une nouvelle poussée, attendez ; ce n'est pas en injectant à nouveau et de façon préventive que vous éviterez cette poussée si elle doit se produire. Si vous n'avez pas de bénéfice du tout, soyez encore plus réservé, et a fortiori si l'état du malade s'est plutôt aggravé, c'est qu'alors le nitrate d'argent peut ne pas lui convenir.

Quand vous voyez réapparaître les gros symptômes d'autrefois, recommencez une instillation, et tâchez de ne jamais les faire trop rapprochées ; deux ou trois par mois, aux moments opportuns, nous paraissent un chiffre largement suffisant pour l'affection qui nous occupe. Plus vous les ferez espacées, plus le bénéfice sera réel, et, plus l'affection ira en diminuant, plus vous les espacerez encore. Si vous les faites trop rapprochées, vous créez une sorte d'état sub-inflammatoire permanent, et vous finissez par constater vous-même, et le malade avec vous, avec une profonde mélancolie que les séances ne sont plus suivies d'amélioration du tout. Vous avez faussé votre arme par un maniement intempestif.

On a remplacé la nitrate d'argent par d'autres agents, le protargol (à dose deux ou trois fois plus forte que le nitrate), le permanganate de potasse (0,25 p. 100 ou 200) et les vieux astringents comme le tannin, le sulfate de zinc, le sulfate de cuivre etc. ; par le sublimé enfin à dose très faible (1 p. 10.000).

Évidemment, on pourra varier la nature de l'agent modificateur suivant ses préférences et son expérience personnelle, et on aura davantage encore raison de chercher à varier si le nitrate d'argent est mal supporté du malade. Mais, quoique nous n'ayons pas l'expérience bien prolongée de ces agents divers, nous pouvons dire que parmi eux il y en a à recommander, et d'autres à franchement condamner.

Ceux à recommander sont le protargol et le permanganate, surtout le premier qui a la dose de 3 à 4 p. 100 nous a donné parfois d'excellents résultats et a pu être supporté dans des cas où le nitrate ne l'était pas. A la fin des premières mictions qui suivent l'instillation, il détermine moins d'épreintes que le précédent, et les envies d'uriner sont moins impérieuses et moins rapprochées.

Le permanganate un peu concentré est généralement toléré très bien et sans aucune réaction presque, en instillation sur l'urètre prostatique. Il éclaircit aussi les urines, diminue le nombre et l'importance des filaments ; mais ses effets sont beaucoup moins énergiques et sûrs que ceux des précédents. Ils nous ont paru moins durables aussi, et il faudrait recommencer souvent pour arriver à de sérieuses modifications du catarrhe prostatique.

Le *massage prostatique* peut-être pratiqué isolément ou associé aux moyens précédents.

Le massage digital de la prostate (index profondément introduit dans le rectum, jusqu'à ce qu'on le sente arrivé à la base de la glande) est un excellent moyen thérapeutique, à condition qu'il soit pratiqué sans brutalité, et qu'il ne soit pas répété trop souvent, pour ne pas amener de nouvelles poussées d'inflammation prostatique.

Le doigt appuie successivement par sa face palmaire sur les côtés de la glande en contournant bien latéralement les limites de cette glande, par pressions plusieurs fois promené sur chacun des lobes, pressions fermes et même assez vigoureuses, mais s'arrêtant à la limite où le sujet éprouve une réelle douleur. C'est la pression sur le lobe moyen et sur la partie médiane, sur l'urètre prostatique lui-même, qui est le plus désagréable pour le malade ; elle détermine le plus souvent un violent besoin d'uriner, et un sentiment de malaise particulier.

En poussant le doigt plus haut, au-dessus de la base de la prostate, qu'on sent très nettement, on arrive très bien, avec un peu d'habitude, à sentir les vésicules séminales à droite et à gauche, mais il n'est pas utile de les exprimer, il faut même éviter de le faire, et limiter exactement le massage à la prostate elle-même, si on veut se renseigner macroscopiquement et microscopiquement sur la seule sécrétion prostatique.

Il est utile parfois de se servir successivement du doigt gauche et du droit pour mieux masser toute l'étendue de la glande. Le doigt gauche masse plus aisément tout le pourtour du lobe gauche du sujet supposé couché sur le dos, ou debout et vous regardent par sa face abdominale; le droit fait de même pour le lobe droit du malade.

Au cours de ce massage, on obtient l'issue par l'urètre antérieur d'une quantité plus ou moins abondante de liquide prostatique ; on le recueille, on note sa couleur, sa consistance, etc; et on fait uriner le malade dans deux verres. Le premier verre présente un aspect légèrement louche, opalin, dû au mélange à l'urine du liquide prostatique exprimé, et qui est resté dans le canal après l'expression. Le second verre est absolument clair, dans la plupart des cas ; il peut être louche lui aussi, quoique moins que le premier; c'est qu'alors la sécrétion catarrhale de la prostate est abondante chez le sujet examiné et qu'une partie du liquide exprimé par le massage a reflué de l'urètre dans la vessie, ou que, en dehors de tout massage, la sécrétion prostatique reflue d'elle-même de l'urètre dans la vessie, dans l'intervalle des mictions.

Si on laisse reposer l'urine chargée de cette sécrétion qui la trouble, on voit se former bientôt nettement les nuages muqueux dont nous avons déjà parlé longuement ailleurs.

Le massage doux dont nous venons de parler ne ramène jamais de sang. S'il en ramène facilement et de façon presque constante après chaque massage, c'est là une constatation importante, car il faut se méfier de la tuberculose.

Après le massage et la miction qui le suit, on peut faire un grand lavage de l'urètre et de la vessie sans sonde ; on peut même faire une instillation. C'est là une bonne pratique, à condition que le massage n'ait pas été trop violent, trop douloureux, et qu'on ne craigne pas une réaction trop vive de la glande ; bonne pratique, car la glande vidée artificiellement de son contenu catarrhal, va se trouver dans de bonnes conditions pour l'imprégnation avec le liquide modificateur ; les canalicules prostatiques débarrassés vont pomper plus aisément et plus profondément l'agent déposé sur la muqueuse prostatique.

Sans lavage et sans instillation consécutive, le massage agit du reste par lui-même pour modifier la glande, et ce n'est pas seulement un moyen d'évacuation. Du fait du léger traumatisme subi par la glande, des modifications circulatoires imprimées à son parenchyme, les conditions nutritives en sont changées ; des transformations épithéliales, des résorptions interstitielles ou intra-canaliculaires, etc., en sont la conséquence, et peuvent agir favorablement sur les vieilles inflammations.

On a proposé d'agir plus vigoureusement encore. Certains chirurgiens ont conseillé d'introduire de gros cathéters métalliques et de faire sur eux, par le toucher rectal, le massage violent de la glande maintenue ainsi par un solide point d'appui interne, ne pouvant fuir sous le doigt, et subissant alors une sorte d'écrasement de ses éléments anatomique. Évidemment, l'expression glandulaire et les modifications anatomiques sont ainsi réalisées plus sûrement que par les moyens de douceur. Mais, est-on bien

sûr de limiter son action en pareil cas? de ne pas
créer de réels désordres, du côté des canaux éjaculateurs en particulier, organes à ménager chez de
jeunes sujets évidemment? de ne pas amener de ruptures vésiculaires, d'hématomes profonds, de phlegmons même et d'abcès, à la suite de cette attrition
trop brutale?

Si ce massage est à recommander, fait sur support
métallique, il ne doit l'être qu'en se servant encore
de pressions douces, quoique fermes, et sans aller
jamais jusqu'à l'écrasement violent des tissus.

III

Tuberculose de la prostate.

Aujourd'hui, nous savons que la tuberculose de la prostate est très fréquente (75 ou 80 p. 100 de fréquence dans les cas de tuberculose uro-génitale); nous savons aussi que le plus souvent elle est *secondaire* et que, placée à la fois sur le passage de l'urine et du sperme, la prostate est facilement contagionnée par ces liquides, s'ils sont chargés du virus tuberculeux. Elle peut cependant être *primitive*, et la contamination prostatique se fait alors par voie sanguine : c'est l'*infection* dite *hématogène ;* ou bien par l'agent tuberculeux transporté directement du dehors jusqu'à elle, c'est-à-dire par l'urètre (coït avec une femme porteur de tuberculose génitale, par exemple). Enfin, nous savons, comme l'a démontré si bien M. Guyon, que l'inflammation blennorrhagique chronique de la glande ou de l'urètre postérieur qui la traverse, constitue chez les prédisposés, un terrain merveilleusement propre à l'ensemencement tuberculeux.

Nous ne voulons pas insister longuement, dans ces études surtout cliniques, sur les lésions anatomiques détaillées de la glande, l'étude complète de leurs formes, etc. Nous rappellerons seulement qu'elles peuvent se présenter sous les principales formes suivantes, qui représentent autant d'étapes dans l'évolution de la maladie.

1° Les petites granulations élémentaires, grises ou jaunes, disséminées en plus ou moins grand nombre dans l'épaisseur de la glande, qui sont presque inappréciables en clinique, quoique donnant lieu a des symptômes de prostatite, et qui se voient surtout aux autopsies où pendant les opérations sur la glande Elles se développent de préférence autour des culs-de-sacs glandulaires et de leurs canaux excréteurs ;

2° Les gros noyaux tuberculeux, formés par la confluence des nombreuses granulations, la dégénérescence consécutive de tout un lobule glandulaire ou de plusieurs lobules voisins, fusionnés par l'inflammation tuberculeuse. Ces gros tubercules qui sont, eux, très appréciables cliniquement, et indurent la prostate en des points multiples, qui peuvent même par la coalescence de plusieurs d'entre eux, former des masses du volume d'une noisette, et plus encore, subissent l'évolution connue des tubercules : ou bien ils se ramolissent, suppurent et font suppurer autour d'eux, ou bien ils s'enkystent, restent crus, et marchent vers la guérison par l'induration fibreuse. Cette seconde évolution peut se faire d'emblée ou après simple caséification, mais sans suppuration antérieure à elle ; ou bien elle est plus fréquemment le résultat de la cicatrisation des abcès tuberculeux ouverts en un point ou en un autre.

3° Des abcès, des cavernes, des fistules communiquant avec les organes voisins, qui sont le résultat de la fonte et de la suppuration des noyaux tuberculeux. La prostate peut être ainsi le siège de nombreux abcès et de plusieurs cavernes, distincts les uns des autres, et séparés par des portions de parenchyme resté à peu près sain. Ou bien, la destruction de la glande peut être presque complète, et la prostate est transformée en une grosse caverne, au milieu de laquelle l'urètre lui-même, plus ou moins mangé, a subi d'irrémédiables atteintes. Un lobe tout entier peut être ainsi transformé, ou deux lobes, ou même les trois lobes de la prostate.

La tuberculose, dans les cas graves et avancés, franchit même les limites de la glande, se complique de *péri-prostatite suppurée*, et c'est alors qu'on voit les abcès tuberculeux s'étendre dans le périnée profond, même dans le périnée antérieur, venir jusqu'autour de l'anus ou envahir les enveloppes du pénis, ou bien se porter dans le tissu cellulaire périvésical jusque sous la paroi abdominale, et même dans le cul-de-sac vésico-rectal, en déterminant là une sorte de pelvi-péritonite tuberculeuse. Des fistules multiples se forment, fistules périnéales, fistules urétro-rectales, etc. Nous ne parlons pas de la fréquence des lésions vésiculaires, de la tuberculose des vésicules séminales si souvent associée à celle de la prostate, et qui devrait cependant être étudiée à part, car elle est quelquefois isolée.

Il ne faudrait pas croire que la période de simples granulations est muette cliniquement. On ne peut pas sentir ces granulations, mais on peut les soupçonner, ou tout au moins se rendre compte de la prostatite plus ou moins accusée qui les accompagne. Des douleurs lourdes, des pesanteurs dans la partie profonde du périnée, un certain degré de ténesme, traduisent ce premier degré d'inflammation prostatique, même si l'urètre prostatique n'est pas envahi en même temps que la glande, et s'il n'existe pas des signes typiques de l'urétrite postérieure. On a même pu sentir parfois une augmentation de volume, anormale pour l'âge du sujet (Albarran), ou une tension particulière de la glande par le toucher rectal soigneusement pratiqué. Tous ces symptômes traduisent en somme la congestion prostatique plus ou moins intense qui accompagne l'évolution naissante des tubercules.

A une période déjà un peu avancée de la maladie, alors qu'il existe de véritables nodules, et non plus seulement les simples granulations grises de la première éclosion, le *toucher rectal* renseigne ordinairement très bien et très vite. Si la tuberculose prend naissance un peu partout dans la glande, c'est, en effet, plutôt dans la périphérie de la glande que dans

son centre même, que grossissent les noyaux tuberculeux ; il semble que, bridés au centre par l'urètre
et le col vésical, ils portent de bonne heure leur
floraison vers les couches externes des lobes latéraux,
du côté du rectum où leurs masses peuvent s'épanouir
plus à l'aise. La surface de ces lobes apparaît irrégulière, bosselée, et, en appuyant sur eux on sent des
grains plus ou moins volumineux, variant du volume
de grains de plomb ou de blé à celui d'un pois,
et plus gros encore, de consistance dure à la période
crue de la tuberculose, tranchant nettement sur la
souplesse et la mollesse du parenchyme environnant
resté sain. Dans les formes plus confluentes, la glande
est dure en totalité et bossuée de mamelons déformant singulièrement la surface des lobes : on dirait
alors, suivant l'expression depuis longtemps con-
sacrée, que l'organe « a été *injecté au suif* ». Les
noyaux sont parfois même très près du rectum ; on
les sent rouler directement sous la muqueuse rectale
comme de petits grains durs.

La glande apparaît toujours augmentée de volume
général, et elle peut même acquérir de très larges
dimensions (4, 5, 6 cent. et plus de largeur sur sa
face rectale). Cependant, quand elle se montre très
grosse, et surtout quand le doigt rectal n'arrive plus
bien à la limiter latéralement, qu'elle arrive à consti-
tuer une masse très volumineuse, à contours indécis,
dure et comme plaquée dans le petit bassin, au point
de simuler une tumeur maligne, il faut plutôt conclure à de l'inflammation tuberculeuse ayant dépassé

la limite de la glande elle-même, à de la *péri-prostatite tuberculeuse* phlegmoneuse ou en voie de suppuration.

Or, pendant la période de fonte, de ramollissement des tubercules, les signes rectaux se modifient en effet. A côté de points restés durs, se sentent des points ramollis dans lesquels le doigt s'enfonce un peu comme « dans une étoffe tendue lâchement sur un cadre rigide ». Ces points correspondent à des abcès ou des cavernes remplis de pus caséeux, parfois mélangé à de l'urine, et la pression le fait ordinairement couler dans l'urètre au moment où elle s'exerce. On voit alors ce liquide sortir par l'urètre antérieur, en plus ou moins grande abondance, quelques instants après.

Plus tard, enfin, les signes changent encore. Des fistules se sont formées qui ont vidé les abcès, soit du côté de l'urètre et de la vessie, soit du côté de la peau du périnée, et même en des points cutanés plus éloignés encore, soit du côté du rectum lui-même. Le doigt rectal peut alors les sentir, sentir aussi les dépressions, les cicatrices qui révèlent sur la face rectale de la prostate les désordres de la prostatite et de la périprostatite caséeuse et la fonte tuberculeuse étendue; et quand la destruction de la glande a été presque totale, que toutes ou presque toutes les petites cavernes isolées se sont fondues en une seule et vaste poche, on ne sent plus rien qui rappelle l'ancienne glande. On sent à sa place une sorte de nappe scléreuse dure et irrégulière plus ou moins large, mais plate, sans relief rectal, avec des brides cicatricielles de distance en distance ou des dépressions fistuleuses dans lesquelles s'enfonce l'extrémité du doigt rectal. Le tissu glandulaire a disparu ; restent seuls les trajets fistuleux ou les tissus fibreux de réparation.

L'exploration du canal par la boule ne révèle rien de bien précis dans les premières périodes de l'affection ; le spasme urétral, la douleur à la traversée de l'urètre prostatique, les sécrétions purulentes ramenées sur le talon de la boule (à moins que le microscope n'y décèle la présence de l'agent tuberculeux), etc., se retrouvent dans la simple urétrite postérieure ou prostatite chronique aussi bien que dans le tuberculose prostatique. On a dit qu'elle faisait saigner le canal plus facilement dans ce dernier cas : cela est encore de peu de ressource pour le diagnostic.

Aux périodes d'abcès et de cavernes, la sonde peut s'égarer dans le tissu prostatique désorganisé par la fonte tuberculeuse, et ramène alors, au lieu de l'urine vésicale, du pus grumeleux parfois épais et crémeux ; c'est alors un signe confirmatif du diagnostic de cavernes prostatiques ; mais le diagnostic n'est-il pas fait déjà à cette période avancée?

On pourrait en dire autant pour les renseignements tirés des *écoulements urétraux* (spontanés ou provoqués). Si on envisage les écoulements de la première période (ceux qui humidifient le canal à certains moments, surtout après la selle par exemple, ceux qu'on obtient par le massage prostatique) on peut

dire qu'ils ne sont guère différents, macroscopiquement au moins, de ceux de la simple prostatite chronique.

On a dit qu'ils étaient plus franchement purulents
et d'aspect plus jaune (*blennorhagie tuberculeuse* de
Ricord); souvent cependant ils ne sont pas plus
teintés que ceux du catarrhe prostatique post-blennorrhagique. Plus tard, ils sont constitués par du
véritable pus sortant du canal antérieur par intermittences; mais alors ce pus vient de foyers prostatiques abcédés, superficiels ou profonds, ouverts dans
l'urètre, et le diagnostic de prostatite tuberculeuse a
déjà été sûrement porté par toute une série de signes,
les signes fournis par le toucher rectal que nous avons
passés en revue, et les symptômes fonctionnels que
nous allons étudier.

Ces symptômes sont encore ici, comme pour l'urétrite postérieure, tuberculeuse ou non, très importants à bien analyser, car on les confond souvent
avec ceux de la cystite tuberculeuse, et beaucoup de
cas étiquetés par les praticiens comme tels, rentrent
dans la vaste classe, bien connue depuis quelques
années, des *pseudo-cystites*.

Dans les cas de lésions destructives étendues de
la prostate et de l'urètre qui la traverse, on observe
ces faits d'*incontinence vraie* dont nous avons parlé à
propos de la tuberculose de l'urètre postérieur; nous
n'y reviendrons pas.

Nous devons étudier aussi les symptômes très-par-
ticuliers que donne l'existence de cavernes prosta-

tiques un peu étendues et ouvertes du côté de l'urètre avec large perforation de ce conduit.

Les malades urinent en deux temps. La première partie de la miction se passe plus ou moins normalement ; puis, au bout de quelques secondes ou de quelques minutes, alors que la malade la croit terminée, de l'urine arrive de nouveau, et cette urine est très sale, souvent constituée par du pus presque pur ; ou bien même, cette seconde miction suit immédiatement la première au moment des dernières secousses de celle-ci. C'est la caverne prostatique qui vient de se vider, après l'évacuation de la vessie elle-même, sous l'influence des contractions périnéales qui suivent la miction vésicale.

Dans ces cavernes également on a parfois signalé de grosses hémorrhagies dues à des ulcérations de vaisseaux importants, par le processus destructeur de la tuberculose. Nous n'avons pas observé de faits semblables

Enfin, à cette même période, le toucher rectal appuyé au niveau de la prostate détruite et remplacée par des loges purulentes creusées dans l'ancien parenchyme glandulaire ou au niveau des foyers de périprostatite suppurée, fait aisément sourdre par l'urètre antérieur du pus mélangé à de l'urine ou à du sang.

L'exploration à la sonde métallique montre cette sonde s'égarant facilement dans la caverne prostatique, où elle donne une sensation de liberté comme dans la cavité vésicale ; liberté plus limitée cependant, et on sent bien, avec un peu d'habitude que l'instrument n'est pas vraiment dans la cavité vésicale. Du pus mélangé à du sang et à de l'urine s'écoule par cette sonde. Parfois, la sonde ne peut sortir de la prostate ramollie et abcédée ; elle ne peut aller plus loin si la continuité de l'urètre postérieur a été interrompue sur une large étendue. Le plus souvent cependant, avec un peu de tâtonnement, on finit par la faire entrer dans la vraie cavité vésicale, et alors on a une nouvelle évacuation de pus et d'urine ; c'est en somme la répétition de la miction en deux temps signalée plus haut, mais en sens inverse.

Le pronostic de la prostatite bacillaire est grave sans doute, en dehors de la question de tuberculose, au point de vue purement local, puisque nous avons vu que les formes avancées s'accompagnaient de toute une série de complications redoutables, et somme toutes, on n'est jamais sûr que la forme la plus bénigne en apparence ou encore à son début n'évoluera pas vers cette terminaison. Cependant, il ne faut pas perdre de vue que les lésions tuberculeuses, ici comme ailleurs, peuvent se limiter, perdre leur action nocive et leur pouvoir destructeur soit par enkystement, soit même encore par évolution fibreuse, et cela surtout quand elles paraissent encore crues, peu étendues, et formées de noyaux peu volumineux et discrets.

Même quand elles s'accompagnent déjà d'un commencement de ramollissement, elles peuvent encore guérir ; la situation est déjà moins favorable cependant, et elle devient encore plus grave, quand des abcès se sont formés qui se sont ouverts dans l'urètre, le rectum, le périnée, et qu'on a des raisons de croire à la fonte rapide de la glande. C'est qu'alors des infections secondaires viennent fatalement se greffer sur le processus initial, par l'urine, par les matières intestinales, et la période fistuleuse une fois commencée, on peut dire qu'on ne sait plus ni quand elle se terminera, ni jusqu'où elle s'étendra.

Beaucoup de cas de tuberculose prostatique ne sont justiciables que d'une *thérapeutique médicale*, et nous savons que ce n'est pas là un traitement de pis aller et de consolation ; il a une importance capitale, bien dirigé et patiemment prolongé. Nous ne reviendrons pas sur ce point déjà suffisamment mis en relief dans certains chapitres précédents.

La *thérapeutique chirurgicale* est de deux ordres, c'est : 1° le traitement non sanglant, fait sur l'urètre prostatique ; 2° le traitement sanglant.

Le traitement par l'urètre et sur l'urètre n'a pas une grande importance, et nous ne pouvons que répéter ici ce que nous disions à propos de l'urétrite tuberculeuse : il ne peut rien donner de sérieux et d'efficace contre l'évolution de la lésion, et, en revanche, il peut être dangereux et nuisible. Les cautérisations même légères, les modificateurs utiles pour d'autres lésions que les lésions bacillaires, ne font souvent qu'attiser le feu qui couve sous les lésions tuberculeuses et activer leur marche. Si on ajoute à cela le péril de ces petites manœuvres au point de vue des infections secondaires et le rôle si néfaste de celles-ci sur la lésion spécifique initiale, on sera vite convaincu de la réserve qui s'impose dans leur emploi. Quelques instillations cocaïnées ou gaïacolées, ou à faible dose de sublimé, contre la pollakiurie ou les douleurs un peu vives des formes au début, peuvent être essayées cependant, mais sans y insister, si le bénéfice n'en apparaît pas bien net, et avec un redoublement dans les précautions d'asepsie.

L'intervention sanglante contre les gros abcès tuberculeux de la prostate ou de la périprostatite suppurée de même origine, c'est l'ouverture, c'est le curettage des parois de la poche, si on le juge nécessaire ; c'est le drainage et les contre-ouvertures nécessaires dans les cas de décollements ou de trajets aberrants, etc., c'est en un mot le traitement des abcès prostatiques en général. Pour les pratiquer, on passera toutes les fois qu'on le pourra *par la voie périnéale*, et non par la voie rectale par exemple, pour éviter les fistules urétro-rectales. Parfois, du reste, une ouverture déjà faite spontanément du côté de la peau, montrera le trajet à suivre. On se guidera sur les fistules pour arriver sur leur foyer d'origine et on en profitera pour nettoyer ces trajets fistuleux eux-mêmes, et débrider leurs diverses branches.

Ces interventions pour donner issue à du pus, ouvrir des clapiers, nettoyer une région infectée, n'ont rien de très légitime, même dans le cas particulier de tuberculose, et personne n'en contestera la nécessité.

Mais une autre question se pose.

Est-il utile d'intervenir chirurgicalement avant la formation des abcès un peu volumineux, en dehors des conditions précédentes qui constituent des indications opératoires banales ? Est-il utile de chercher à ouvrir et à nettoyer, à enlever même une prostate tuberculeuse crue encore, ou avec de petits abcès miliaires, épars çà et là seulement, dans l'espoir d'arrêter l'évolution vers la période d'abcès et de fistules, dans un but curatif en un mot ?

Évidemment, la question se pose tout différemment dans ces cas que dans les cas précédents. Dans ceux-ci, si on était pas sûr d'arrêter les lésions et de faire cicatriser les foyers, on était toujours sûr de ne pas faire de mal, on nettoyait et on drainait, on supprimait un foyer putride ce qui est toujours utile. Dans ceux-là, est-on bien sûr de ne pas nuire, ou tout au moins de ne pas avoir fait une opération inutile ? des lésions encore peu avancées pouvant guérir d'elles-mêmes, comme le montrent l'anatomie pathologique, et pas mal d'observations cliniques aussi. Et d'ailleurs, on n'est jamais bien certain, même dans les cas les plus près du début, de tout enlever par l'intervention prostatique, car si la tuberculose prostatique primitive n'est pas rare, elle est encore plus fréquemment associée à d'autres lésions tuberculeuses de l'appareil uro-génital. Le chirurgien peut ne pas voir celles-ci parce qu'elles sont encore muettes en clinique, elles n'en existent pas moins et enlèvent tout caractère radical à votre intervention.

Nous serions, pour notre part, d'avis de réserver l'intervention chirurgicale aux cas de la première catégorie. Mais alors *l'intervention à fond* est permise; et si on trouve que le tissu prostatique qui reste à côté de l'abcès puisse être enlevé assez facilement et sans trop de dégats, en même temps qu'on ouvre l'abcès, profitons de l'opération pour ôter complètement la glande, éviter de nouveaux abcès ultérieurs et l'entretien prolongé des trajets fistuleux.

Si l'urètre prostatique est trop mangé pour pouvoir être conservé et résister au milieu du foyer de l'ablation prostatique, le malade en sera quitte pour une sorte d'abouchement de la vessie au périnée; mais alors la miction se fera franchement et largement par là, au lieu de se faire comme auparavant à la fois par l'urètre et par des fistules périnéales ou rectales, plutôt par ces dernières que par l'urètre, mais toujours par des trajets tortueux, indirects, et qui deviennent facilement des clapiers.

Donc, larges ouvertures des foyers prostatiques abcédés, débridements des clapiers et des fistules, et même ablation des portions de glande prostatique qui ont été épargnées par la suppuration; avec la réserve bien entendu des contre-indications tirées du mauvais état général, de la coïncidence d'autres tuberculoses uro-génitales, auxquels cas l'intervention se bornera sagement au strict nécessaire. Mais nous ne sommes guère partisan de la prostatectomie faite d'emblée pour la tuberculose encore crue ou renfermant de très petits foyers caséeux.

Il existe cependant une indication, sinon à l'exérèse totale, au moins à l'action chirurgicale précoce sur la prostate tuberculeuse, je veux parler *des formes très douloureuses de l'affection*. Il est des cas, où la pollakiurie, où les brûlures, les épreintes, prennent un caractère d'intensité tellement marqué, soit que le sujet soit névropathe, soit que la réaction irritative soit particulièrement marquée autour des lésions, que le sujet arrive lui-même à vous demander le secours chirurgical. Généralement alors, la muqueuse de l'urètre postérieur est prise au moins autant que la glande, et c'est de ses lésions que part la réaction sphinctérienne douloureuse. Nous nous sommes déjà occupé du traitement de ces douleurs sphinctériennes, nous n'y reviendrons pas en détail. Nous rappelons seulement que la large incision de la prostate par le périnée, y compris l'urètre qui la traverse, y compris également l'orifice urétro-vésical lui-même, est le meilleur agent de la sédation des douleurs. Par la section prostatique qui expose l'intérieur des lobes latéraux on peut, du même coup, vérifier ce qu'ils contiennent, ouvrir de petits abcès qui y seraient contenus, mettre à l'air les granulations situées dans la profondeur du parenchyme, et par conséquent les aider à guérir.

IV

Indications réciproques du cathétérisme
et de l'intervention sanglante dans le prostatisme.

———

C'est là une question du plus haut intérêt pratique, à l'heure actuelle où certaines opérations dirigées contre l'hypertrophie prostatique ne sont plus seulement *palliatives* comme celles de jadis (la cystostomie sus-pubienne notamment) mais sont vraiment *curatives* dans beaucoup de cas, et ont pu par conséquent faire naitre l'idée que le cathétérisme avait vécu comme traitement de choix des accidents du prostatisme, et que les opérations palliatives elles-mêmes n'avaient plus d'indication.

Il n'en est rien cependant, et, quoique l'étude des indications réciproques de ces différentes méthodes soit très délicate à tenter, et que des règles précises soient bien difficiles à formuler en l'espèce, nous allons essayer de l'esquisser.

Pour la clarté du sujet et la facilité de l'exposition,

nous diviserons cette étude d'après les principales variétés cliniques observées, et, nous envisagerons successivement :

1" Les cas où le cathétérisme est raisonnablement la méthode de choix.

2° Les cas où le cathétérisme, pour une cause ou pour une autre, ne peut plus suffire, et où une opération s'impose ;

3° Les cas où le cathétérisme n'offrant que des garanties insuffisantes est pourtant la seule méthode raisonnable à employer, l'opération n'étant plus guère proposable ; il est alors de *nécessité* ;

4° Les cas « *limites* » où cathétérisme et opération ont des indications à peu près équivalentes. Tout dépend alors du malade et du chirurgien pour se décider dans tel ou tel sens.

Avant de commencer cette étude, nous devons rappeler que la méthode dite du cathétérisme comprend non seulement le cathétérisme passager ou intermittent, mais aussi la sonde à demeure qui n'est qu'une forme de cathétérisme. Quand nous emploierons ce mot nous viserons les deux choses ; il n'entre pas dans notre cadre d'étudier leurs indications particulières.

Première catégorie de cas.

Il y a des cas où le cathétérisme est incontestablement le traitement de choix.

Ces cas sont les plus nombreux, et correspondent

à diverses variétés de malades. On peut les résumer de la façon suivante : ce sont tous les rétentionnistes chez lesquels le *cathétérisme est régulièrement facile et bien toléré*, à la double condition suivante toutefois.

1° D'abord que l'état de la vessie et le degré de rétention ne nécessitent pas plus de deux ou trois sondages par vingt-quatre heures. Si on arrive à un nombre plus élevé de sondages, on peut encore voir la méthode parfaitement supportée, mais ce sont déjà des cas limites où l'opportunité d'une opération peut se discuter, de par les entraves qu'apporte au sujet cette existence par trop cathétérienne, de par certaines complications possibles à la suite de ces sondages par trop répétés. A plus forte raison, la méthode est encore bien plus indiquée quand on a affaire à certains sujets affectés de crises de rétention intermittentes seulement, et dans l'intervalle desquelles la miction se rétablit à peu près normalement.

2° En second lieu et surtout, que le malade soit suffisamment intelligent et puisse être dressé dans le sens de la propreté, sinon de l'asepsie absolue, du sondage ; ou encore, ce qui revient au même, qu'une personne intime de son entourage présente les mêmes qualités, et soit à même de lui donner les mêmes soins. Bien entendu, si c'est un médecin ou un bon auxiliaire médical qui puisse jouer le rôle, la sécurité de la méthode sera encore plus complète. Le *milieu social* est donc des plus importants à considérer ici ; nous y reviendrons bientôt à propos des indications opératoires.

Comprise avec les conditions et avec les réserves précédentes, le « catheter-life » peut durer de très longues années et avec une existence parfaitement supportable. Beaucoup de malades vivent ainsi en pleine santé physique et intellectuelle. De temps en temps, peut survenir une crise hypérhémique avec douleur, trouble des urines, hématurie même, de par une faute commise dans le cathétérisme, un écart d'hygiène, une irrégularité dans le sondage, un coup de froid, etc. ; mais des soins plus sévères, un traitement approprié la font vite disparaître, et tout rentre dans l'ordre.

Quelques malades plus favorisés encore, pas trop âgés et rétentionnistes depuis peu de temps, ont vu le cathétérisme régulièrement pratiqué pendant quelques semaines (ou la sonde à demeure qui n'est qu'une forme de cathétérisme) faire cesser la rétention de façon durable, et permettre à nouveau des mictions naturelles, régulières, un peu plus fréquentes peut-être que chez un sujet normal, pendant des mois, des années même.

Deuxième catégorie de cas.

Il y a des cas où le cathétérisme doit céder la place à l'opération.

Les difficultés du sondage viennent au premier rang des indications opératoires chez le prostatique. Il faut cependant faire une remarque. Nous ne pensons pas qu'il faille intervenir forcément chez un rétentionniste qu'une cause fortuite a rendu, momentanément seulement ou pas encore trop souvent, difficile à sonder. Dans ces cas, avec un peu de patience, en sachant bien se servir de l'arsenal des sondes, en en variant la forme suivant le cas observé, en employant au besoin les conducteurs armés, etc., on finit toujours par passer une sonde à un moment donné; on n'a même plus besoin de recourir à l'ancienne et classique ponction, bien mauvaise méthode. Une fois la sonde passée, on peut même la laisser à demeure quelque temps pour permettre la décongestion et le retour au cathétérisme facile, si on craint trop de difficultés pour renouveler souvent la tentative qui vient de réussir.

Mais il est des cas où les difficultés sont persistantes, se reproduisent chaque fois qu'on a enlevé la sonde et qu'on veut en réintroduire une autre, et où les impossibilités, même temporaires, se répètent par trop ; soit que les phénomènes congestifs se perpétuent, soit qu'il y ait eu une fausse route de faite, etc. Dans ces cas, le cathétérisme n'est évidemment plus une méthode de choix, et une opération est à envisager.

De même, quand ce cathétérisme détermine à peu près constamment *des hémorrhagies, des poussées fébriles, une irritation très vive de l'urètre* à son contact se traduisant par des douleurs, des brûlures persistant même une fois la sonde enlevée, et aggravant plutôt les phénomènes de pollakiurie douloureuse.

Il y a enfin des cas où, quoique cependant possibles,

bien faits et même aidés de l'hygiène bien comprise du prostatique, des soins médicaux contre les poussées congestives et inflammatoires, etc., les sondages ne mettent plus à l'abri d'accidents graves qui forcent la main du chirurgien.

Voici, par exemple, un malade chez lequel le cathétérisme le plus soigneux détermine de violents accès de fièvre, ou bien chez lequel le cathétérisme régulier et répété, suivi même chaque fois de lavages consciencieusement faits, n'arrive pas à faire tomber la fièvre, ou les symptômes d'intoxication urinaire chronique.

Le malade périclite, dépérit; lui et son entourage réclament d'eux-mêmes autre chose que la sonde pour le tirer d'affaire. L'intervention est indiquée alors, et l'indication est fournie dans ces cas par *la fièvre rebelle* et *l'empoisonnement urineux progressif*. Ce ne sont pas d'ailleurs, comme nous le verrons plus loin, les meilleurs cas à intervention, tant s'en faut, mais l'intervention seule a quelque chance de sauver le malade. L'intervention la moins dangereuse alors (et cependant sa mortalité est encore élevée en pareil cas) est *la cystostomie sus-pubienne*.

Voici maintenant des formes éréthiques, chez les sujets nerveux surtout, où les *phénomènes doulou-reux, la pollakiurie, les faux besoins d'uriner, les épreintes de la vessie, de tout le périnée même*, dominent la scène et priment les phénomènes de rétention proprement dite. L'évacuation artificielle de la vessie, les lavages ne font qu'augmenter ces épreintes et obligent le sujet à des efforts de miction ou à des cathétérismes incessants. Dans ces cas où, malgré les symptômes tapageurs, l'état général est le plus souvent resté assez bon, c'est l'opération de la *prostatectomie* qui est le meilleur moyen à mettre en œuvre. Elle remet la vessie au repos, elle calme tous les symptômes d'excitation en supprimant le point de départ de l'irritation périphérique, la prostate.

L'opération sanglante est enfin, pas n'est besoin de le dire, nettement indiquée, quand des *calculs vésicaux* se sont installés dans la vessie du prostatique. On peut les enlever par la *cystotomie suspubienne*, mais mieux vaut de beaucoup alors, sauf contre-indications particulières que nous étudierons plus loin, faire une *prostatectomie* qui fera d'une pierre deux coups, enlèvera le calcul et supprimera la prostate, cause première de tous les accidents.

Troisième catégorie de cas.

A côté des catégories précédemment esquissées, dans lesquelles on rencontrait des cas bien tranchés pour ou contre l'opération, pour ou contre le cathétérisme, nous arrivons maintenant à des « cas limites », dont l'étude est plus délicate, dont les indications ou contre-indications opératoires sont bien plus malaisées à établir et qui embarrassent souvent dans la pratique.

Voici d'abord des cas où la situation du prostatique n'est pas brillante, même avec le cathétérisme le mieux conduit et restant d'ailleurs de facile emploi, et cependant une opération quelqu'elle soit ne paraît guère devoir donner de bien bons résultats, est même dangereuse à envisager.

Voici un malade de la troisième période par exemple, rétentionniste et distendu qui pisse par regorgement.

L'intoxication urinaire a grandi peu à peu, s'est installée de façon chronique, la congestion, la sclérose, ont envahi les voies urinaires supérieures, l'état général est sourdement miné. Le cathétérisme pare tant bien que mal aux accidents de rétention proprement dite, mais sur l'appareil urinaire, malade du haut en bas, c'est une allumette prête à faire flamber l'incendie, à la moindre faute, à la moindre cause occasionnelle. Le terrain malade travaillé par la congestion chronique, par la distension, par des altérations anatomiques même, peut être envahi tout d'un coup, de la prostate jusqu'au rein lui-même, par une infection suraiguë et totale.

Ces malades sont de véritables *noli me tangere* ; à telle enseigne que certains médecins ont conseillé, s'ils ne souffrent pas, de les laisser à eux-même, à l'évacuation spontanée par regorgement, de leur trop plein vésical, et de ne pas les sonder ; erreur manifeste, mais qui comporte cependant une part de vérité : c'est le danger réel d'agir sur eux, même par le simple sondage.

Sur ces malades, *intoxiqués* et *rénaux* généralement, l'intervention sanglante est très dangereuse aussi, et si elle a sauvé certains d'entr'eux, elle en a tué encore beaucoup plus.

Les réserves précédentes sont encore bien plus vraies quand on a affaire à des sujets distendus et intoxiqués, mais fébriles en outre, atteints non plus seulement de distension et de sclérose, mais de pyélo-néphrite suppurée, bien caractérisée ; ou à des malades porteurs de suppurations prostatiques, testiculaires, péri-vésicales, etc., indiquant que l'infection purulente a remplacé la simple intoxication urineuse. Dans ces conditions déplorables, le cathétérisme, même à demeure, est souvent impuissant à combattre des accidents qu'il n'a pas pu parfois prévenir, qui se sont installés malgré son judicieux et soigneux emploi, et les morts rapides après l'opération ne se comptent plus dans les mêmes circonstances.

Que faire alors pour rendre service, en faisant courir au malade le moins de danger possible ? Nous croyons que c'est dans ces cas que la *cystostomie sus-pubienne* qui a perdu dans ces dernières années tout le terrain conquis par la prostatectomie, trouve une véritable indication et ne peut être remplacée par aucune autre opération. Elle est alors moins dangereuse, incontestablement, que la prostatectomie (quoi qu'elle le soit encore beaucoup et que parfois de pareils malades succombent rapidement après elle, sans souffrir d'ailleurs, sans complication aucune, en s'éteignant tout doucement et tout tranquillement dans le coma urémique) ; et elle sauvera la vie du malade dans le sens propre du mot. Après elle, dans les cas heureux, les voies urinaires se décongestionnent petit à petit, les lésions de distension s'effacent, la désinfection générale et locale s'opère. A. Poncet, le créateur de la méthode, a bien insisté et à très juste titre sur ces heureux résultats.

On a vu de ces malades transformés par cette opération, à condition qu'ils restent fistuleux. Cependant, parfois, la vessie s'est fermée au bout d'un certain temps et le retour à la vie cathétérienne d'autrefois, d'avant les accidents qui avaient forcé la main, a été possible. Il ne faut guère tabler toutefois avec d'aussi heureuses exceptions.

Malgré les magnifiques résultats de la cystostomie dans les cas que nous visons, le cathétérisme trouve encore là cependant quelques indications, mais alors non plus comme méthode de choix, mais comme *méthode exceptionnelle* et *de nécessité*. C'est dans les conditions suivantes réunies :

1° Quand il est resté facile, bien supporté ;

2° Qand il est suffisant pour empêcher le malade de souffrir ;

3° Quand, par suite de la mauvaise volonté du milieu, de l'entourage du malade, du malade lui-même, le chirurgien craint d'engager sa responsabilité ; quand il peut craindre qu'on ne l'accuse lui-même de la mort du sujet, parce qu'on ne s'est pas rendu compte du tout de la gravité de son état, etc.

Alors, sans espérer autre chose qu'un peu de répit avant la terminaison fatale, on cathétérisera *usque ad finem*, se bornant à accompagner ainsi le malade de façon douce au tombeau.

Quatrième catégorie de cas.

Voici enfin des cas, bien délicats encore, et où tout dépend d'un rien pour diriger le traitement du malade dans le sens du cathétérisme ou dans le sens de l'opération, et dans lesquels on fera bonne besogne d'un côté ou de l'autre, *dans lesquels cathétérisme et opération ont des indications à peu près équivalentes.*

Voyons d'abord la première période du prostatisme. À cette période, où existe surtout la dysurie, où il n'y a pas encore de rétention véritable, où tout se borne à de la difficulté de miction, où l'hygiène, les petits soins sont presque tout, le cathétérisme est seul indiqué s'il vient à survenir un accès de rétention passagère. Mais si ces accès se répètent, si la dysurie augmente, n'est-il pas tentant d'intervenir par une opération radicale, par la prostatectomie, pour éviter toutes les complications futures, pour épargner au malade tous les ennuis, tous les imprévus d'une vie cathétérienne plus ou moins proche ? L'opération sera faite sur terrain très favorable, dans ces conditions ; elle a les plus grandes chances de réussir brillamment, chances qu'elle ne retrouvera peut-être pas plus tard ; la mortalité opératoire est presque nulle enfin à cette période et sur un sujet encore vigoureux.

Et cependant, que sont quelques petits sondages faits de temps en temps, très espacés parfois, vis-à-vis d'une opération ? Qui dit d'ailleurs que grâce à une hygiène sévère, grâce à un arrêt du développement prostatique, grâce à une forme favorable d'hypertrophie, dans laquelle la glande ne jouera jamais un rôle d'occlusion absolue, grâce à l'absence de luette, de croupion, etc., le malade ne restera pas indéfiniment, tout au moins pour de longues années, à la première période de l'affection ? Et enfin, la puissance génitale du sujet non opéré est intacte ; elle est bien compromise après la prostatectomie. Avec un sujet encore jeune, la question vaut la peine d'être envisagée, surtout pour celui qui ne se trouve pas du côté du manche du bistouri.

C'est alors que tout dépend *du milieu social et de la volonté du malade*. Si sa condition sociale ne lui permet guère de se soigner, de prendre des précautions, de faire surtout le cathétérisme innocent, c'est-à-dire aseptique, quand il en aura besoin ; c'est-à-dire si on a affaire à un ouvrier, employé, homme de la campagne, pour lequel la vie n'est pas un luxe et qui demande à être vécue par le travail, la prostatectomie est la meilleure solution à proposer. De même, si le malade quoique aisé, riche même, encore jeune, ne peut pas envisager sans terreur quinze ou vingt ans de vie cathétérienne et demande à être débarrassé. On devra seulement prévenir les sujets de l'atteinte qui va être portée à leur fonction génitale.

On peut appliquer le même raisonnement aux cas de rétentions récentes et encore incomplètes, sans grande distension. Pour beaucoup de celles-là encore on peut osciller vers l'un et l'autre traitement avec des arguments de valeur égale, et c'est aussi les raisons précédemment signalées qui feront pencher vers le cathétérisme ou vers la prostatectomie. Ici, il faudra tenir compte, en plus, du nombre de sondages nécessaires pour parer à la rétention ; s'ils doivent être trop fréquemment renouvelés, il y aura avantage à penser plutôt à l'opération radicale. De même pour une infection commençante de la vessie, ou certains indices d'intoxication urinaire précoce et facile (troubles digestifs, petits accès fébriles, etc.) : dans ces cas la prostatectomie assure le malade contre de gros accidents ultérieurs, et le cathétérisme est assez gros de dangers pour plus tard.

Nous sommes maintenant en mesure de donner quelques conclusions résumant les principales données que nous avons essayé de formuler dans les pages précédentes, et nous ne pouvons mieux faire que de reproduire les conclusions de la thèse de notre élève Charrasse à ce sujet (1).

Il existe, à l'heure actuelle, trois méthodes principales de traitement des accidents dûs à l'hypertrophie prostatique, ayant chacune, avec une fréquence d'indications très inégale d'ailleurs, leurs

(1) Indications réciproques du cathétérisme et de l'intervention chirurgicale dans l'hypertrophie prostatique. Léon Charrasse. (thèse, Lyon. 1905.

indications particulières : le *cathétérisme* avec tous ses modes, traitement palliatif; la *prostatectomie*, opération radicale; la *cystostomie sus-pubienne*, opération palliative

I. Le *cathétérisme* est un traitement *de choix* ou *de nécessité*, suivant les cas.

Il est *traitement de choix* aux conditions suivantes :

> *a)* S'il est régulièrement facile et bien toléré par le malade, si la rétention est modérée et si l'évacuation régulière de la vessie ne nécessite qu'un ou deux cathétérismes par jour ou *a fortiori* n'exige que des sondages intermittents.

> *b)* Si le malade, intelligent et bien dressé, dans ce sens (ou un proche parent réunissant les mêmes qualités), peut assurer un cathétérisme inoffensif et aseptique.

Il est *traitement de nécessité*, par rapport à la prostatectomie, quand, bien que lui-même soit impuissant à combattre des complications survenues au cours de la maladie (douleur, infection, etc.), une opération comme la prostatectomie est contre-indiquée; c'est ce qui arrive :

> *a)* Quand le malade est *trop affaibli* ou *trop âgé* pour supporter une opération.

b) Quand l'*infection est trop avancée*, qu'il y a de la *pyélo-néphrite*, de *gros accidents fébriles*, qui augmentent beaucoup les chances de mortalité opératoire ; ou bien qu'il existe des *abcès péri-vésicaux*, ou *prostastiques*, ou *péri-prostastiques* qui rendent l'opération spécialement grave, faite en plein foyer purulent.

c) Quand le malade se présente en *pleine rétention avec distension, miction par regorgement, énorme vessie*, etc., l'opération est grave, alors, et il faut, avant de la faire, laisser la vessie se réduire de volume, les reins se décongestionner par une évacuation régulière de quelques semaines. La *prostatectomie est bien plus bénigne quand elle n'est pas faite d'urgence.*

Bien entendu, dans ces cas de nécessité, il faut comme condition *sine qua non* que le cathétérisme soit resté facile ; s'il ne l'est pas ou s'il fait saigner, augmente la fièvre, la *cystostomie sus-pubienne* est à discuter.

II. La *prostatectomie* est indiquée :

a) Chez les sujets encore jeunes, de cinquante-cinq à soixante-cinq ans, bien portants, qui ne veulent pas des ennuis du cathétérisme ou qui ne peuvent pas assurer un cathétérisme régulier et propre (ouvriers, campagnards, etc.); elle peut donner alors les plus remarquables succès.

b) En présence des *difficultés persistantes du sondage;* ou bien des *douleurs, hémorrhagies,* accès de fièvre faciles après le sondage, etc.

c) En face de la *coexistence de calculs vésicaux.*

III. Il y a *beaucoup de cas* ou les *indications du cathétérisme et de l'opération* sont *presque équivalentes,* les deux traitements pouvant être proposés utilement; ce qui fait alors pencher la balance en faveur de l'un ou de l'autre, c'est le tempérament du chirurgien qui soigne le malade, c'est aussi la préférence que témoignerait le malade pour l'une ou pour l'autre méthode; c'est aussi et surtout la condition sociale du sujet. C'est ce qui arrive pour le début de la maladie, alors qu'il n'y a pas de gros accidents et peu de rétention encore, que le cathétérisme est nécessaire, mais que le malade est jeune, vigoureux, et peut supporter très bien une opération radicale.

IV. La *cystostomie sus-pubienne* a, à l'heure actuelle, bien moins d'indications que les deux précédentes méthodes. Elle trouve cependant encore sa place, comme *seule méthode rationnelle* de traitement, dans les cas suivants :

a) Lorsqu'il existe de l'*infection urinaire profonde* (vésicale ou rénale), le cathétérisme étant insuffisant à la combattre, et la prostatectomie paraissant devoir être trop grave pour l'état du sujet.

b) Dans les *rétentions complètes chroniques, avec grosse distension et empoisonnement urineux latent*, dans lesquelles le cathétérisme serait mal toléré et dans lesquelles la prostatectomie est grave.

c) Chez les malades très âgés, près de quatre-vingt ans, chez lesquels le cathétérisme serait mal toléré et chez lesquels la prostatectomie serait plus dangereuse.

V

Indications et valeur comparées
de la prostatectomie périnéale
et de la prostatectomie sus-pubienne.

L'heure est encore trop récente pour dire de façon
ferme : la prostatectomie périnéale vaut mieux que
sa rivale, la sus-pubienne, ou inversement ; ou même
pour dire : voici tels cas où l'une est indiquée, en
voilà tels autres où l'autre est préférable. Néanmoins, de l'ensemble des publications et de l'expérience des chirurgiens qui ont employé les deux
méthodes, se dégagent déjà quelques idées nettes à
ce sujet et même, dans quelques cas types tout au
moins, certaines conclusions peuvent être posées.

Voyons d'abord les avantages et les inconvénients
généraux des deux méthodes l'une par rapport à
l'autre.

La *prostatectomie périnéale* a fait ses preuves de
façon définitive, et de belles preuves. On ne compte

plus maintenant les magnifiques résultats qu'elle a donnés, les véritables résurrections au point de vue vital et fonctionnel qu'elle a faites maintes fois. Ses avantages cardinaux, c'est la simplicité souvent stupéfiante de ses suites immédiates chez des gens extrêmement âgés et qui ne paraissaient pas devoir supporter un choc opératoire, si minime fut-il; c'est le drainage idéal qu'elle réalise dans ces vieilles vessies distendues et infectées que l'ouverture hypogastrique, même large, ne draine que très imparfaitement.

Ses inconvénients. c'est la blessure facile, parfois presque inévitable, de rectum, qui est si près du doigt qui décolle l'urètre profond et la face postérieure de la glande, qui est quelquefois adhérent intimement à la capsule de celle-ci, quand il y a eu prostatite, abcès de la prostate même, fausses routes, etc.. etc. Et alors, on le sait à l'heure actuelle, des fistules rectales rebelles, interminables, très difficiles souvent à guérir par des opérations secondaires, viennent compromettre le brillant résultat de l'opération et peuvent même conduire par elle-même à de graves accidents ultérieurs.

C'est encore la difficulté opératoire de certains cas, où la prostate est scléreuse, très adhérente à sa capsule, au plancher vésical lui-même, à l'urètre, et où le morcellement pénible et souvent incomplet est la seule ressource pour terminer l'intervention. Difficultés aussi quand on a affaire à des prostates très lointaines, profondément situées au fond d'un périnée épais, ou chez un sujet dont les ischions sont très rapprochés l'un de l'autre et ne laissent que très peu d'espace pour des manœuvres de profondeur. Il en est en effet de certains bassins masculins comme de certains bassins de femme très mal configurés pour l'accouchement, de par la conformation squelettique elle-même, et l'extirpation de la prostate par le périnée est très comparable en certains points à un accouchement artificiel.

C'est enfin, a-t-on dit, les difficultés qui se présentent parfois pour enlever complètement le lobe moyen saillant dans la cavité vésicale, ou les petites saillies prostatiques accessoires et isolées qui peuvent couronner l'orifice urétro-vésical du côté de la cavité vésicale, et servir plus tard d'amorces à des récidives.

La *faiblesse sphinctérienne* persistante, ou même l'*incontinence* définitive auraient été notées dans plusieurs cas. Signalées aussi, des *fistules périnéales rebelles*, en se fermant et se rouvrant par intervalles sans guérir définitivement.

On pourrait ajouter à ce bilan des inconvénients, le sacrifice fatal des voies génitales débouchant dans l'urètre prostatique et qui entraîne, sinon la disparition des érections et des désirs sexuels chez l'opéré, au moins la suppression des éjaculations spermatiques, et du pouvoir fécondant par conséquent.

Les avantages de la *prostatectomie sus-pubienne* seraient les suivants.

Elle évite presque à coup sûr, et sans grandes précautions, *la blessure du rectum*. Celui-ci reste loin du foyer opératoire. On ne l'a pas immédiatement sous le doigt comme dans la prostatectomie périnéale, et en admettant même quelques adhérences postérieures de la glande à l'intestin, comme on extirpe la prostate non plus de dehors en dedans, mais de dedans en dehors, on peut ménager en toute sécurité la partie postérieure en en laissant au besoin quelques fragments adhérents, tandis que dans l'opération périnéale, c'est par là au contraire, c'est par ce point dangereux qu'il faut commencer l'intervention.

Elle est *facile*, et *constamment facile*, disent ses partisans, avec n'importe quelle profondeur de situation de la glande. Et tous les opérateurs qui l'ont entreprise ont été surpris de voir quelle simplicité et quelle rapidité opératoire elle offrait par rapport à l'opération périnéale, pour enlever en bloc ou par gros fragments la totalité de l'hypertrophie.

En ouvrant et en éclairant largement la cavité vésicale, l'opération sus-pubienne permet bien mieux que la précédente de vérifier l'état de la surface interne de la vessie, la présence du lobe moyen ou de saillies prostatiques accessoires pointant dans la cavité vésicale, d'enlever des concrétions calculeuses qui y seraient déposées ou adhérentes, etc.

On peut donc faire, en résumé, par la voie hypogastrique, une opération plus complète et une extirpation plus large de la glande.

En outre, la fermeture de la plaie hypogastrique

paraît se faire plus vite peut-être que celle de la plaie périnéale. Elle resterait plus rarement fistuleuse aussi.

L'incontinence d'urine et la faiblesse sphinctétérienne seraient moins marquées qu'après l'opération périnéale ; et cela tiendrait à ce que *l'urètre membraneux* est absolument respecté pendant l'opération, ce qui n'a pas toujours lieu pendant la prostatectomie périnéale. (1)

Voyons d'autre part les inconvénients de la méthode sus-pubienne.

Et d'abord, jusqu'à maintenant tout au moins, et en attendant que l'opération se soit encore perfectionnée, elle *paraît plus grave* incontestablement que l'opération périnéale.

Elle expose davantage à l'hémorrhagie primitive ou secondaire.

Elle expose davantage à l'infiltration et à la septicémie. Et le grief fondamental qu'on peut lui faire résidera en effet dans *l'imperfection du drainage post-opératoire*, comparé à celui que crée tout naturellement la voie périnéale. On a beau bien placer le tube dit de Freyer, destiné à assurer le large écoulement des liquides profonds et l'élimination facile des tissus

(1) Quant à la question de la puissance génitale qui serait plus sûrement conservée après le P. transvésicale qu'après la P. périnéale, on nous permettra de la réserver jusqu'à plus ample informé. On ne voit pas clairement pourquoi la première qui emporte les canaux éjaculateurs comme la seconde, serait moins nocive au point de vue génital.

mortifiés par la plaie hypogastrique, on a beau surveiller attentivement le fonctionnement de ce tube pendant les premiers jours qui suivent l'intervention, faire des lavages fréquents etc., on peut avoir des accidents.

Comme on le voit, pour les partisans de plus en plus nombreux de la voie sus-pubienne, les seuls désavantages de la méthode et qui pèsent assez lourdement sur sa mortalité, comparée à celle de la prostatectomie périnéale, seraient des complications postopératoires *précoces ;* la période de celles-ci une fois passée, les résultats sont très beaux. On peut donc prévoir, comme le disait Legueu au Congrès d'Urologie dernier (1) que, lorsqu'on sera parvenu à perfectionner l'opération, à éviter les suites opératoires fâcheuses, le prostatectomie transvésicale deviendra par sa rapidité et sa facilité d'exécution, *l'opération de choix de l'avenir.*

Au Congrès international de Bruxelles de 1905, la question a été discutée avec ampleur. Harrison s'est rangé nettement du côté de la voie sus-pubienne ; l'opération se pratique, dit-il, avec le doigt en quelques minutes ; il faut tout enlever pour avoir un bon résultat : la sus-pubienne partielle a souvent nécessité une intervention itérative.

Tout en reconnaissant également que la voie sus-pubienne est *plus rapide, plus facile,* et *plus sûre* que la voie périnéale. Rovsing pense que la prostatecto-

(1) Paris, 1905.

mie sus-pubienne partielle est préférab'.', quand le lobe médian paraît seul en cause, à la prostatectomie totale.

Hartmann, s'est rallié, lui aussi, à la voie transvésicale; Carlier (de Lille) également. Franck (de Berlin), Delagenière (du Mans) aussi. Au contraire, Verhoogen reste fidèle en principe à la voie périnéale ; il fait justement remarquer que par la voie sus-pubienne il y a des prostates qui ne s'énucléent pas. Giordano (de Venise) pense de même ; la voie périnéale est plus directe, plus courte pour aborder la glande, et le drainage périnéal est idéal. De même enfin Albarran, qui reconnaît cependant que lorsque la prostate est grosse et nettement fibromateuse, c'est-à-dire facilement énucléable l'opération hypogastrique est plus rapide et plus aisée que l'opération périnéale.

Proust (1), estime que la prostatectomie transvésicale, plus grave actuellement que la prostatectomie périnéale, est en revanche plus efficace dans certains cas, et susceptible de moins de complications (incontinence et fistules). Elle est plus efficace dans les cas de *rétention incomplète chronique*, qui restent les mauvais cas de l'ablation périnéale, après laquelle de tels malades sont obligés de se sonder encore, la cystite ancienne ayant entraîné la dégénérescence du muscle vésical. Un état général déjà très altéré, l'obésité, la sclérose de la prostate, *à fortiori* l'existence d'une péri-prostatite plus ou moins marquée, indiquent au contraire la voie basse.

(1) Congrès d'Urologie. Paris 1908.

Leguen (1), considère que la voie haute est la voie de l'avenir, tout en reconnaissant qu'elle a, à son passif, une mortalité plus élevée que l'autre. Aussi, en attendant des perfectionnements à la voie haute, il continue à opérer par en bas les mauvais cas ; par en haut, il opère les prostates grosses (plus facilement énucléables que les petites) et les cas favorables.

Pauchet (d'Amiens) reste fidèle à la voie périnéale pour la très grande majorité des cas.

Cathelin (2) en communiquant son *procédé mixte de prostatectomie* (à la fois périnéal et sus-pubien) a voulu allier les deux méthodes, en prenant à chacune d'elles ce qu'elle a de meilleur et laissant de côté leurs inconvénients réciproques. Par la voie périnéale, il conserve la facilité de drainage ; à la voie sus-pubienne, il emprunte l'avantage de l'ablation plus facilement totale. A y regarder de près, le procédé de Cathelin est plutôt cependant une prostatectomie périnéale. Il ne se sert de la voie sus-pubienne que juste pour introduire l'index gauche à travers une petite boutonnière faite à la vessie, et contrôler par là le travail qui se fera avec le doigt périnéal énucléant la glande par la voie basse. L'index gauche s'assure que le travail d'énucléation se fait bien complétement, sans laisser de portions prostatiques saillantes du côté de la vessie et protège en même temps la muqueuse vésicale contre des effractions du doigt périnéal.

(1) Congrès d'Urologie. — Paris, 1905.
(2) Ibidem.

Cathelin enlève du reste systématiquement tout l'urètre prostatique. Après avoir isolé la prostate sur tout son pourtour, en dedans de sa capsule et sous la muqueuse vésicale en haut, une fois qu'elle ne tient plus que par l'urètre, il sectionne celui-ci en travers au niveau du bec de la glande, et enlève la glande avec l'urètre prostatique. C'est la véritable *prostatectomie totale* qui enlève en bloc les deux ou trois lobes, y compris l'urètre prostatique. Cette ablation, large et franche de l'urètre prostatique, a moins d'inconvénient que sa dilacération, son effritement par lambeaux, si on essaie de le séparer de la glande, au point de vue des rétrécissements ultérieurs.

Nous sommes maintenant en possession de toutes les données permettant de comparer les deux méthodes et de choisir l'une ou l'autre suivant les cas particuliers.

La prostatectomie périnéale reste la méthode de choix pour les cas suivants.

1° Les cas de malades déjà cachectiques ou gravement infectés ; l'excellence de son drainage donne là une garantie de tout premier ordre, qu'on ne retrouve pas dans l'autre, quoiqu'on en ait dit, malgré le gros drainage hypogastrique de Freyer, malgré des soins consécutifs minutieux, des pansements répétés, etc.

2° Les cas de prostates petites, mais dures, enserrantes et adhérentes, dans lesquelles le tissu scléreux prédomine, qui sont parfois très malaisées à séparer de la capsule et du plancher de la vessie, et qui ne peuvent être énucléées par la voie haute. On peut les enlever à la rigueur par cette voie, mais au prix de dégâts considérables ; comme on ne trouve pas de plan de clivage on risque d'enlever la glande avec sa capsule, de déchirer au loin les parois de la loge prostatique, d'ouvrir les gros sinus voisins, etc.

De même et pour les mêmes raisons, les prostates qui ont été le siège de poussées inflammatoires plus ou moins intenses et répétées, le siège de fausses routes, d'abcès, etc.

La prostatectomie sus-pubienne convient surtout aux cas suivants :

1° Aux prostates pour lesquelles un examen cystoscopique soigneux préalable, montre qu'il s'agissait surtout d'un obstacle dû à une saillie du lobe moyen au-dessus de l'orifice urétro-vésical, et pour lesquelles la prostatectomie, même partielle, limitée à l'excision de ce lobe a parfois donné d'excellents et durables résultats (1).

2° Aux prostates grosses, franchement fibromateuses, bourrées de gros fibromes facilement énucléables, et faisant fortement saillie du côté de la cavité vésicale.

---

(1) Au congrès d'Urologie de 1905, Loumeau est revenu sur ce point et a cité plusieurs observations intéressantes. Mac-Gill, Mayo-Robson, Desnos avaient déjà insisté autrefois sur la valeur de ces ablations partielles ; Harrison y est encore revenu au Congrès international de Bruxelles 1905. Nous même y avons eu recours dans quelques cas, et avons pu suivre notamment deux malades opérés ainsi, et restés guéris depuis plusieurs années. Il est évident d'ailleurs que, sauf ces cas favorables, la méthode est justiciable de deux reproches : 1° elle laisse une glande qui peut dégénérer en cancer ; 2° elle peut être suivie du retour des accidents par les lobes latéraux laissés en place.

Mais, ce qu'il faut bien retenir, c'est que *la pros-tatectomie périnéale est en somme, à la rigueur, fai-sable dans tous les cas*, même les plus défavorables en apparence (prostates très volumineuses, pro-fondes, etc.) et avec elle, on peut enlever toutes les portions hypertrophiées, même celles qui sont loin du doigt, comme les saillies du lobe moyen par exemple. On peut éprouver des difficultés plus ou moins sérieuses, mettre plus ou moins de temps, mais on y arrive. Tandis que, de l'aveu même des partisans exclusifs de la P. transvésicale, il y a des prostates presque impossibles à enlever par la voie sus-pubienne ; nous avons vu lesquelles.

D'ailleurs, dans les cas difficiles pour la prostatec-tomie périnéale, on pourra toujours, si besoin, utili-ser le procédé de Cathelin qui facilite singulièrement le travail du doigt périnéal et permet le contrôle vésical aussi bien que la voie sus-pubienne type.

TABLE DES MATIÈRES

Prostate.

Lyon. — Imp. A. Storck et Cⁱᵉ, 8, rue de la Méditerranée

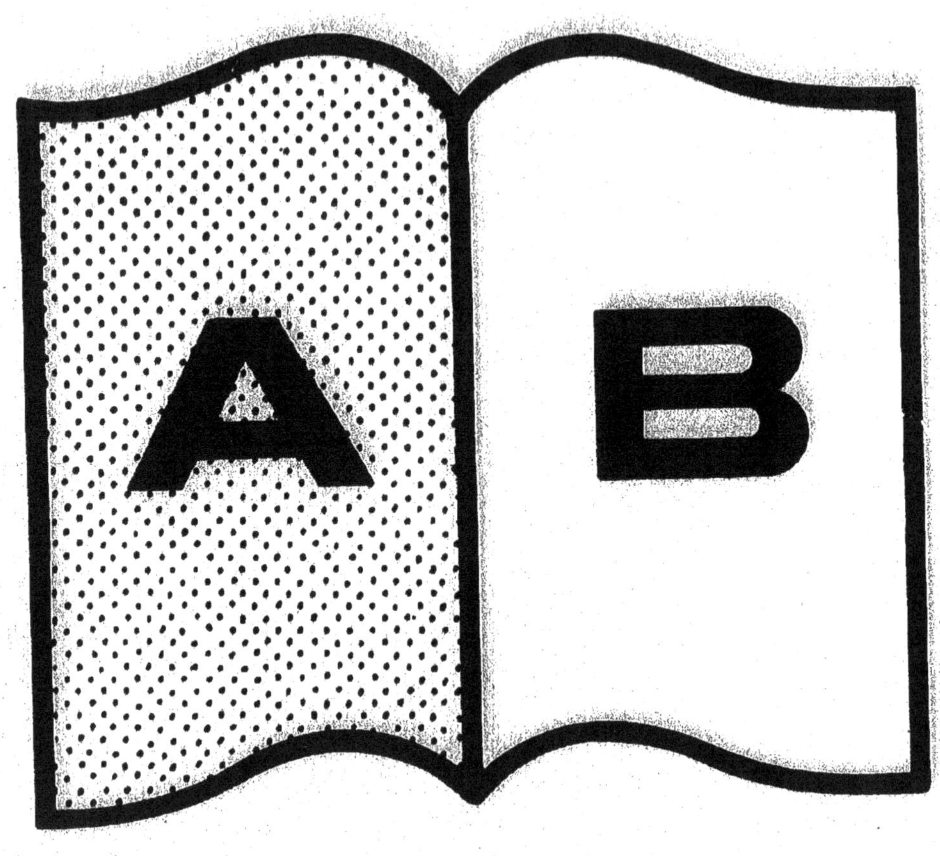

Contraste insuffisant

NF Z 43-120-14

www.ingramcontent.com/pod-product-compliance
Ingram Content Group UK Ltd.
Pitfield, Milton Keynes, MK11 3LW, UK
UKHW021914070726
13614UKWH00001B/24